临床中药学

主　编　张琳
副主编　隋华

中国纺织出版社

图书在版编目（CIP）数据

临床中药学 / 张琳主编 . —北京：中国纺织出版社，
2017. 8（2023.5 重印）

ISBN 978-7-5180-3748-3

Ⅰ.①临… Ⅱ.①张… Ⅲ.①中药学 Ⅳ.① R28

中国版本图书馆 CIP 数据核字（2017）第 155171 号

本书参编人员（排名不分先后）：

梁丽娜　李炜玲　曲佳琳　韩　喆　陈　静　王立波

责任编辑：樊雅莉　　责任印制：王艳丽

中国纺织出版社出版发行

地址：北京市朝阳区百子湾东里 A407 号楼　邮政编码：100124

销售电话：010—67004422　传真：010—87155801

http://www.c-textilep.com

E-mail: faxing@c-textilep.com

中国纺织出版社天猫旗舰店

官方微博 http://weibo.com/2119887771

大厂回族自治县益利印刷有限公司印刷　　各地新华书店经销

2017 年 8 月第 1 版　　2023 年 5 月第 2 次印刷

开本：710×1000　1/16　印张：21

字数：350 千字　定价：78.00 元

前　言

　　随着我国中医药事业的快速发展，中医中药的临床应用越来越广泛。我国的中药研究和应用有数千年的历史，在新中国成立之后，更是开发出了一些新的品种和剂型，极大的丰富了临床用药。

　　中医理论是中华民族传统文化中一颗璀璨的明珠。它是以中国古代朴素的哲学思想在中医药领域中的具体应用，它以阴阳、五行学说为指导，以脏腑经络学说为核心，形成了以天人相应、整体观念和辨证论治为特色的理论体系，以此来探究人体的生理功能和病理变化，指导临床诊断、疾病治疗。而中药学是在中医理论的指导下，广泛应用于临床，并形成了一套完整的用药体系。

　　本着在继承中创新、在发展中提高的原则，我们编写了这本《临床中药学》。

　　《临床中药学》分为上篇总论和下篇各论，共27章。上篇为临床中药学概论，共5章。第一章系统介绍了中药学、临床中药学的相关概念、历史发展和现状。第二章从中医传统辨证的角度，论述了中药的临床应用与辨证的关系。第三章介绍了中医治则与辨证用药的关系。第四章详细介绍了中药的性能和应用。第五章介绍了中药的组方规律及中药新药研发等内容。下篇共有22章，按性味功能分类，详细介绍了400多味中药的科属、来源、性味归经、功能主治、配伍应用、用法用量和注意事项等。

　　本书以临床医生、药师等为读者对象，重在临床应用，力求简明扼要、便于查找。

　　限于编者水平，书中难免有疏漏之处，请读者朋友不吝赐教，以便改正。

编者

2017年5月

|目　录|

上篇　总论

下篇　各论

上篇　总论

在我国，中药的发现和应用有着悠久的历史，在人们不断的实践中，中药被应用于疾病的防治、养生保健等方面，为我们民族的繁衍和健康做出了巨大的贡献。

中药是指在中医药理论指导下，用于预防、诊断、治疗疾病并具有康复和保健作用的物质。中药主要源于自然，种类非常广泛，并且具有很强的地域性。中药包括天然的植物、动物、矿物及其加工品，其中以植物药最多。中药并非专指本草类药物，包括中药材、中药饮片和中成药。中药材是指在中医理论指导下，采集的植物、动物、矿物经产地加工后形成的原料药材，可以用于制作中药饮片、提取物及中成药。

民族药是指我国少数民族地区所习用的药物，这类药物具有很强的地域性，是在少数民族发展过程中逐渐形成的，包括藏药、蒙药、苗药等。

以传统中药研究为基础逐渐发展出了中药学，中药学是研究中药的基本理论和常用中药的性能、功效、临床应用等的一门学科。临床中药学是它的一个分支。

临床中药学是随着近代科学技术的发展产生的，该学科是在中医药理论指导下，以临床用药为核心，研究中医辨证用药基本理论及应用规律的学科。着眼于科学地阐述中药的基本理论，探索中药防治疾病康复保健的作用机制，为临床安全、有效、合理地运用中药提供科学依据。

中药来源于自然，应用于临床，是我国传统医学不可分割的一部分。中药的应用来源于中医理论的指导，只有将中医理论应用到中药的使用中来，才能发挥传统中医治疗的最大特色。所以，中药学的学习，不应脱离中医理论单独存在，而应该更重视与临床的结合，这也是总论部分学习的重点，需要着重把握。

第一章　中药与临床中药学

临床中药学主要研究中药基础理论和中药应用理论，了解中药的起源、发展及相关理论，并结合中医理论进行遣方用药，对临床中药学的学习至关重要。

第一节　中药

一、中药的含义

中药是在中医理论指导下认识和使用的药物。习惯上把凡是以中医药理论为指导进行采集、加工、炮制、制剂、说明功效、作用机制及主治范围、标明用量用法，指导临床应用的药物，统称为中药。中药主要来源于天然药及其加工品，包括植物药、动物药、矿物药及部分化学、生物制品类药物。

二、中药的相关概念

明确了中药后，下面是对一些相关概念的介绍。

1.草药

草药与中药没有质的区别，随着时代的发展，临床用药经验的积累，不少草药逐渐演变为中药，如灯盏细辛、红景天等都是从民间草药演变成为治疗心脑血管、抑郁症等疾病的有效的临床常用中药。

目前，积极开展草药的研究和利用是发现新药、扩大药源的重要途径，也是临床中药学的一项重要课题。

2.中草药

中草药是中药和草药的合称。中药源于草药，草药也是中药的补充和潜在发展资源，草药也是中药的一部分，不能将二者割裂开来看。

中草药与中药没有质的区别，中草药一词逐渐被中药所代替，因此为避免混淆，应将中草药统纳入到中药概念中。

3.植物药

来源于植物资源的中药，是在传统中医药理论指导下，采用天然植物的全部或某一部分加工而成的药物。植物类中药的药用部位包括根、根茎、茎、叶、花、果实、种子、皮、全草、树脂、孢子和菌核等。植物类资源中较常用的中药约有1000种，主要来源于野生品种，栽培品种种类少，但产量高。

4.动物药

动物药是在传统中医药理论指导下，采用天然动物的全部或某一部分加工而成的药物。动物类中药的药用部位有整体类、甲壳类、内脏类、角类、分泌物类、排泄物类、病理产物类、骨骼类、贝壳类、加工品类等。

5.矿物药

矿物药是采用天然矿物加工而成的药物。矿物类资源包括含铁、铜、镁、钙、钾、钠、汞、砷、硅及有色金属化合物的原矿物及其加工品类，动物化石类及其他。含有砷、汞、铅等重金属的药物，如雄黄、朱砂、铅丹等，既有治疗作用，又有一定的毒性。中医常用此类药物"以毒攻毒"，但过量、超标使用或长期连续服用，均可引起重金属中毒等不良反应。因此，对于矿物药的使用，必须严格控制使用剂量和服用方法，以确保用药安全。

6.中药材

植物、动物、矿物经产地初加工后形成的原料药称为中药材，可供制成中药饮片、提取物及中成药。

中药材的种植、采集和饲养过程，称为中药材的生产过程。产地加工是中药材生产的最后一个环节，通常根据中药材性质和商品销售、运输、保管的要求，要在产地进行初步加工处理。中药材不可直接入药，一般需经净制、切制或炮炙等处理加工成中药饮片或提取物方可用于中医临床或制剂生产使用。

现在，全国共有17家中药材专业市场，如安徽亳州、河北安国、江西樟树、广州清平等，促进了中药材的购销，为促进中药产业的发展作出了贡献。

7.中药饮片

中饮片是中药材经过净制、切制或炮炙加工成片、段、丝、块、粉等不同形状的加工炮制品，一般煎汤饮服，故得此名。中药饮片供临床医生配方使用，也可作为中成药制剂和中药提取物的原料药。

8.中成药

中成药是在中医药理论指导下，经过药学和临床研究，获得国家药品管理部门的批准，以中医处方为依据，以中药饮片为原料，按照规定的生产工艺和质量标准制成一定剂型，质量可控，安全有效的药品。中成药出现很早，战国时代的抄本《五十二病方》是中国现存最早的一部方书，书中记载有丸、散、膏、丹等剂型。

三、中药的功效

中医学认为，任何疾病的发生发展过程都是邪气作用于人体，引起机体正邪斗争，从而导致阴阳气血偏盛偏衰或脏腑经络功能活动失常的结果。因此，药物治病的基本作用包括扶正祛邪、消除病因、恢复脏腑的正常生理功能；纠正阴阳气血偏盛偏衰的病理现象，恢复到正常状态，达到治愈疾病、恢复健康的目的。中药的功效是中药学的核心与主体。中药的功效基于上千年临床经验的积累和提炼，对中药功效的认识、发展、完善也在不断进行着。

中药的功效具体包括如下内容。

1.治疗疾病

如常山、青蒿截疟，用于治疟疾病。鹤草芽治疗绦虫病。中药对疾病治疗的功效，在疾病诊断明确的情况下，简便、快捷而有效。

2.治疗证候

如人参的大补元气，用于治气虚证；当归的补血，用于治血虚证；麻黄功效能发散风寒，治疗风寒表证；柴胡功能疏肝解郁，治疗肝郁气滞证等。对证治疗功效是临床辨证用药的向导，是中药功效的主要内容。

3.治疗症状

一些特殊情况下病人症状比较重，这时需以有对症治疗功效的中药为主。如三七止血，主治多种出血症；延胡索活血行气止痛，广泛用治各种疼痛。可见，对症治疗功效无论在中药功效构成上，还是在治疗理论及临床应用上均占有非常重要的地位。

中药功效是从临床应用中总结得到的，并密切结合药性特点，进一步规范表述，体现辨证论治规律，反过来有指导临床医生更加准确、合理地将该药应用与临床。对中药功效认识水平的高低决定着临床能否取得疗效。

四、中药的化学成分

现代的研究手段，发现中药中含有很多化学成分，它们的药理及临床作用各异，决定了中药的治疗效果和应用价值。中药的主要化学成分包括生物碱、苷类、有机酸、蛋白质、挥发油、鞣质、蛋白质、糖类、油脂、矿物质、植物色素和微量元素等。

1.生物碱

生物碱是一种含氮有机化合物，具有弱碱性。生物碱多数为苦味、呈结晶状。生物碱与酸形成的生物碱盐易溶于有机溶剂，入盐酸麻黄素。很多中药植物含有生物碱，如麻黄、防己、槟榔、黄连等。

2.苷类

苷类由糖和非糖两部分组成，苷类多为无色、味苦的结晶物。苷类包括皂苷、强心苷、黄酮苷等。常见的简单介绍如下。

（1）皂苷：包括两种，一种是甾体皂苷，具有甾体苷元；一种是三萜苷类，含有三萜苷元。皂苷味苦而辛辣，水溶液可以产生肥皂样的泡沫，故得名。不同的皂苷作用不同，如柴胡皂苷有解热镇痛的作用，人参皂苷具有滋补强壮的作用等。

（2）强心苷：强心苷具有强心的作用，一般用于心律失常和心力衰竭。含有强心苷的药物包括罗布麻、万年青等。

（3）黄酮苷：黄酮苷含有黄酮类化合物，可以有解热、抗菌、利尿等作用。含有黄酮苷的中药有槐花、黄芩、葛根等。

（4）蒽醌苷：蒽醌苷含有蒽醌类化合物，代表药物有大黄、虎杖等。

（5）香豆精苷：香豆精苷含有香豆精，多具有香气，有挥发性，如白芷、茵陈等。

（6）其他：苷的种类很多，还有含有氰化合物的叫氰苷，如杏仁和枇杷仁中就含有氰苷。含有酚基的成为酚苷，如牡丹皮、柳皮等。

3.有机酸

有机酸多存在于未成熟的果实中，所以多数植物中含有有机酸。有机酸具有弱酸性，可以与钾、钙、钠等金属离子形成有机酸盐，具有降低血脂、解热、抗菌、镇痛等作用。

4.蛋白质

蛋白质存在于动物性中药、植物种子类中药和其他一些植物性中药中。蛋白质能分解为氨基酸，氨基酸发挥一定的治疗作用，比如蓖麻毒蛋白具有抗癌作用，南瓜子中的氨基酸有驱虫作用等。

5.挥发油

挥发油就是人们常说的精油，具有芳香气味，呈油状。挥发油的成分很复杂，包括醇类、脂类、醛类、酚类、萜类等，其芳香气味各异。挥发油有消毒杀菌、抗炎、抗过敏作用，有些对中枢神经系统、呼吸系统疾病有治疗作用。含有挥发油的中药非常多，通常具有独特香味，如薄荷、藿香、紫苏、生姜、艾叶、肉桂、木香、茴香等。

6.鞣酸

鞣酸也叫鞣质或单宁，是多酚羟基化合物，有收敛止血的作用。含有鞣酸的中药包括五倍子、大黄、诃子等。

7.糖类

中药中的糖类物质分为单糖、二糖、三糖和多糖。单糖包括葡萄糖、果糖和鼠李糖。二糖有乳糖、麦芽糖和蔗糖。多糖包括黏多糖、纤维素、淀粉等。其中纤维素是一种大分子多糖，主要存在于植物中。因为人的消化道内不存在纤维素酶，不能对纤维素进行分解利用，而纤维素能吸收大量水分，所以纤维素具有促进肠道蠕动，增加排便量，减少致癌物质在肠道内停留的作用，所以纤维素有预防肠道肿瘤的作用。银耳、茯苓中含有大量黏多糖，研究发现，它们具有抗肿瘤作用。

8.矿物质

中药中的矿物质主要是指一些人体必需的微量元素，如铁、锌、锰、硒、钴、碘、铜等。几乎所有中药中都含有这些微量元素，它们与中药的疗效密切相关。如人参、黄芪中就含有硒的成分，这与它们的补益作用有关。

9.植物色素

植物色素包括叶绿素、花青素、胡萝卜素等，几乎所有的植物都含有植物色素。

中药的化学成分非常复杂，一种中药中可能有十几种成分在发挥治疗作用，不同中药也可能含有同一种成分使它们的治疗作用有相似之处。而中药经过配伍后，化学成分之间还会有进一步的反应，产生更多的作用，所以，中药的临床疗效是一种综合的作用。一种中药的主要成分又能决定这种中药的主要作用，比如黄连含有大量黄连素，所以黄连有明显的抑菌作用，但其含有的其他物质使得其治疗范围更广。

中药的化学成分也与中药的药性密切相关。比如，现代研究发现，多数温性药含有挥发油；而热性药物一般所含的化学成分种类较多，如多量的挥发油、强烈刺激性的脂肪油、含剧毒的生物碱等。而寒性中药多含苷类，以皂苷、蒽苷和苦味质为多见，也含有一些极苦的生物碱。

第二节　中药学

一、中药学的概念

中药学是一门学科，它是专门研究中药基本理论和中药来源、产地、采集、炮制、性能、功效及临床应用规律等知识的一门学科。中药学是中医院校的骨干学科，是祖国医药学宝库中重要组成部分。

二、中药学的发展历史

中药与中国古代劳动人民长期生活实践和医疗实践息息相关。《淮南子·修务训》谓："古者民茹草饮水，采树木之实，食蠃蚌之肉，时多疾病毒伤之害，于是神农……尝百草之滋味，水泉之甘苦，令民知所避就，当此之时，一日而遇七十毒。""神农尝百草"的传说流传千年，这是药物起源于生产劳动的真实写照。人类早期主要以植物为食，久而久之发现了植物药，后来狩猎兴起，逐渐发现了动物性药物，到了原始社会后期，人们开始开采矿物，又发掘了矿物药。人们还从野果和谷物的发酵学会了酿酒，它被称为"百药之长"，对中医药的影响也非常大。

我国现存最早的本草专著是《神农本草经》（简称《本经》），约成书于西汉末年至东汉初年（公元前1世纪～公元1世纪），它的成书为中药学的全面发展奠定了理论基石。该书共载药365种，其中植物药252种、动物药67种、矿物药46种，按药物功效的不同分为上、中、下三品。《本经》是汉以前药学知识和经验的第一次大总结，是中国最早的珍贵药学文献，对中药学的发展产生了深远的影响。

梁代陶弘景撰写了《本草经集注》一书，对魏晋以来三百余年间中药学的发展做了全面总结。全书七卷，载药730种，分玉石、草、木、虫兽、果菜、米食、有名未用七类。该书首创按药物自然属性分类的方法。对药物的形态、性味、产地、采制、剂量、真伪辨别等都做了较为详尽的论述，强调药物的产地与采制方法和其疗效具有密切的关系。该书还首创"诸病通用药"，分别列举80多种疾病的通用药物，如治黄疸通用药有茵陈、栀子、紫草等，治风通用药有防风、防己、秦艽、川芎等，以便于医生临证处方用药。此外本书还考定了古今用药的度量衡，并规定了汤、酒、膏、丸等剂型的制作规范。此书是继《神农本草经》之后的第二部本草名著，它奠定了中国大型骨干本草编写的雏形。

南朝雷敩的《雷公炮炙论》是中国第一部炮制专著，该书系统地介绍了300种中药的炮制方法，提出药物经过炮制可以提高药效，降低毒性，便于贮存、调剂、制剂等。

隋唐时期，医药学有较大发展。《新修本草》又名《唐本草》，全书共54卷，收药844种（一说850种），新增药物114种（一说120种），由药图、图经、本草三部分组成，分为玉石、草、木、兽禽、虫、鱼、果菜、米谷、有名未用等九类。增加了药物图谱，并附以文字说明。这种图文并茂的方法，开创了世界药学著作的先例。《新修本草》是由国家组织修订和推行的，因此也是世界上公开颁布的最早的药典，比公元1542年欧洲《纽伦堡药典》要早800余年。

元代忽思慧编著的《饮膳正要》是饮食疗法的专门著作。书中对养生避忌、妊娠食忌、高营养物的烹调法、营养疗法、食物卫生、食物中毒都有论述。另外，这一时期药性理论发展较大。

明代伟大的医药学家李时珍于在公元1578年完成了《本草纲目》。他在《证类本草》的基础上经过采访调查、搜集标本、临床实践，经过27年，三易其稿，终于完成了《本草纲目》。该书是一部中医药科学巨著，它比植物分类学创始人林奈的《自然系统》一书要早170多年，200多万字，共52卷，载药1892种，改绘药图1160幅，附方11096首，新增药物374种，大大地丰富了本草学的内容。该书全面总结了明以前药性理论内容，保存了大量医药文献。其百病主治药，既是临床用药经验介绍，又是药物按功效主治病症分类的楷模。本书按自然属性分为水、火、土、金石、草、谷、菜、果、木、器服、虫、鳞、介、禽、兽、人共16部62类，纲目清晰。本书的影响深远，被译成英、法、日、拉丁、德、俄等多种文字，堪称一部科学巨著，是中国科技史上极其辉煌的硕果，在世界科技史永放光辉。

清代研究本草之风盛行，主要包括三个方面：一是进一步补充修订《本草纲目》的不足，如赵学敏的《本草纲目拾遗》；二是配合临床需要，对《本草纲目》进行摘要、精减、整理工作，如汪昂的《本草备要》、吴仪洛的《本草从新》等；三是受考据之风影响，从明末至清代，不少学者从古本草文献中重辑《神农本草经》，如孙星衍、顾观光等人的辑本，不少医家还对《神农本草经》作了考证注释工作，如张璐的《本经逢原》。

民国时期中药学影响最大的是陈存仁主编的《中国药学大辞典》（1935年），全书约200万字，收录词目4300条，且附有标本图册，受到药界推崇。

中华人民共和国成立后，在卫生部门和各级政府的指导下，积极进行历代中医药书籍的整理刊行。当前涌现的中药新著中，最能反映当代本草学术成就的，有各版《中华人民共和国药典》《中药大辞典》《中药志》《原色中国本草图鉴》等。

1999年，全国普查表明我国中药总数达到12800多种。普查中发现的国产安息香、沉香、马钱子、阿魏等已经开发利用，已经能在相当程度上满足国内需求，不再完全依赖进口。

三、中药学的研究范围和研究方法

中药学着眼于科学地阐述中药的基本理论，探索中药防治疾病、康复保健的作用机制、物质基础及其代谢过程，为临床安全、有效、合理地运用中药提供科学依据。研究范围具体包括：中药药性理论的研究；临床常见病、多发病、疑难病的病证用药规律研究；中药药效机制、物质基础与生物利用度研究；中药效用文献研究；中外药学史比较研究；中药功效主治规范化的研究；中药配伍用药规律的研究；中药临床鉴别应用的研究；中药用药禁忌的研究；中药临床新用的研究；有毒中药毒性防治的研究；中药剂量与用法的研究；中药产地、采集与贮藏与效用的相关性研究等。

四、中药学邻近学科

1.方剂学科

两者的研究内容较为相近，均涉及药物的配伍应用、药效药理等方面。然而，药有个性之特长，方有合群之妙用，中药学科主要以中药基本理论和影响中药临床效应的因素为研究对象，以保证临床用药的合理性、安全性、有效性；方剂学科主要研究中医方剂理论、方剂的组成原则、方剂效用物质基础和方剂–生物效应模式等。主要的研究对象、方向、内容各有不同。

2.中药药理学科

两者研究内容相近，均注重研究中药的功效与应用。不同的是，中药学科的研究以中药的性能、功效和临床应用为关键环节，并探讨相关影响因素，旨在保证临床用药的安全性、有效性、合理性。中药药理学是以中医药理论为指导，运用现代科学方法，研究中药与机体相互作用和作用机制的学科，是中药学的分支学科。其研究内容包含中药效应动力学（简称中药药效学）和中药代谢药动力学（简称中药药动学）两个方面。

第三节　临床中药学

一、临床中药学的概念

临床中药学是中药学的二级学科，该学科是在中医药理论指导下，以临床用药为核心，研究中医辨证用药基本理论及应用规律的学科。着眼于科学地阐述中药的基本理论，探索中药防治疾病康复保健的作用机制，为临床安全、有效、合理地运用中药提供科学依据。

二、临床中药学的研究范围和研究方法

1.中药基础理论

临床中药学的产生、发展依靠临床实践，最终评价又要以临床实践为依据。因此，紧密结合临床，研究如何科学地遣药组方，突出辨证用药特色，是临床中药学基础理论研究的主要内容，包括辨证与遣药组方关系研究、治则与遣药组方关系研究、治法与遣药组方关系研究、药性与遣药组方关系研究、成方与临床用药关系研究等。

2.中药应用理论

中药应用理论主要包括中药基源研究、中药炮制研究、中药功效主治规范化研究、中药效用特点与作用机制研究、中药配伍用药研究、中药用量用法及使用注意研究、中药不良反应及毒副作用研究、中药临床鉴别应用研究、中药临床新用研究、中药病证用药规律研究等方面。

3.临床中药学的研究方法

在采用经典的本草文献学研究方法的同时，随着各种新技术、新仪器的发明和应用，利用多种自然科学的成果，对中药基础及应用理论进行研究的方法也越来越多。现在，药用植物学、中药化学、中药药理学、中药毒理学、中药临床评价等现代研究方法和技术在临床中药学研究中得到了广泛的应用。

（张琳）

第二章　中医辨证与中药的使用

辨证论治是中医诊断和治疗疾病的基本原则，是中医学的精髓。中医对疾病的诊断和治疗都是以中医的基本辨证方法为基础的。在中药的临床应用中，也应该充分了解中医辨证方法。

第一节　中医辨证的基本方法

一、八纲辨证

八纲辨证是辨证论治的理论基础之一。八纲，即阴、阳、表、里、寒、热、虚、实。通过四诊，掌握辨证资料之后，根据病位的深浅、病邪的性质、人体正气的强弱等多方面的情况，进行分析综合，归纳为八类不同的证候，称为八纲辨证。八纲辨证并不意味着把各种证候截然划分为八个区域，它们是相互联系而不可分割的，注意八纲之间的相兼、转化、夹杂、真假，才能正确而全面认识疾病、诊断疾病。

二、病因辨证

病因辨证是以中医病因理论为依据，通过对临床资料的分析，识别疾病属于何种因素所致的一种辨证方法。病因辨证的主要内容，概括起来可分为六淫疫疠、七情、饮食劳逸以及外伤四个方面，其中六淫、疫疠属外感性病因，为人体感受自然界的致病因素而患病。七情为内伤性病因，常使气机失调而致病。饮食劳逸则是通过影响脏腑功能，使人生病。外伤属于人体受到外力损害出现的病变。

三、脏腑辨证

脏腑辨证是根据脏腑的生理功能、病理表现，对疾病证候进行归纳，借以推究病机，判断病变的部位、性质、正邪盛衰情况的一种辨证方法，是临床各科的诊断基础，是辨证体系中的重要组成部分。脏腑辨证，包括脏病辨证、腑病辨证及脏腑兼病辨证。其中脏病辨证是脏腑辨证的主要内容。

四、气血津液辨证

气血津液辨证是运用脏腑学说中气血津液的理论，分析气、血、津液所反映的各科病证的一种辨证诊病方法。由于气血津液都是脏腑功能活动的物质基础，而它们的生成及运行又有赖于脏腑的功能活动。因此，在病理上，脏腑发生病变，可以影响到气血津液的变化；而气血津液的病变，也必然要影响到脏腑的功能。气血津液辨证应与脏腑辨证互相参照。

五、经络辨证

经络辨证是以经络学说为理论依据，对病人的若干症状体征进行分析综合，从而进一步确定发病原因、病变性质、病理机转的一种辨证方法，是中医诊断学的重要组成部分。经络辨证与脏腑辨证互为补充，二者不可截然分开。脏腑辨证侧重于阐述脏腑功能失调所出现的各种症状，而经络辨证则主要是论述经脉循行部位出现的异常反应，是脏腑辨证的补充。

六、卫气营血辨证

卫气营血辨证是清代医学家叶天士首创的一种论治外感温热病的辨证方法，是在伤寒六经辨证的基础上发展起来的，又弥补了六经辨证的不足，从而丰富了外感病辨证学的内容。当温热病邪侵入人体，一般先起于卫分，邪在卫分郁而不解则传变而入气分，气分病邪不解，以致正气虚弱，津液亏耗，病邪乘虚而入营血，营分有热，动血耗阴势必累及血分。

七、六经辨证

六经辨证是东汉医学家张仲景结合伤寒病证的传变特点所创立的一种论治外感病的辨证方法，将外感病演变过程中所表现的各种证候，分别从邪正盛衰、病变部位、病势进退及其相互传变等方面阐述外感病各阶段的病变特点，概括了脏腑和十二经的病变。运用六经辨证，不仅仅局限于外感病的诊治，对内伤杂病的论治，也同样具有指导意义。

八、三焦辨证

三焦辨证是外感温热病辨证纲领之一，为清代医家吴鞠通所倡导，是根据三焦所属部位的概念，大体将人体躯干所隶属的脏器，划分为上、中、下三个部分。从咽喉至胸膈属上焦；脘腹属中焦；下腹及二阴属下焦，并在六经分证和叶天士卫气营血分证的基础上，结合温病的传变规律特点而总结出来的一种辨证方法。

第二节 中医辨证与用药的关系

一、八纲辨证与用药的关系

八纲辨证是辨证的核心理论。任何病证都可用阴阳以确定其类别，用寒热以阐发其性质，用表里以反映病位深浅，用虚实以说明邪正盛衰，临床用药必须在准确辨别疾病的阴阳、表里、寒热、虚实八类证候的基础上，才能有的放矢，准确无误。临床选用药物的基本原则，应首先审定疾病的阴阳属性，在此基础上根据药物偏性的不同选择用药。

二、病因辨证与用药的关系

病因辨证为外感病辨证的基础，它着重从外感六淫、情志内伤、饮食不节、劳逸过度、虫兽金刃创伤等等各种病因的性质和致病特点不同去辨别证候。临床用药必须在审证求因的基础上，通过分析疾病的临床表现，准确地推求疾病的病因，在此基础上才能准确地制定相应的治法，随因施治，选择针对该病因的特效药物。病因辨证对于临床治则治法的确立及治疗药物的选择具有重要的指导意义。

三、气血津液辨证与用药的关系

气血津液辨证从气、血、津液不同层次的病理变化阐述疾病发生的证候特点。气病主要包括气虚证、气陷证、气滞证、气逆证；血病主要包括血虚证、血瘀证、血热证、血寒证；津液病主要包括津液亏虚证和津液内停证。由于气、血、津液三者在生理上存在着密切的联系，在疾病发展过程中往往出现气、血、津液病证相间错杂的证候，同时气血津液病变与脏腑疾病密切相关，临床用药时应综合运用，才能准确地制定治法，遣药组方。

四、卫气营血辨证与用药的关系

卫气营血辨证以卫分证、气分证、营分证、血分证四个不同层次的病理变化来说明外感温热病的浅深轻重和传变规律。卫气营血辨证理论体系为温热病的辨证用药奠定了基础，临床用药须在明辨卫、气、营、血不同发展阶段和过程的基础上，确定相应的治疗方法，选用恰当的药物以扶正祛邪。

五、六经辨证

六经辨证以脏腑经络为物质基础，把外感疾病所致的阴、阳、表、里、寒、热、虚、实等各种复杂证候，以太阳病、阳明病、少阳病、太阴病、少阴病、厥阴病六经病证的形式反映出来，临床用药首先要根据六经辨证，分析辨别复杂证候的症状表现，以确定疾病属于何经病证，同时结合八纲辨证分析病性，在此基础上才能确定相应的治疗原则和治法，选择相应的药物进行治疗，为临床外感病证的辨证论治、遣药组方提供了可靠的依据。

六、三焦辨证

三焦辨证从上、中、下三焦所属脏腑病理变化及其证候特点方面阐述于外感温热病的传变规律。上焦病证多由温热之邪侵袭肺卫及陷入心包所致；中焦病证多由温热之邪侵袭脾胃所致；下焦病证多由邪热劫灼下焦，阴液耗损所致。因此在临床用药时，必须把两者有机地结合起来，才能更全面、准确地指导温病的辨证论治，遣药组方。

七、经络辨证及脏腑辨证与用药的关系

经络能沟通人体内外表里，当人体发生病变时，体表病变可以通过经络影响到内在脏腑。反之，内在脏腑病变也可以通过经络反映于体表。由于经络脏腑是一个有机联系的整体，经络脏腑病变往往相互传变，经络辨证与脏腑辨证两种辨证方法之间存在着密切的联系，因此，经络辨证与脏腑辨证结合运用对于指导临床用药具有重要的指导意义。临床用药应在明确经络及脏腑病变部位的基础下，根据病证寒热虚实的不同进行辨证施治、遣药组方。由于疾病在发展过程中可同时出现两个或两个以上脏腑的证候，临床亦应结合相应脏腑经络的病变部位选用药物。总之，经络辨证以经络的循行部位为基础，对局部症状、体征进行辨析以确定病变经络部位。脏腑辨证以脏腑生理、病理特点为基础，通过四诊八纲，辨别五脏六腑的阴阳、气血、虚实、寒热等变化。因此，应将经络辨证与脏腑辨证两种辨证方法结合运用以指导临床用药。

第三节　中医辨证如何指导中药使用

八纲辨证、病因辨证、六经辨证、三焦辨证、卫气营血辨证、气血津液辨证、经络辨证、脏腑辨证为八种临床常用的中医基本辨证方法。这些辨证方法各有特点，对不同疾病的诊断各有侧重，彼此之间相互联系、相互补充，但不能相互取代，形成了中医辨证体系的纵横交叉的网络。因此，临床应用时应在充分掌握各种辨证方法精神实质的基础上，随证变通，综合运用，以求对错综复杂的证候做出正确的诊断，为进一步遣药组方奠定基础。

在八种中医基本辨证方法中，八纲辨证是中医学最基本的辨证法则，它反映了疾病过程中证候的一般规律，是其他各种辨证方法的基础，在诊断疾病的过程中有执简驭繁、提纲挈领的作用。病因辨证、六经辨证、三焦辨证、卫气营血辨证、气血津液辨证、经络辨证、脏腑辨证在八纲辨证的基础上，进一步根据病因、病位、病程加以分析，可使辨证更为精细，诊断益臻完备。病因辨证以病邪性质和致病特点为依据，通过综合分析患者的症状和体征来推求病变形成和发展的原因，即所谓"审证求因"的过程。六经辨证、三焦辨证、卫气营血辨证在不同阶段、不同层次上反映了外感疾病的病理变化和传变规律。气血津液辨证、经络辨证、脏腑辨证则主要适用于内伤杂病的辨证。由于八纲辨证、病因辨证、气血津液辨证最终都要落实到脏腑上来，同时六经辨证、卫气营血辨证、三焦辨证及经络辨证亦离不开脏腑辨证的内容，因此脏腑辨证在中医辨证体系中处于核心地位。综合地运用各种辨证方法，有利于确定疾病的病因、病位、病性，使临床遣药组方更具有针对性，做到有的放矢，药到病除。

（张琳）

第三章 中医治则治法与辨证用药

中医讲求先辨证，再根据辨证结果制定治则，选择正确的治则对有效治疗疾病，加速病人康复具有重要作用。

第一节 中医治则

一、未病先防与既病防变

未病先防是指在疾病未发生之前，做好各种预防工作，以防止疾病的发生。因为疾病的发生关系到正气和邪气两方面的因素，正气不足是疾病发生的内在根据，邪气侵犯是疾病发生的重要条件，所以未病先防的基本方法主要是针对引起疾病的原因，从培补正气、防御外邪两方面着手。既病防变是指疾病发生的初期，要争取早期诊断、早期治疗，以防止疾病的发展与传变。既病防变的基本方法主要是从早期诊治、防其传变两方面着手。

二、治病求本

治病求本是指治病要抓住疾病的本质，然后针对其本质决定治疗措施。治病求本这一治则反映了具有最普遍指导意义的治疗规律，被认为是中医治疗疾病的根本原则，贯穿于疾病的整个治疗过程之中。求本之法主要包括审邪正相争的部位，察邪正反应的状况，辨邪正盛衰的性质，析邪正矛盾的主次等方面。治本之法则着眼于把握扶正祛邪的基本原则，注意扶正祛邪的先后主次，讲究扶正祛邪的标本缓急，注意扶正祛邪的配合应用等几个方面。

三、调整阴阳

调整阴阳是指调整阴阳盛衰，它是针对"阴阳失调"这一疾病的基本病理变化制定的治疗原则。当人体正气不足，复受邪气侵袭时，正邪相争，机体内阴阳相对平衡的协调状态遭到破坏，出现阴阳偏盛或阴阳偏衰的病理现象，调整阴阳可使机体从阴阳失衡的状态恢复平衡。调整阴阳是中医治病的根本原则。调整阴阳的基本方法主要从损其偏盛、补其偏衰两方面着手。

四、扶正祛邪

扶正指扶助正气，是针对机体正气不足而设立的治疗原则。祛邪指祛除病邪，是针对邪气有余而设立的治疗原则。从疾病的病理变化来看，以正气虚弱为主要矛盾的病理变化为虚证，以邪气亢盛为主要矛盾的病理变化为实证。所以临床运用扶正与祛邪治则的前提是权衡邪正的盛衰及发展趋势，明辨疾病的虚实性质，根据正邪盛衰及疾病性质的不同分别运用扶正与祛邪单用、扶正与祛邪兼用、扶正与祛邪分先后使用不同的运用方式。

五、标本缓急

"标"与"本"是一对相对概念，随应用的场合不同而有多种含义。在一定意义上说，本是指疾病的主要矛盾，标是指疾病的次要矛盾。"缓"指正虚邪弱，病情轻缓。"急"即邪气亢盛，病势危急。标本缓急是指从复杂多变的临床病证中，区分标本的缓急，然后确定治疗上的先后主次，分别采用急则治标、缓则治本或标本兼治的治疗原则。这一原则体现了重点突出、措施有节的治疗步骤。标本缓急治则主要有以下三种方法，即急则治标、缓则治本、标本同治。

六、正治与反治

正治是指逆其病证性质表现而治的一种常用治疗法则，又称为"逆治"，即采用与病证性质相反的方药进行治疗。正治是临床上最常用的治疗原则，其主要有以下四种方法：寒者热之、热者寒之、虚则补之、实则泻之。反治是指顺从病证性质表现的假象而治的一种治疗原则，又称为"从治"，即采用与病证假象性质相同的方药进行治疗。反治主要有以下四种方法：热因热用、寒因寒用、塞因塞用、通因通用。

七、同病异治与异病同治

同病异治是指同一病证采取不同的方法来治疗。异病同治是指不同病证采取相同的方法来治疗。异病同治的前提是异病同"证"，只要"证"同，治疗方法就相同。总之，同病异治与异病同治治则的精神实质在于同证同治和异证异治。即辨证相同，施治则一，辨证不同，施治全异。它集中地体现了中医学辨证论治的精华所在，也体现了中医的"治病求本"的意义所在，即透过疾病表面现象，抓住疾病本质问题采取相应的治疗。

八、三因制宜

三因制宜是因时制宜、因地制宜、因人制宜的统称，是指治疗疾病，要根据季节气候、地理环境、患者体质因素等具体情况，制定适宜的治疗方法。疾病的发生、发展是受多方面的因素影响的，如时令气候、地理环境，尤其是患者个体体质因素。因此，在治疗疾病时，必须把各方面的因素都考虑进去，具体情况具体分析，以制定出最适宜的治疗方法。

第二节　中医治则与辨证用药

一、既病防变与辨证用药的关系

既病防变治则的核心在于早期诊断、早期治疗，以防止疾病的发展与传变。中医用运动变化的观点认识疾病，不把疾病看成是固定不变的。只有重视掌握疾病的由表及里，由浅入深，由简单到复杂的变化规律，以及脏腑间的生克制化关系，才能掌握治疗疾病的主动权，将疾病消除于轻浅阶段。

二、治病求本与辨证用药的关系

治病求本是辨证施治中的一个根本原则，其核心在于透过现象抓住病证本质进行有针对性的治疗。中医学在整体观念学术理论指导下，总结出了一整套审证求因的方法，在此基础上，据因求本，找出形成疾病的根本原因，从而确立恰当的治疗方法、处方、用药。

三、标本缓急与辨证用药的关系

标本缓急治则的核心为在错综复杂的病变过程中，分清疾病的标本主次、轻重缓急，抓住疾病的主要矛盾进行治疗。如针对病势和缓的慢性病，应以正气不足、内脏失调等病本为治疗的重点，而标的方面居于次要地位。针对病势危重的急性病、危重病，则应以病标为治疗的重点。当标病与本病错杂并重时，宜采用标本同治的治疗方法。

四、同病异治、异病同治与辨证用药的关系

同病异治与异病同治治则的核心在于同证同治，异证异治。辨证相同，施治则一，辨证不同，施治全异。从方剂学角度来看，异病同治与处方用药的关系是一方能治多病。同一处方可治疗多种病证，其主要原因就是因为它们有相同的"证"，而"方"为"证"所决定，因此不同的疾病，具有相同的"证"时，便可采用同一方剂进行治疗。

五、三因制宜与辨证用药的关系

三因制宜是天人相应观点在辨证论治中的体现。在确立治法、拟订处方时，必须结合患者的体质、患病时的季节气候、患者居处的地理环境等因素。中医各种不同治则之间既有层次的区别，又相互交叉关联。治病求本当居中医治则的最高层次，是通用于任何疾病治疗的准则。调整阴阳和扶正祛邪是分别从阴阳失调和邪正斗争的角度提出的，是次于治病求本之下的两个治则，二者是治病求本总则的进一步具体体现。因时、因地、因人制宜的治则，同属于调整阴阳、扶正祛邪这一层次，是从季节气候、地理区域以及体质差异等因素对疾病发生、发展产生的影响，来考虑求本治则的落实，也是对调整阴阳、扶正祛邪治则的补充，使治疗措施更具有针对性、更切合实际。

第三节　中医治法

中医治疗方法很多，在实际应用时，应辨证后具体选择，具体如下。

一、基本治法

对于一般的病症，经过辨证后可以采取如下疗法。

1.解表法

解表法是针对外邪袭表，邪在肺卫病机拟定的治疗方法，又称汗法，属八法之一。解表法适用于表证。由于病性有寒热，邪气有兼挟，体质有强弱，解表法又分为辛温解表法、辛凉解表法、透疹解表法、扶正解表法四种。

2.泻下法

泻下法是针对阳明腑实病机拟定的治疗方法，又称下法，属八法之一。泻下法适用于里实证。由于里实证病情的不同，泻下法又分为寒下法、温下法、润下法、攻补兼施法、泻下逐水法五种。

3.和解法

和解法是针对邪在少阳病机拟定的治疗方法，又称为和法，属八法之一。和解法原为和解少阳而设，适用于病在半表半里的少阳证。后世医家在和解少阳法的基础上，扩展出调和肝脾法、调和肠胃法等。

4.表里双解法

表里双解法是针对表里同病病机拟定的治疗方，适用于表证未除又兼里证，表里俱急的病证。本法包含着八法中之"汗法""下法""清法""温法"在内。由于表里同病的性质不同，表里双解法又分为解表攻里法、解表清里法、解表温里法三种。

5.清热法

清热法是针对热证病机拟定的治疗方法，又称清法，属八法之一。清热法适用于里热证。由于里热证病情的不同，清热法又分为清热泻火法、清热凉血法、清热燥湿法、清热解毒法、清虚热法五种。

6.祛暑法

祛暑法是针对暑病病机拟定的治疗方法，适用于夏季感受暑邪而发生的多种疾病。由于暑病具有不同特点，祛暑法又分为清暑解热法、祛暑解表法、清暑利湿法、清暑益气法四种。

7.温里法

温里法是针对里寒病机拟定的治疗方法，又称为温法，属八法之一。温里法适用于里寒证。由于里寒证病情的不同，温里法又分为温中祛寒法、回阳救逆法、温经散寒法三种。

8.补益法

补益法是针对脏腑功能衰退，气血津液亏损病机拟定的治疗方法，又称为补法，属八法之一。补益法适用于虚证。由于虚证有气虚、血虚、阴虚、阳虚病情的不同，补益法又分为补气法、补血法、补阴法、补阳法四种。

9.安神法

安神法是针对神志不安病机拟定的治疗方法，适用于神志不安证。由于神志不安证有虚、实病情的不同，安神法又分为重镇安神法、滋养安神法两种。

10.开窍法

开窍法是针对神昏窍闭病机拟定的治疗方，适用于神昏窍闭证。由于神昏窍闭证有寒、热病情的不同，开窍法又分为凉开法、温开法两种。

11.固涩法

固涩法是针对正气不足，体虚不固，气血津液滑脱失禁病机拟定的治疗方，适用于各种滑脱不禁证。由于滑脱不禁证病因、病位各有不同，固涩法又可分为固表止汗法、敛肺止咳法、涩肠止泻法、涩精止遗法、固崩止带法五种。

12.理气法

理气法是针对气滞、气逆病机拟定的治疗方法，适用于气滞、气逆证。由于气滞、气逆证性质不同，理气法又分为疏肝行气法、理脾和胃法、止咳平喘法、降逆止呕法四种。

13.活血法

活血法是针对瘀血阻滞病机拟定的治疗方法。活血法适用于瘀血证，属八法中的消法。由于瘀血证的性质不同，活血法又分为活血祛瘀法、温经祛瘀法、泻热逐瘀法、活血通络法、活血疗伤法五种。

14.止血法

止血法是针对血液离经妄行病机拟定的治疗方法，适用于各类出血证。由于出血证的性质不同，止血法又分为清热止血法、化瘀止血法、益气摄血法、温阳摄血法四种。

15.治风法

治风法是针对外风致病或肝风内动病机拟定的治疗方法，适用于风病。由于风病有外风和内风之分，治风法又分为疏散外风法、平息内风法两种。

16.治燥法

治燥法是针对外感燥邪，或内脏津亏阴虚病机拟定的治疗方法，适用于燥证。由于燥证有外燥和内燥之分，治燥法又分为轻宣润燥法、滋润内燥法两种。

17.祛湿法

祛湿法是针对水湿壅滞病机拟定的治疗方法，适用于水湿病证。由于湿邪为病，既有外湿、内湿之分，又有寒热性质的不同，故祛湿法又分为发汗除湿法、祛风胜湿法、芳香化湿法、清热祛湿法、温阳利湿法五种。

18.祛痰法

祛痰法是针对液聚为痰病机拟定的治疗方法，适用于痰证。由于痰证的病因及性质不同，祛痰法又分为燥湿化痰法、温化寒痰法、清热化痰法、润燥化痰法、治风化痰法五种。

19.消导法

消导法是针对食积内停病机拟定的治疗方法，属于八法中"消法"的范畴，适用于食积痞块的病证。消导法主要是指消食导滞和消痞散积而言。

20.驱虫法

驱虫法是针对人体寄生虫病拟定的治疗方法，主要适用于肠道寄生虫病。症见脐腹疼痛、时发时止，善饥多食，面色萎黄，形体消瘦，睡中咬牙等。

21.涌吐法

涌吐法是针对停蓄在咽喉、胸膈、胃脘的痰涎、宿食、毒物拟定的治疗方法。涌吐法适用于中风、癫狂、喉痹之痰涎壅盛，阻塞咽喉，呼吸急迫，痰声如锯者；宿食停滞胃脘，胸闷脘胀，时时欲吐而不得吐者；误食毒物，为时不久，毒物尚留胃中者等。

二、特殊治法

反治法即"寒者热之，热者寒之"，辨证用药时，阳热证用寒凉药治，温热药用于阴寒证。寒凉药用治阳热证，温热药用治阴寒证，这是临床针对寒热病证用药必须遵循的原则。相反的，阴寒证忌用寒凉药，阳热证忌用温热药。不然容易导致病情恶化，甚至引起死亡。

中医治疗讲求治病求本，对真寒假热证要用热药，对真热假寒证要用寒药，这就是反治法。反治法是针对疾病外在假象而言，就其对疾病本质而言，还是属于正治范畴，所以在潜方用药时，一定要去假存真，治病求本，才能准确用药，实现治愈疾病的目的。

第四节　中医治法与辨证用药

一、解表法与辨证用药的关系

辛温解表法适用于外感风寒表证；辛凉解表法适用于外感风热表证；透疹解表法适用于表邪外束，麻疹不透之证；扶正解表法适用于体虚外感表证。

二、泻下法与辨证用药的关系

寒下法适用于热结便秘证；温下法适用于寒积便秘证；润下法适用于肠燥便秘证；攻补兼施法适用于邪实正虚之便秘证；泻下逐水法适用于形气俱实之胸腹水肿。

三、和解法与辨证用药的关系

和解少阳法适用于少阳证；调和肝脾法适用于肝脾不和证；调和肠胃法适用于肠胃不和证。

四、表里双解法与辨证用药的关系

解表攻里法适用于外感表证未罢，里实已成之证；解表清里法适用于外感表证未罢，里热已成之证；解表温里法适用于外感表证未罢，里寒已成之证。

五、清热法与辨证用药的关系

清热泻火法适用于气分实热证；清热凉血法适用于热入营血证；清热燥湿法适用于湿热内蕴之证；清热解毒法适用于热毒壅盛之证；清虚热法适用于阴虚发热证。

六、祛暑法与辨证用药的关系

清暑解热法适用于暑热伤肺证；祛暑解表法适用于夏季风寒表证；清暑利湿法适用于中暑挟湿证；清暑益气法适用于暑伤气阴证。

七、温里法与辨证用药的关系

温中祛寒法适用于里寒证；回阳救逆法适用于气阳衰阴盛之证；温经散寒法适用于寒滞经脉之证。

八、补益法与辨证用药的关系

补气法适用于气虚证；补血法适用于血虚证；补阴法适用于阴虚证；补阳法适用于阳虚证。

九、安神法与辨证用药的关系

重镇安神法适用于神志不安的实证；滋养安神法适用于神志不安的虚证。

十、开窍法与辨证用药的关系

凉开法适用于热闭证；温开法适用于寒闭证。

十一、固涩法与辨证用药的关系

固表止汗法适用于自汗、盗汗证；敛肺止咳法适用于肺虚久咳；涩肠止泻法适用于久泻久痢；涩精止遗法适用于遗精、遗尿证；固崩止带法适用于崩漏、带下证。

十二、理气法与辨证用药的关系

疏肝理气法适用于肝郁气滞证；理脾和胃法适用于脾胃气滞证；止咳平喘法适用于肺气上逆证；降逆止呕法适用于胃气上逆证。

十三、活血法与辨证用药的关系

活血祛瘀法适用于瘀血阻滞证；温经祛瘀法适用于血瘀寒凝之证；泻热逐瘀法适用于瘀热互阻之证；活血通络法适用于瘀血阻络之证；活血疗伤法适用于跌打损伤、筋伤骨折之证；破血消癥法适用于瘀血阻滞、癥瘕积聚之证。

十四、止血法与辨证用药的关系

清热止血法适用于血热出血证；化瘀止血法适用于瘀血出血证；益气摄血法适用于气不摄血之出血证；温阳摄血法适用于虚寒性出血证。

十五、治风法与辨证用药的关系

疏散外风法适用于外风所致病证；平息内风法适用于内风病证。

十六、润燥法与辨证用药的关系

轻宣润燥法适用于外燥证；滋润内燥法适用于内燥证。

十七、祛湿法与辨证用药的关系

发汗除湿法适用于肺失宣降、风水水肿证；祛风胜湿法适用于风湿在表及风湿痹证；芳香化湿法适用于湿阻中焦证；清热祛湿法适用于湿热证；温阳利湿法适用于脾肾阳虚、气化不行所致的小便不利、水肿、痰饮等证。

十八、祛痰法与辨证用药的关系

燥湿化痰法适用于湿痰证；温化寒痰法适用于寒痰证；清热化痰法适用于热痰证；润燥化痰法适用于燥痰证；治风化痰法适用于风痰证。

十九、消导法与辨证用药的关系

消食导滞法适用于食积停滞证；消痞散积法适用于癥积痞块证。

二十、驱虫法与辨证用药的关系

适用于肠道寄生虫病。

二十一、涌吐法与辨证用药的关系

涌吐法适用于中风、喉痹、食积、下霍乱及误食毒物等病证。

（张琳）

第四章 中药的性能与应用

第一节 药物的产地、采收与贮藏

绝大部分中药来源于天然的动物、植物、矿物，而这些药物的产地、采收和贮藏是否适当，对药物的功效有着很大的影响。

1.中药的产地和道地药材

中国幅员辽阔，地形复杂，气候多样，孕育了丰富多彩的物种资源，促成了独具特色的天然药库，为华夏民族的医疗、保健、康复、养生提供了品种繁多的药材，具有得天独厚的资源优势。

历代医家经过反复临床实践，反复观察比较，发现同一种药材由于产地的不同，其性能也有差异，之后逐渐形成了道地药材的概念。道地药材又称地道药材，指种质优良、疗效显著、产量宏丰、炮制精当、历史悠久、地域性强的药材。

《神农本草经》《名医别录》及《本草品汇精要》等众多的本草文献都记载了道地药材的品种产地资料，并常采用把药材与产地结合起来的命名方法，常用的道地药材有：吉林人参、北细辛、北五味，河南怀庆的"四大怀药"（怀地黄、怀牛膝、怀山药、怀菊花），甘肃岷县的岷当归，青海西宁的西宁大黄，浙江的"浙八味"（浙贝母、浙玄参、杭麦冬、白术、杭白芍、杭菊花、延胡索、温郁金），广东的陈皮、砂仁、巴戟天，山西上党的党参、雁北的黄芪，云南的云三七、云茯苓，河北的酸枣仁、知母，四川的川黄连、川芎、川乌头，山东东阿县的阿胶，内蒙古的黄芪，宁夏的枸杞子等。

当前，对道地药材的栽培研究，在确保该品种原有的性能和疗效的同时，从道地药材栽培品种的地理分布和生态环境的调查、道地药材生态型与生长环境关系的研究（包括光照、温度、湿度、土壤等）到道地药材化学成分的研究、道地药材的药理研究及野生变家种的生态研究等方面都做了大量的工作，动物驯养工作也在进行，从而在一定程度上满足了部分短缺药材的需求。

为了进一步发展优质高效的地道药材生产，国家正在实施按国际科学规范管理标准《中药材生产质量管理规范》（GAP）建立新的药材生产基地，必将为推动中国道地药材的可持续发展，为中药走向世界作出贡献。

2.中药的采收

注重中药的采收时节和方法是确保中药质量的前提。中药的采收是指采取相应的技术措施，对中药所用植物、动物及矿物进行采收、加工、干燥等处理，制成中药材的过程。

（1）植物类药：采收方法和时间因药用部位而异。具体如下。

全草类：大多数在植物枝叶茂盛、花朵初开时采集，从根以上割取地上部分，如益母草、荆芥、紫苏、豨莶草等；如须连根入药的则可拔起全株，如柴胡、小蓟、车前草、地丁等；而须用带叶花梢的更需适时采收，如夏枯草、薄荷等。

叶类：通常在花蕾将放或正盛开的时候，此时叶片茂盛、性味完壮、药力雄厚，最适于采收，如枇杷叶、荷叶、大青叶、艾叶等。有些特定的药物如桑叶，需在深秋经霜后采集。

花、花粉：花类药材，一般采收未开放的花蕾或刚开放的花朵，以免香味散失、花瓣散落而影响质量，如辛夷、金银花、槐花、月季花、玫瑰花等。对花期短的植物或花朵次第开放者，应分次及时摘取。

果实、种子：果实类药物除青皮、枳实、覆盆子、乌梅等少数药材要在果实未成熟时采收果皮或果实外，一般都在果实成熟时采收，如瓜蒌、槟榔、马兜铃等。以种子入药的，通常在完全成熟后采集，如莲子、银杏、沙苑子、菟丝子等。有些既用全草又用种子入药的，可在种子成熟后割取全草，将种子打下后分别晒干贮存，如车前子、苏子等。有些种子成熟时易脱落或果壳易裂开，种子散失者，如茴香、牵牛子、豆蔻、凤仙子等，则应在刚成熟时采集。容易变质的浆果如枸杞子、女贞子等，最好在略熟时于清晨或傍晚时分采收。

根、根茎：一般以秋末或春初即二月、八月采收为佳，现代研究也证明早春及深秋时植物的根茎中有效成分含量较高，此时采集则产量和质量都较高，如天麻、葛根、玉竹、大黄、桔梗、苍术等。但也有少数例外，如半夏、太子参、延胡索等则要在夏天采收。

树皮、根皮：通常在春、夏时节植物生产旺盛，植物体内浆液充沛时采集，则药性较强，疗效较高，并容易剥离，如黄柏、杜仲、厚朴等。另有些植物根皮则以秋后采收为宜，如牡丹皮、苦楝皮、地骨皮等。

从采收时间上来说，根据药用植物栽培特点、植物特性、药用要求和环境条件，可将药材的收获年限分为1年收获、2年收获、多年收获和连年收获。

（2）动物类药：采收方法和时间因药用部位而异。具体如下。

对动物类药来说，为保证药效应按动物的生长活动季节采集，一般大动物类药材，虽然四季皆可捕捉，但一般宜在秋季猎取，唯有鹿茸必须在春季清明节前后雄鹿所生幼角尚未骨化时采质量最好。如一般潜藏在地下的小动物全蝎、土鳖虫、地龙、蟋蟀、蝼蛄、斑蝥等虫类药材，大都在夏末秋初捕捉其虫，此时气温高，湿度大，宜于生长，是采收的最好季节；桑螵蛸为螳螂的卵鞘，露蜂房为黄蜂的蜂巢，这类药材多在秋季卵鞘、蜂巢形成后采集，并用开水煮烫以杀死虫卵，以免来年春天孵化成虫；再如蝉蜕为黑蝉羽化时蜕的皮壳，多于夏秋季采取；蛇蜕为锦蛇、乌梢蛇等多种蛇类蜕下的皮膜，因其反复蜕皮，故全年可以采收，以3~4月最多；蟾酥为蟾蜍耳后腺分泌物干燥而成，此药宜在春秋两季蟾蜍多活动时采收，此时容易捕捉，腺液充足，质量最佳；再如蛤蟆油即林蛙的干燥输卵管，此药宜在白露节前后林蛙发育最好时采收；石决明、牡蛎、蛤壳、瓦楞子等海生贝壳类药材，多在夏秋季捕采。

（3）矿物药材：全年皆可采收，不拘时间，择优采选即可。

（4）采收方法：药用部位不同，采收方法也不同。药用部位相同，但是动植物种类不同，采收方法也有差异，如同样是果实入药，有的药物可以用竹竿击落，有的则必须采摘。药材的采收方法主要有挖掘、采摘、收割、击蕾、剥离、割伤等。

（5）产地加工：在产地对药材进行处理与干燥、包装。干燥前的处理又叫加工预处理，包括洗涤、清选、去皮、修整、热处理、浸漂、熏硫、发汗等。干燥后的处理包括修整、分级、捆扎、包装等。干燥的方法分为自然干燥法和人工干燥法（炕干法、烘干法、红外线干燥法、微波干燥法等）。

（6）产地药材包装与贮藏：常采用的包装有木、草、竹、纺织材料、塑料等制品。贮藏包括冷冻贮藏法、干沙贮藏、防潮贮藏和密封防潮贮藏。

3.中药的贮藏

中药的贮藏是为防止中药变质所采取的储存与保管的方法，包括中药材、中药饮片及中成药的贮藏。

在中医学发展过程中，为满足临床用药的需求，经过不断的实践、研究和总结，逐步形成了中药贮藏的传统技术。如春秋战国时代的《周礼·天官冢宰》那时已有专职掌管收藏药物，以供医用的医师。南北朝《隋书》中记载，宫廷已设置管理贮藏药物的高级官员。唐·孙思邈《备急千金要方》"凡药皆不欲数数晒暴，多见风日，气力即薄歇，宜熟知之。诸药未即用者，候天大晴时，于烈日中暴之，令大干，以新瓦器贮之，泥头密封。须用开取，即急封之，勿令中风湿之气，虽经年亦如新也，其丸散以瓷器贮，密蜡封之，勿令泄气，则三十年不坏。诸杏仁及子等药，瓦器贮之，则鼠不能得之也。凡贮药法，皆须去地三四尺，则土湿之气不中也。"说明当时对药材的贮藏已有相当丰富的经验，掌握了密封、防潮、防霉和防鼠等方法。之后中药贮藏在不断实践中又产生了密封吸潮、硫黄熏蒸，防止早期质变的处理等各种方法，从而形成了独具特色的中药贮藏的传统技术。

现在，中药贮藏在不断完善传统方法的同时，还引进各种现代新方法、新技术，如60钴（60Co）射线辐射技术、气幕防潮技术、气体灭菌技术、无菌包装技术、埃-京氏杀虫技术、高频介质电热杀虫技术等。中药贮藏传统技术与现代技术并存，为保证中药质量稳定可控，防止浪费和损失，确保供应发挥了重要的作用。

第二节　药物炮制与药性

中药炮制是按照中医药理论，根据中药材自身性质以及调剂、制剂和临床应用的需要采取的制药技术，是中药特有的制药技术。按照不同的药性和治疗要求又有多种炮制方法，同时有毒之品必须经过炮制后才能确保用药安全。有些药材的炮制还要加用适宜的辅料，并且注意操作技术和掌握火候，炮制是否得当对保障药效、用药安全、便于制剂和调剂都有十分重要的意义。中药炮制是中医临床用药的特色，中药材必须经过炮制成饮片之后才能入药，这是中医临床用药的一个特点。

中医非常重视人体本身的统一性、完整性及其与自然界的相互关系；同时也很注意病人的个体差异，辨证施治又是中医工作的法则。但中药的性能和作用无有不偏，偏则利害相随，不能完全适应临床治疗的要求，这就需要通过炮制调整药性，引导药性直达病所，使其升降有序，补泻调畅，解毒纠偏，发挥药物的综合疗效，对提高其临床疗效具有重要的作用，所以中医运用中药基本上都是以炮制后的饮片配方。

中药炮制的目的大致可以归纳为以下8个方面。

（1）纯净药材，保证质量，分拣药物，区分等级：一般中药原药材，多附着泥土、夹带沙石及非药用部分和其他异物，必须经过挑拣修治，水洗清洁，才能使药物纯净，保证质量，提供药用。如石膏挑出沙石、茯苓去净泥土、防风去掉芦头、黄柏刮净粗皮、鳖甲除去残肉等。同一药物，来源不同，入药部位还需分拣入药，如麻黄（茎）、麻黄根，荷叶、莲子等。再如人参、三七等贵重药材尚须分拣，区分优劣等级。

（2）切制饮片，便于调剂制剂：将净选后的中药材，经过软化、切削、干燥等加工工序，制成一定规格的药材，即"饮片"，便于准确称量、计量，按处方调剂，同时增加药材与溶剂之间的接触面积，利于有效成分的煎出，便于制剂。一些矿物介壳类药物如灵磁石、代赭石、石决明、牡蛎等，经烧、醋淬等炮制处理，使之酥脆，也能使有效成分易于煎出的。

（3）干燥药材，利于贮藏：药材经晒干、阴干、烘干、炒制等炮制加热处理，使之干燥，并使所含酶类失去活性，防止霉变，便于保存，久不变质。特别是一些具有活性的药材，如种子药材白扁豆、赤小豆等，必须加热干燥，才能防止受潮变质。而桑螵蛸、露蜂房、刺猬皮等动物药，炮制后才能较好保存。药材的酒制品、醋制品均有防腐作用。

（4）矫味、矫臭，便于服用：一些动物药及一些具有特殊气味的药物，经过麸炒、酒制、醋制后，能起到矫味和矫臭的作用，如酒制乌梢蛇、醋炒五灵脂、麸炒白僵蚕、滑石烫刺猬皮、水漂海藻、麸炒斑蝥等，以便服用。

（5）降低毒副作用，保证安全用药：一些毒副作用较强的药物经过加工炮制后，可以明显降低药物毒性及其副作用，使之广泛用于临床，并确保安全用药，如巴豆压油取霜，醋煮甘遂、大戟，酒炒常山，甘草银花水煮川乌、草乌，姜矾水制南星、半夏，胆巴水制附子等，均能降低毒副作用。

（6）增强药效，提高临床疗效：如延胡索醋制以后能增强活血止痛功效，麻黄、紫菀、款冬花蜜制增强润肺止咳作用，红花酒制后活血作用增强，淫羊藿用羊脂炒后能增强补肾助阳作用。

（7）改变药物性能，扩大应用范围：如生地黄功专清热凉血、滋阴生津，而酒制成熟地黄后则成滋阴补血、生精填髓之品了；生何首乌补益力弱且不收敛，能截疟解毒、润肠通便，经黑豆汁拌蒸成制首乌后功专滋补肝肾、补益精血，涩精止崩；再如天南星经姜矾制后称制南星功能燥湿化痰、祛风解痉，药性辛温燥烈，而经牛胆汁制后称胆南星，变为药性凉润，清化热痰、息风定惊之品；柴胡生用疏散退热，鳖血炒柴胡则可凉血除蒸。由此可见药物经炮制之后，可以改变药物性能，扩大应用范围，使之更适应病情的需要。

（8）引药入经，便于定向用药：有些药物经炮制后，可以在特定脏腑经络中发挥治疗作用，如"入盐走肾脏""用醋注肝经"，知母、黄柏等经盐炒后，可增强入肾经的作用；柴胡、香附经醋炒后，增强入肝经的作用，可以加强药物的功效。

炮制的作用，就是在药材组织内进行成分调整，使之适合于临床需要。中药材经过炮制后，加热、水浸、水漂及辅料处理，可使所含成分产生不同程度的变化。有的成分易于溶出，有的成分反而难于溶出，有的成分被分解或形成新的成分，产生量或质的变化。这些变化都与中药药性及疗效有密切的关系。如延胡索中含有延胡索乙素等生物碱类成分，具有镇痛、镇静等作用，醋制后形成醋酸盐，在水中溶解度增加，所以醋制延胡索可增强其止痛效果。

中药炮制的步骤如下：净选加工；饮片切制；炒法，可分为清炒法（单炒法）和加辅料炒法（合炒法），清炒法又根据加热程度分为炒黄、炒焦和炒炭，加辅料炒法根据所加辅料的不同而分为麦麸炒、米炒、砂炒、蛤粉炒等法；炙法；煅法；蒸、煮、燀法；复制法；发酵与发芽法；制霜法；还有烘、焙、水飞、煨干馏等加工炮制方法。

中药加入辅料用不同方法炮制，可借助辅料的作用以相反为制，相资为制，相畏为制，相恶为制。中药炮制中常用的辅料种类较多，一般可分为液体辅料和固体辅料。液体辅料有酒、醋、蜂蜜、生姜汁、甘草汁、黑豆汁、食盐水、米泔汁、麻油等，固体辅料有稻米、麦麸、豆、蛤粉、滑石粉、土、朱砂、白矾等。

中药炮制品（中药饮片）的优劣，直接影响到用药安全有效，因此，《中国药典》对炮制品有一定的质量要求，包括：明确炮制方法和炮制品性状；对杂质、水分、灰分等有要求；在鉴别、浸出物、含量测定等项下，要对炮制品的成分有各种程度的定性、定量要求；在性味归经、功能主治、用法用量、注意、贮藏等项下要对炮制品的临床应用有明确规定和要求。

第三节　中药的性能与用药

一、中药的性能

药物治病的基本作用包括扶正祛邪，消除病因，恢复脏腑的正常生理功能；纠正阴阳气血偏盛偏衰的病理现象，恢复到正常状态，达到治愈疾病，恢复健康的目的。药物之所以能够针对病情，发挥上述基本作用，是因为各种药物本身各自具有若干特性和作用，称为药物的偏性，以药物的偏性来纠正疾病所表现出来的阴阳偏盛偏衰。

中药性能的认识和论定，也就是中药药性理论的产生，是在中医理论指导下，经长期的医疗实践，所发现的中药与治疗康复疾病相关的性质和特性的用药理论。

1.中药的四气

中药的四气又称四性，是中药寒、热、温、凉四种不同药性的总称，反映了药物对人体阴阳盛衰、寒热变化的作用倾向。

　　四气之中的寒热温凉结合了中医理论的阴阳概念，寒凉属阴，温热属阳，寒凉与温热是相对立的两种药性，而寒与凉、温与热之间则仅是程度上的不同，凉次于寒、温次于热。在临床应用上，对药性进行寒热的区分非常重要。在四气的基础上，有些药物还被用"大热""大寒""微温""凉"等加以描述，这是对中药四气程度不同的进一步区分，可以针对病情进行细化的选择。

　　还有一类药物是平性的，这类药物的寒热药性没有明显偏倚，药性平和，以甘味居多，所以常用"药性甘平"来描述，多无显著毒副作用。对照中医理论的五行学说，"平性"也包括在四性之中。

　　药性的寒热温凉与所治疗疾病的性质是相对而言的。对药性有寒热温凉差异的认识来源于中医千年来的实践，是在人体用药以后，从药物作用于人体所产生的不同反应和达到的不同疗效而总结出来的，是与所治疾病的病因、病性或症状的寒热性质相对而言的。

　　从功能上说，能减轻或消除热证的药物，其药性是寒凉的。寒凉药分别具有疏散风热、清热泻火、凉血解毒、清退虚热、清化热痰、泻热通便、清热利尿、清心开窍、滋阴潜阳、凉肝息风等作用，主要适用于实热烦渴、温毒发斑、血热吐衄、火毒疮疡、热结便秘、热淋涩痛、黄疸水肿、痰热咳喘、高热神昏、热极生风等一系列阳热证，见有身热、烦躁、口渴、小便发黄、大便干结、舌红苔黄、脉滑数等症状。温热药则分别具有温里散寒、暖肝散结、补火助阳、温阳利水、引火归源、回阳救逆，等作用，主要适用于中寒腹痛、寒疝作痛、阳痿不举、宫冷不孕、阴寒水肿、风寒痹证、血寒经闭、虚阳上越、亡阳虚脱等一系列阴寒证，见有畏寒肢冷、大便溏泄、小便清长、舌淡苔白、脉沉迟等症状。

2.中药的五味

　　药食的滋味是通过口尝而感知的。由于药食"入口则知味，入腹则知性"，因此古人很自然地将滋味与作用联系起来。并用滋味解释药食的作用。《周礼·天官冢宰》记载："凡药以酸养骨，以辛养筋，以咸养脉，以苦养气，以甘养肉，以滑养窍。"五味理论在春秋战国时代就以饮食调养的记载出现了，如四时五味的宜忌，过食五味所产生的不良后果等。五味作为药性理论最早见诸于《黄帝内经》《神农本草经》。

　　《黄帝内经》对五味的作用、阴阳五行属性及应用都系统地论述，最早归纳了五味的基本作用：辛散、酸收、甘缓、苦坚、咸软。其还对五味的属性进行概括：辛甘淡属阳、酸苦咸属阴。并论述了过食、偏嗜五味对五脏系统的损害。《神农本草经》除了明确指出五味，还配合了四气，开创了先标明药性，后论述效用的本草编写先例，为五味学说的形成奠定了基础。经后世历代医家的补充，逐步完善了五味理论。

有些药物本身具有酸、苦、甘、辛、咸五种不同药味的合称。药味不同，具有不同的治疗作用。实际上中药不仅只有五味，尚有淡味和涩味等，但由于酸、苦、甘、辛、咸是最基本的五种滋味，所以称为五味。中药五味的产生，首先是通过口尝，是药物真实滋味的反映。然而和药物四气一样，五味更重要的则是通过长期的临床实践观察，不同味道的药物作用于人体，产生了不同的反应，和获得不同的治疗效果，从而总结归纳出五味的理论。即五味不仅仅是药物滋味，也是对药物作用的高度概括。

自从五味作为归纳药物作用的理论出现后，五味的"味"也就超出了味觉的范围，而是建立在功效的基础之上了。如葛根、皂角刺并无辛味，但葛根有解表散邪作用，常用于治疗表证；皂角刺有消痈散结作用，常用于痈肿疮毒初起或脓成不溃之证。二者的作用皆与"辛能散、能行"有关，故皆标以辛味。磁石并无咸味，因其能入肾潜镇浮阳，而肾在五行属水与咸相应，磁石因之而标以咸味。由此可知，确定味的主要依据，一是药物的滋味，二是药物的作用。因此，本草书籍的记载中有时出现与实际口尝味道不相符的地方。总之，五味的含义既代表了药物味道的"味"，又包涵了药物作用的"味"，而后者构成了五味理论的主要内容。

药物的五味具体如下。

（1）辛味药：这类药"能散能行"，具有发散、行气、行血的作用。根据药物的作用，一般来讲，解表药、行气药、活血药多具有辛味。因此辛味药在临床上多用于治疗表证及气血阻滞的病证。如苏叶味辛，能发散风寒，用治外感风寒表证；木香味辛，能行气除胀，用于气滞胀痛；川芎味辛，能活血化瘀，用治瘀血疼痛。

（2）甘味药：这类药"能补、能和、能缓"，具有补益、和中、调和药性和缓急止痛的作用。一般来讲，滋养补虚、调和药性及制止疼痛的药物多具有甘味。甘味药多用治正气虚弱、身体诸痛及调和药性、中毒解救等几个方面。如甘草味甘，调和药性并解药食中毒；熟地黄味甘，能滋补阴血，益精填髓；神曲、麦芽味甘，能消化食积，调和中焦，蜂蜜、饴糖味甘，能益气健脾，缓急止痛等。

（3）酸味药：这类药"能收能涩"，具有收敛、固涩的作用，能固表止汗、敛肺止咳、涩肠止泻、固精缩尿、固崩止带。酸味药多用治体虚多汗、肺虚久咳、久泻肠滑、遗精滑精、遗尿尿频、崩带不止等证。如山茱萸味酸，能精止遗，治肾虚益精滑泄；五味子味酸，能固表止汗，治体虚多汗；乌梅、五倍子味酸，能敛肺止咳、涩肠止泻，治肺虚久咳、久泻滑肠；赤石脂味酸，能固崩止带，治崩带不止。此外，部分酸味药尚能生津，如乌梅、五味子等。

（4）苦味药：这类药"能泄、能燥、能坚"，具有清泄火热、泄降气逆、通泄大便、燥湿、坚阴（泻火存阴）等作用。一般来讲，苦味药具有清热泻火、下气平喘、降逆止呕、通利大便、燥湿等作用。苦味药多用治热证、火证、喘咳、呕恶、便秘、湿证、阴虚火旺等证。如黄芩、栀子味苦，能清热泻火，用治热病烦躁；杏仁、葶苈子味苦，能降气平喘，用治气逆喘咳；沉香、柿蒂味苦，能降逆止呕，治气逆呃逆；苍术、厚朴苦温燥湿，用治寒湿阻滞；大黄、番泻叶味苦，能泻热通便，用治热结便秘；龙胆草、黄连味苦，能清热燥湿，用治湿热互结；知母、黄柏味苦，能泻火存阴，治阴虚火旺等。

（5）咸味药：这类药"能下、能软"，即具有泻下通便、软坚散结的作用。一般来讲，泻下或润下通便及软化坚硬、消散结块的药物多具有咸味。咸味药多用治大便燥结、瘰核、瘿瘤、癥瘕痞块等证。如芒硝味咸，能泻热通便，润下燥结，治疗实热内炽，燥屎坚结；海藻、牡蛎味咸，能软坚消痰散瘿，用治痰气互结，瘰疬瘿瘤；土鳖虫、水蛭味咸，能软坚散结，破血消癥，用治气血凝聚、癥瘕痞块等症。此外，《素问》中有"咸走血"之说，如大青叶、玄参、紫草、青黛、白薇都具有咸味、均入血分，同具有清热凉血解毒之功。另外，不少入肾经的咸味药如紫河车、海狗肾、蛤蚧、龟板、鳖甲等都具有良好的补肾作用。

3.中药的升降浮沉

中药的升降浮沉是指药物对人体作用的不同趋向性。升降浮沉也就是药物对机体有向上、向下、向外、向内四种不同作用趋向。它是与疾病所表现的趋向性相对而言的。

升，即上升提举，趋向于上；降，即下达降逆，趋向于下；浮，即向外发散，趋向于外；沉，向内收敛，趋向于内。其中，升与降、浮与沉是相对立的，升与浮，沉与降，既有区别，又有交叉，难以截然分开。在实际应用中，升与浮，沉与降又常相提并论。按阴阳属性区分，则升浮属阳，沉降属阴。升降浮沉表明了药物作用的定向概念，也是药物作用的理论基础之一。由于疾病在病势上常常表现出向上（如呕吐、呃逆、喘息）、向下（如脱肛、遗尿、崩漏）、向外（如自汗、盗汗）、向内（表证未解而入里）；在病位上则有在表（如外感表证）、在里（如里实便秘）、在上（如目赤肿痛）、在下（如腹水、尿闭）等的不同，因此能够针对病情，改善或消除这些病证的药物，相对来说也就分别具有升浮沉的作用趋向了。

药物升降浮沉作用趋向性的形成，虽然与药物在自然界生成禀赋不同，形成药性不同有关，并受四气、五味、炮制、配伍等诸多因素的影响，但更主要是与药物作用于机体所产生的不同疗效、所表现出的不同作用趋向密切相关。

与四气、五味一样，升降浮沉理论也同样是通过药物作用于机体所产生的疗效而概括出来的用药理论。影响药物升降浮沉的因素主要与性味及药物质地轻重有密切关系，并受到炮制和配伍的影响。

从药物的性味来讲，凡味属辛、甘，气属温、热的药物，大都是升浮药，如麻黄、升麻、黄芪等药；凡味属苦、酸、咸，气属寒、凉的药物，大都是沉降药，如大黄、芒硝、山楂等。

从药物的质地来讲，花、叶、皮、枝等质轻的药物大多为升浮药，如苏叶、菊花、蝉衣等；而种子、果实、矿物、贝壳等质重者大多都是沉降药，如苏子、枳实、牡蛎、代赭石等。

个别中药不符合上述规律，有特殊性，如旋覆花虽然是花，但功能降气消痰、止呕止噫，药性沉降而不升浮；苍耳子虽然是果实，但功能通窍发汗、散风除湿、药性升浮而不沉降，故俗有"诸花皆升，旋覆独降；诸子皆降，苍耳独升"之说。此外，部分药物本身就具有双向性，如川芎能上行头目、下行血海，白花蛇能内走脏腑、外彻皮肤。

应当指出，药物质地轻重与升降浮沉的关系，是前人用药的经验总结，因为两者之间没有本质的联系，故有一定的局限性，临床应用时应注意区别。

药物的升降浮沉特性并非一成不变的，一些炮制方法可以影响和转变药物升降浮沉的特性。如有些药物酒制则升，姜炒发散，醋炒收敛，盐炒下行。如大黄，属于沉降药，峻下热结、泻热通便，经酒炒后，大黄则可清上焦火热，可治目赤头痛。

药物的升降浮沉是受多种因素的影响，它在一定的条件下可相互转化，李时珍《本草纲目》中说"升降在物，亦在人也"。

4.中药的归经

归，为作用的归属；经，为脏腑经络的概称。药物归经是指药物作用于机体，选择性地归属到某些脏腑经络后发挥作用。

药物对人体某些脏腑经络有特殊的亲和性，因而对这些部位的病变起着主要或特殊的治疗作用。归经指明了药物治病的适用范围，也就是说明了药效所在，包含了药物作用定位的概念。也是阐明药物作用机制，指导临床用药的药性理论基本内容之一。

一药能归数经，是指其治疗范围的扩大。如麻黄归肺与膀胱经，它既能发汗宣肺平喘，治疗外感风寒及咳喘之证，又能宣肺利尿，治疗风水水肿之证。由此可见，归经理论是通过脏腑辨证用药，从临床疗效观察中总结出来的用药理论。

归经理论与临床实践密切相关，逐渐完善和发展：《伤寒论》创立了六经辨证系统，临床上便出现了六经用药的归经理论，如麻黄、桂枝归太阳经。随着温病学派的崛起，又创立了卫气营血、三焦辨证体系，临床上相应出现了卫气营血、三焦用药的归经体系。如金银花、连翘为卫气药，生地为营血分药，黄芩主清上焦、黄连主清中焦、黄柏主清下焦等。所以，脏腑经络学说实为归经的理论基础，而探讨归经的实质，必经抓住脏腑经络学说这个核心。

还有依据药物自身的特性，如形、色、气味、禀赋等的不同来归经的。如味辛、色白入肺、大肠经；味苦、色赤入心、小肠经等都是以药物的色与味作归经依据的。又如磁石、代赭石重镇入肝；桑叶、菊花轻浮入肺等，则是以药物的质地轻重作归经的依据。再如麝香苦香开窍入心经，佩兰芳香醒脾入脾经；连翘像心而清心降火故入心经等，都是以形、气而归经。

综上，由于归经受多种因素的影响，不能偏执一说，要全面分析归经才能得出正确结论。

药物归经理论的临床指导意义如下：①便于临床辨证用药，即根据疾病的临床表现，通过辨证审因，诊断出病变所在脏腑经络部位，按照归经来选择适当药物进行治疗。②有助于区别功效相似的药物，如能利尿的药物中，麻黄能宣肺利尿、黄芪能健脾利尿、猪苓能通利膀胱水湿。③指导临床药物搭配，可依据脏腑经络相关学说、脏腑病变的相互影响，恰当搭配药物，避免治疗时头痛医头脚痛医脚的现象发生。④结合四气五味、升降浮沉学说，全面准确用药。如同归肺经的药物，由于有四气的不同，其治疗作用也有差别。

5.中药的毒性

中药的毒性指中药对机体所产生的不良影响及损害性。

对中药毒性的认识自古有之，古人常把"毒药"作为一切药物的总称。如《素问·五常政大论》云："大毒治病，十去其六；常毒治病，十去其七；小毒治病，十去其八；无毒治病，十去其九；谷肉果菜食养尽之，无使过之，伤其正也。"把药物毒性强弱分为大毒、常毒、小毒、无毒四类。而《神农本草经》三品分类法也是以药物毒性的大小、有毒无毒作为分类依据的。并提出了使用毒药治病的方法："若用毒药以疗病，先起如黍粟，病去即止，不去倍之，不去十之，取去为度。"

可见，古代对药物毒性的认识含义较广，不但认为"毒药"是药物的总称，而且"毒性"是药物的偏性，毒性是药物毒副作用大小的标志。而后世本草书籍在药物性味下标明"有毒""大毒""小毒"等记载，则大都指药物的毒副作用的大小。中药毒性分级情况各不相同。古代文献中《素问·五常政大论》把药物毒性分为"大毒""常毒""小毒""无毒"四类；《神农本草经》分为"有毒""无毒"两类；《证类本草》《本草纲目》将毒性分为"大毒""有毒""小毒"微毒"四类。近代，《中华人民共和国药典》采用大毒、有毒、小毒三级分类方法，是通行的分类方法。

现代人们对中药毒性的认识逐步加深，它对人体的危害性极大，甚至可危及生命。中药的毒性用现代科学解释，指对机体发生化学或物理作用，能损害机体引起功能障碍性疾病甚至死亡的物质。

临床上，对于中药中毒的报告不断出现，仅单味药引起中毒即达上百种，其中包括植物药90余种，如关木通、苍耳子、苦楝根皮、附子、乌头、夹竹桃、雪上一枝蒿、槟榔、巴豆、半夏、牵牛子、山豆根、昆明山海棠、狼毒、萱草、艾叶、白附子、瓜蒂、马钱子、黄药子、杏仁、桃仁、枇杷仁、曼陀罗花等；动物药及矿物药亦各有十多种，如斑蝥、蟾蜍、鱼胆、芫青、蜂蛹，砒霜、铅丹、密陀僧、升药、胆矾、雄黄、皂矾、降药等。故临床应用有毒中草药时需要慎重，对保证安全用药十分必要。

有毒中药指列入国家《医疗用毒性药品管理办法》的中药品种，包括砒石、砒霜、水银、生马钱子、生川乌、生草乌、生白附子、生附子、生半夏、生南星、生巴豆、斑蝥、青娘虫、红娘虫、生甘遂、生狼毒、生藤黄、生千金子、生天仙子、闹羊花、雪上一枝蒿、红升丹、白降丹、蟾酥、洋金花、红粉、轻粉、雄黄。

临床使用中药引起中毒的原因包括：①使用的剂量过大，如砒霜、胆矾、斑蝥、蟾酥、马钱子、附子、乌头等毒性较大的药物，用量过大，或时间过长均可导致中毒。②误服伪品，如以华山参、商陆为人参服用，独角莲误为天麻使用。③炮制不当，或使用未经炮制的药物，如生附子、生乌头等。④制剂服法不当，如乌头、附子中毒，多因煎煮时间太短，或服后受寒、进食生冷等。⑤配伍不当，如甘遂与甘草同用、乌头与瓜蒌同用而致中毒等。还有药不对证、给药途径、自行服药、乳母用药、个体差异等原因。

在应用有毒药物时，要针对体质的强弱、疾病部位的深浅，恰当选择药物并确定剂量，中病即止，不可过服，以防止过量和蓄积中毒。同时要注意配伍禁忌，凡两药合用能产生剧烈毒副作用，需要禁止同用，并严格操作毒药的炮制工艺，以降低毒性；对某些毒药要采用适当的制剂形式给药。医药部门要抓好药品鉴别，防止伪品混用，注意保管好剧毒中药，从不同的环节确保用药安全，以避免中毒的发生。另外，临床也在采用某些毒药治疗某些疾病。如用雄黄治疗疔疮恶肿，昆明山海棠治疗类风湿性关节炎，斑蝥提取物治疗癌症，砒霜治疗白血病等，并取得了不错的治疗效果，但应保证用药安全。临床医生与药师应掌握药物的毒性及其中毒后的临床表现，便于诊断中毒原因，以便及时采取合理、有效的抢救治疗手段。

二、中药的用量

1.中药的计量单位

中药的计量单位指在中药调配过程中实际使用的最小单位。

古代中药的剂量单位主要包括：重量，如斤、两、钱、分、厘等；数量，如片、条、枚、支、只等；度量，如尺、寸等；容量，如斗、升、合、勺等。

自明清普遍采用16两制计量，俗称小两，1小两=10钱=0.625大两。1市斤=16两=160钱。自1979年起中国对中药生产计量统一为国际单位，即1千克=1000克=1000000毫克。

为了处方和调剂计算方便，旧单位和新单位按照如下标准进行换算：1市两约为30克；1钱约为3克；1分约为0.3克；1厘约为0.03克。

2.中药的临床用量

中药的临床用量就是剂量，通常为一个范围值，在这个范围内使用是安全的。具体包括：单味药治疗的常用剂量；方剂中各药的相对剂量；中成药临床使用剂量。

（1）单味药治疗的常用剂量。《中华人民共和国药典》明确规定，单味药的用量指干燥饮片在汤剂中、成人一日常用剂量，临床可根据需要酌情增减。例如中药麻黄的常用剂量为3~9克，茯苓皮的常用剂量为10~30克等。为了使临床用药有效而安全，必须把单味药的用量控制在一定范围内，且一般情况下，处方剂量不应超过《药典》规定的最高剂量。

（2）方剂中各药的相对剂量。这个相对剂量是在方剂里药物之间的比较分量。对一些复方来说，尽管使用的中药种类不变，但调整使用药物的用量比例，会使得整个方剂作用的侧重发生变化。

（3）中成药临床使用剂量。中成药临床使用剂量是中成药每日服用的剂量，是根据临床和药效学实验研究而确定的，包括每次服用的剂量和每日服用的次数。由于配方、剂型的不同，中成药的服用剂量各不相同，需要在医生指导下参见说明书来指导用药。上市中成药的说明书中已明确规定使用剂量，因此，无论医生临床用药或患者自行购用都应按规定剂量用药。

（4）儿科用药。儿科用药比较特殊，一般来说除有明确用量依据的，对儿童来说，酌减的依据是：3岁以内服1/4成人量，3～5岁可服1/3成人量，5～10岁可服1/2成人量，10岁以上与成人量相差不大即可。

3.中药临床剂量的影响因素

与西药相比，中药大多来源于动植物，其使用的有效安全范围较大，对剂量的规定主要来自于千百年来医生的实践经验，在一定范围内用药，可以获得较好的疗效也非常安全。除了剧毒药、峻烈药、精制药及某些贵重药外，一般中药常用内服剂量5～10克；部分常用量较大剂量为15～30克；新鲜药物常用量30～60克。

在临床决定中药的使用剂量时，具体的影响因素如下。

（1）药物性质。鲜品药材含水分较多，一般用量宜大，可用到干品的4倍。干品药材用量一般较小。花、叶、皮、枝等量轻质松及性味浓厚、作用较强的药物用量宜小。矿物介壳质重沉坠及性味淡薄，作用温和的药物用量宜大。犀角、麝香、牛黄、猴枣、鹿茸等贵重药材，在保证药效的前提下应尽量减少用量。性质苦寒的药物也不宜长期久服过量，免伤脾胃；剧毒药、作用峻烈的药物应严格控制剂量，开始时用量宜轻，逐渐加量，一旦病情好转后，应当立即减量或停服，防止过量或蓄积中毒。

（2）剂型、配伍。在一般情况下，一种药物入汤剂比入丸散剂的用量要大些；单味药使用比复方中应用剂量要大些；在复方配伍使用时，主要药物比辅助药物用量要大些。

（3）患者年龄、体质、病情。由于年龄、体质的不同，对药物耐受程度不同，药物用量也就有了差别。一般来说，成人及平素体质壮实的患者用量多些；老年人、儿童、女性产后及体质虚弱的慢性病病人等，都要减少用量。病情轻重、病势缓急、病程长短与药物剂量也有密切关系。一般病情轻、病势缓、病程长者因服药时间较长，所以用量宜小。而对病情重、病势急、病程短者用量宜大，以期迅速扭转病情，解决患者的危机。

（4）季节变化。季节的变化对人体的状态影响比较大。比如夏季，人体更加容易出汗，这时时候用发汗解表药及辛温大热药量不宜多用。冬季寒冷，人体不容易出汗，使用发汗解表药及辛热大热药可以略多。夏季人体容易上火，阳气相对较足，苦寒降火药用量宜重；冬季以养阳为主，要避免苦寒伤及人体正气，所以苦寒降火药用量宜轻。

三、中药的用法和调剂

1.中药的用法

中药的用法主要包括内服、外用及注射。

（1）内服。内服是指经口服，经消化道给药。内服是中药的主要服用形式。

（2）外用。外用主要包括皮肤给药、吸入给药、舌下给药、黏膜表面给药、直肠给药等。

（3）注射。注射主要包括皮下注射、肌内注射、静脉注射及穴位注射等。

2.中药调剂

中药调剂是在中医药理论指导下，根据医师处方或患者要求，将中药饮片或中成药调配成直接供患者应用的药剂的过程。

中药处方调剂分审方、计价、调配、复核、包装、发药等6个程序。

（1）审方。药房审方人员审查医师为患者开写的处方。审方着重审查以下项目：

①患者姓名、年龄、性别、处方日期、医师签字等是否清楚；

②药名书写是否清楚准确，剂量是否超出正常量，对儿童及年老年患者尤需注意；

③看处方中是否有"十八反""十九畏""妊娠禁忌"等配伍禁忌，对有毒药品、麻醉药品处方应审核是否符合规定；

④看是否有"并开药"，如二冬即指天冬和麦冬，或是常用配伍使用如知柏即指知母和黄柏等；

⑤处方中药是否备全等。

（2）计价。计价应该迅速准确。以节约患者取药时间。

（3）调配。配方时按处方药物顺序逐味称量；需特殊处理的药物如先煎、后下、包煎、另煎等应单独包装，并注明处理方法；若调配中成药处方，则按处方规定的品名、规格、药量调配；调配人员必须精神集中、认真仔细，切勿拿错药品或称错用量；处方应逐张调配，以免混淆；急诊处方应优先调配；保持配方室的工作台、称量器具及用具等整齐清洁等。

调配完毕，自查无误后签名盖章，交核对员核对。

（4）复核。为保证患者用药有效安全，防止调配差错与遗漏，对已调配好的药剂在配方自查基础上，再由有经验的中药师，进行一次全面细致核对，重点核对调配的药物和用量与处方是否相符；需特殊处理的药物是否按要求作了特殊处理；配制的药物有无虫蛀和发霉等质量问题；毒性药和有配伍禁忌药及贵重细料药的应用是否得当；调配者有否签字等。经核对无误后复核人员签名盖章，即可装袋发药。

（5）包装。药袋上写明患者的全名。中成药还须写明用法与用量。

（6）发药。药剂师应按取药牌发药，发药时要与患者核对姓名剂数，确认无误后交给患者，并向其交代煎服法和注意事项，如患者不明了，应详细解答。

四、中药汤剂的制作

汤剂是中药最为常用的剂型之一，掌握正确的煎煮方法，可以提高汤剂的质量并充分发挥汤剂的药效。汤剂的制作对煎具、用水、火候、煮法都有一定的要求。

1.煎药用具

我国传统以砂锅、瓦罐熬煮中药，其化学性质稳定，不易与药物成分发生化学反应，并且导热均匀，保温性能好；铝锅、搪瓷罐次之。忌用钢铁锅、铝锅等金属器具煎煮中药，因为金属易与药液中的成分发生化学反应，可能使疗效降低，甚至产生毒副作用。

2.煎药用水

古时曾用井水、泉水、雨水、米泔水等煎煮。现代多用自来水、纯净水来煎煮中药。自来水中含有氯，建议将自来水煮开放凉后再煎煮中药，这时自来水中的余氯已挥发，可避免余氯对有效成分的破坏。同时，水在加热过程中，由于生水中钙和镁的重碳酸盐分解沉淀，降低了水中钙、镁离子的含量，从而减少药材中有效成分与钙镁离子结合沉淀的机会，使药汁中有效成分浓度提高。

煎煮中药不能用金属离子含量较高的矿泉水，因个别金属离子可以和中药中的生物碱、苷类、鞣酸发生化学反应。

3.煎药水量

煎药加水量要根据药物量及质地而定。首次煎药时加水量一般超过药面2～3厘米即可，第二次煎药时超过药渣表面1～2厘米；或者用手轻轻摁住药材，水面漫过手背即可。

中药材因质地不同，其吸水量有显著差别。通常花草类的药物吸水量较大，在浸泡半小时后水位下降，需另外加一些水至标准水位，再开始煎煮。

4.煎前浸泡

中药多为植物或动物的干燥组织，动植物细胞处于干枯萎缩状态，药物有效成分结晶或沉淀于细胞内，组织外表也变得紧密，使水分不易渗入和溶出。如在煎煮前将饮片加水浸泡，将大大促进细胞的膨胀破裂和有效成分的溶解释放，使更多的有效成分被煎煮出来。

对中药进行浸泡的好处如下：①可以溶解药物表面的淀粉和蛋白质，使得中药的有效成分充分溶出，药物经过浸泡，煎出成分能增加20%以上。②中药饮片表面有一些辅料，包括蜜、酒、醋、胆汁、鳖血等，用浸泡代替清洗，会减少这部分物质的损失，也能避免一些水溶性物质随清洗而流失。

浸泡一般用冷水较好，用温水水温应低于30℃，不用开水。浸泡时间以30～60分钟为宜，如果质地比较坚硬，如根茎类可浸泡2小时以上。

另外，夏天气温较高时浸泡时间可稍短，因气温高时浸泡时间过长，容易引起酸败；冬天气温低，浸泡时间宜长些。

5.煎药火候

煎药一般宜先用武火使药液尽快煮沸，以节约时间；后用文火继续前者，保持微沸状态，以免药汁益处或过快熬干，可使其水分缓慢蒸发，有利于有效成分溶出。文火是使温度上升及水液蒸发缓慢的火候；武火又称急火，是使温度上升及水液蒸发迅速的火候。

一般来讲，以解表药、芳香药为主的方剂只用武火，不宜文火久煎。而厚味滋补类方药宜文火久煎，以使药味尽出。

此外，附子、狼毒、乌头等有毒药宜慢火久煎，以减低其毒性。

6.榨渣取汁

汤剂煎好后应立即滤出，如果不及时滤过，温度降低时，有效成分会反渗入药渣内，会影响实际利用量。药材煎煮后会吸附一定药液，如药渣不经压榨就丢弃，也会造成有效成分损失。

应进行榨渣取汁。研究表明，从药渣中榨取的有效成分相当于原方含量的1/3。尤其是一些遇高热有效成分易破坏而不宜久煎的药，药渣中所含有效成分比例会更大，榨渣的意义更大。

7.煎煮次数

中药汤剂一般煎两次即可，第二煎加水量为第一煎的1/3～1/2。一些药量较大的处方或者质地坚硬不易煎出有效成分的中药也可以煎煮三遍。煎药时，有效成分会溶解在进入药材组织内的水液中，然后再通过分子扩散到药材外部的水液中，当药材内外溶液的浓度达到平衡时，有效成分不再扩散，这时，只有将药液滤出，重新加水煎煮，有效成分才会继续溶解。为了充分利用药材，避免浪费，最少煎两次。将二次煎出的药液混合起来，使全部药液中的有效成分均匀后再分次服用，对疾病的治疗更有利。

8.特殊煎药方法

部分中药因其质地、性能、临床用途不同，煎法比较特殊，处方上需加以注明。

（1）先煎。有些中药的有效成分不易煎出，对这些药物应先煎一定时间后，再下其他药物同煎。先煎的目的是为了增加药物的溶解度，降低药物的毒性，充分发挥疗效。这些药物包括：

①贝壳角甲类和矿物类中药：这类中药地坚硬，有效成分不易煎出，一般应打碎先煎30～40分钟，再与其他药物混合后煎煮。贝壳角甲类中药有鳖甲、龟甲、海蛤壳、石决明、牡蛎、珍珠母、水牛角、山羊角、鹿角等。矿物类中药有石膏、礞石、磁石、龙骨等。如水牛角要先煎3小时以上，否则有效成分不易煎出。

②某些植物药：植物药中，一些品种因为自身的独特性质，也需要先煎。比如，石斛所含的生物碱不溶于水，黏液质影响有效成分溶出，只有先煎久煎的水解产物才起作用。苦楝皮等的有效成分难溶于水，也需先煎。制何首乌必须先煎久煎，加强有致泻作用的结合蒽醌衍生物水解成无致泻作用的游离蒽醌衍生物，避免引起腹泻。菟丝子质地坚硬，煎出效果差，生用菟丝子必须先煎久煎。

③有毒的药物：这类中药包括乌头、附子、商陆等，要先煎1～2小时，以达到减毒或去毒的目的。

（2）后下。一些气味芳香含有挥发性成分的药物，久煎其有效成分易于挥发或者久煎会破坏其有效成分，要在其他药物煎沸5～10分钟后放入，以减少挥发油的损耗或避免有效成分被分解破坏。

①芳香性中药：它们均含挥发油，久煎使其气味挥发，有效成分损失而影响疗效，因此煎煮宜后下。这类药物包括薄荷、香薷、紫苏叶、金银花、鱼腥草、木香、砂仁、沉香、白豆蔻、肉桂等。这些中药中，薄荷用文火煎煮约3分钟时药效最好；砂仁在煎煮5分钟时挥发油煎出率最高。

②有效成分受热易分解的药物：有些中药的有效成分受热一段时间后易破坏或分解，所以在煎煮过程中应后下。这类中药包括苦杏仁、番泻叶、大黄、钩藤、青蒿、麦芽、谷芽、决明子等。大黄中泻下的有效成分是双蒽酮苷，久煎后多被破坏，泻下作用大为减弱，因此，如苦杏仁中的苦杏仁苷提取率随提

取时间的延长而提高，当提取时间为20分钟时，提取率达到最高值，之后会逐渐下降。取大黄泻下之功时，是依靠总蒽醌的寒凉，常须后下，在煎煮15分钟时的泻下效果最好。番泻叶主要用于泻下导滞，其有效成分为结合性蒽苷，长时间煎煮易分解，使泻下的功效降低。

③久煮产生毒性的药物：山豆根味苦，性寒，无毒，归肺经，为治咽喉肿痛的首选药。有研究表明，山豆根内所含的苦参碱-甲基金雀花碱有较强的毒性，过量服用后可导致中毒，出现头痛、呕吐、血压下降、呼吸困难等症状，重则出现呼吸衰竭而死亡。山豆根入煎剂煎煮时间越长，其毒性也越大，水煎时宜后下。

（3）烊化。胶类药物及黏性大而易溶的药物，为避免粘锅或黏附其他药物影响煎煮，可单用水或黄酒将此类药加热溶化后，用煎好的药液冲服，也可将此类药放入其他药物煎好的药液中加热溶化后服用。如阿胶、鹿角胶、龟板胶、鳖甲胶、饴糖、益母草膏、蜂蜜等。

胶类药物一般需另用容器隔水加热，用蒸汽加热融化。

（4）包煎。细小质轻、黏性强、粉末状及带有绒毛的药物，宜先用纱布袋装好，扎紧袋口，再与其他药物同煎，以防止药物漂浮或刺激咽喉。

①漂浮的植物果实或种子：如菟丝子、葶苈子等。它们在煎煮时由于浮力较大，难以沉入水中充分煎煮，因而有效物利用率不高。

②质轻的种子花粉孢子类：如地肤子、蛇床子、小茴香、鹤虱、蒲黄、海金沙。

③药物细粉：如滑石、青黛、六一散、黛蛤散等容易浮于水面，均应包煎。

④带有绒毛的药材：服后极易刺激咽喉引起咳嗽，应该包煎，如辛夷、旋覆花、枇杷叶等。

⑤黏腻的药材：这类药性质黏腻，易妨碍其他药材溶出，并易贴在锅底而煳锅，对病人来说，煎液黏度增大，病者难于服用，有可能引起恶心呕吐。如车前子、白及等。

⑥富含淀粉的中药：如浮小麦、神曲、淡豆豉等。

⑦粪便类：常夹有泥土杂质，且加热时易膨胀散开，使药液浑浊，均宜包煎，如蚕沙、五灵脂等。

（5）另煎。是指某些贵重药材，为避免溶出的有效成分被其他同煎的药渣吸附，造成浪费，宜单独煎煮取汁。煎液可以另服，也可与其他煎液混合服用。如人参、西洋参、羚羊角、鹿茸、虎骨、冬虫夏草等。

（6）泡服。主要是指含有挥发油、容易煎出或久煎容易破坏药效的药物，如藏红花、番泻叶、胖大海、肉桂等。可以用少量开水或将煮好的一部分药汁趁热浸泡，加盖闷润，减少挥发，半小时后去渣即可服用。这种方法也适用于日常保健使用的小剂量药物，以药泡水代茶饮。

（7）冲服。有效成分难溶于水，或不耐高热，或一些贵重药药物，将药物粉末同药液或温水融化或混悬均匀后调服或送服。

①贵重药：如麝香、鹿茸、紫河车、蛤蚧、冬虫夏草、珍珠粉、牛黄粉、人参、西洋参等。因为这些药物在煎煮时会发生复杂的化学变化而影响疗效，为保存其有效成分，又不浪费药物，常需要研成细粉，用温开水或复方其他药物煎液冲服。

②消食药：如谷芽、麦芽、鸡内金等，主要有效成分是其所含的活性物质。这些物质均不耐高温，所以用生品或微炒后研末冲服效果为佳。

③不耐高热或有效成分难溶于水的药物：有效成分难溶于水只能做散剂冲服，如鹤草芽粉、雷丸、熊胆、芦荟、朱砂、琥珀粉等。如琥珀主要成分为树脂、挥发油等，水溶性极低，如果采用冲服法，能使其药效在体内充分发挥。

④某些粉剂：如用于止血的三七粉、白及、紫珠草、血余炭；用于息风止痉的蜈蚣、全蝎、僵蚕、地龙等；用于制酸止痛的乌贼骨、瓦楞子、海蛤壳等。

⑤液体药物：如竹沥汁、姜汁、藕汁、荸荠汁、蜂蜜等。

⑥入水即化的药物：如芒硝、元明粉等，宜用煎好的其他药液或开水冲服。

（8）煎汤代水。指某些药物可以先行煎煮、去渣，再用这些药液煎煮别的药材。主要是为了防止一些药物与其他药物同煎会使煎液浑浊，难于服用，如灶心土、赤石脂等；还有就是针对一些质地轻、用量多、体积大、吸水量大的植物类中药材，如玉米须、茵陈、金钱草等，也需煎汤代水用。

五、中药的服用方法

中药的剂型很多，服药的方法和时间也有一定的差异，具体如下。

1.汤剂的服药方法

①温服：大多数中药汤剂适合温服。方法为：将药液煎好后，放到药汁温度适口时服下。因温服不但能减轻某些药物的副作用和不良反应，还能保存人体的阳气。如瓜蒌仁、乳香、没药等药对肠胃道刺激性较大，易引起恶心、呕吐，温服能减轻上述症状。

②冷服：是将煎得的药液放冷后服用。热证用寒药宜冷服，一些感染性疾病，如扁桃体炎、支气管炎、肺炎、尿路感染而高热的病人，出现热性症状时，一般会使用清热解毒、泻下通便的凉性中药，用冷服的方法效果更好。

③热服：是将煎好的药液，稍停，趁热服下。寒证用热药宜热服，如对于外感风寒或寒症者，就要以热服为宜，以助药力。

④特殊病人的服药方法：对服药呕吐的病人，可在药物中加入少许姜汁，起到温胃止呕的作用。也可以用鲜生姜擦舌或嚼少许陈皮，然后再服汤药。对于呕吐反应重的患者，可采用少量频服的方法，减少对肠胃的刺激。对昏迷病人来说吞咽困难，宜鼻饲给药。

2.中成药的服用方法

中成药的类型很多，如丸剂、颗粒剂、糖浆剂等，可按照药品说明书服用。

①丸剂：颗粒较小者，可直接用温开水送服；大蜜丸者，可以分成小粒吞服；水丸质硬者，可用开水溶化后服。

②散剂：可用蜂蜜加以调和送服，或装入胶囊中吞服，避免直接吞服而刺激咽喉。

③颗粒剂：宜用开水冲服。

④膏剂：宜用开水冲服，避免直接倒入口中吞咽，以免粘喉引起呕吐。

⑤糖浆剂：糖浆剂可以直接吞服。

3.服药时间

①汤剂：一般每日1剂，煎二次分服，两次间隔时间为4～6小时。

②补益药、开胃药：宜在饭前30分钟服药。饭前服补益药，有利于药物的吸收利用；开胃药可增进食欲；制酸药可以减少胃酸，保护胃黏膜。

③治慢性疾病：药物宜在饭后40分钟服，这样可减轻药物对胃的刺激，并延长药物在胃内停留的时间及其治疗作用。

④泻下药、驱虫药：宜空腹服。如治热结便秘的大承气汤就适合空腹服用，这样可借助人体之阳气升清降浊，荡涤热结，或使药物直达肠道，快速发挥总用。驱虫药空腹服用，能直接作用于虫体，达到驱虫的目的。

⑤安神药、滋阴药：宜睡前服，这样可借助人体之阴气发挥药力，达到镇静安神及滋阴作用。治疗急性病则不拘时间，当迅速服药。

⑥有一定发病频率和发作高峰时间的病症，须在发作前或高峰时间前服药。如疟疾，在发作前2小时服药，能有效地控制其发作并达到治疗效果。

⑦急重证：宜急速治疗，一剂汤药可一次服下，这样药力大而猛，能充分发挥作用。若病情危重，甚至一日可服2～3剂，昼夜不停，使药液在体内迅速达到有效浓度，且持续高水平。如扶危救急的"独参汤""参附汤"等。对高热、中风等，一日内须连续服用数剂药液，这样可在短时间内，使体内的药液迅速达到有效浓度，从而更快更好地发挥清热、息风、镇痛的作用。

第四节 中药的药理作用

中药药理学的研究包括药物效应动力学、药物代谢动力学、影响药物作用的因素，还包括中药药性、功能主治及与三方面内容的关系等。具体来说，中药的药理作用就是研究中药对神经系统、循环系统、呼吸系统、内分泌系统、消化系统、生殖系统及机体各器官的作用。

中药的药理作用按照功能主治可以分为以下内容。

一、解表药

以发散表邪为主要作用，治疗表证的药物。解表药多辛散轻扬，能促进人体发汗或微发汗，可以使表邪由汗出而解，有发汗解表的功效，达到治疗表证，防止表邪内传。解表药包括发散风寒药和发散风热药。代表药物有麻黄、桂枝、柴胡、生姜等。其药理作用分为以下几个方面。

1.发汗作用

这类药物能使血管扩张、促进血液循环，因而有发汗或促进发汗的作用。例如，麻黄能促使实验动物出汗，周围环境温度偏高有助于出汗；桂枝、生姜通过扩张血管，促进血液循环而促进发汗。

2.解热作用

这类药物大多有不同程度的解热和降温作用，能使实验性发热动物模型体温降低，以柴胡作用最显著。

3.镇痛作用

多数解表药具有不同程度的镇痛、镇静作用，可使动物痛阈增加、自主活动减少，协同中枢抑制药，如细辛、柴胡、桂枝等。

4.抗炎抗病原微生物作用

解表药对金黄色葡萄球菌、溶血性链球菌等细菌及流感病毒等有抑制作用。体外实验研究显示，麻黄、桂枝、防风等对多种细菌、病毒及某些致病性皮肤真菌均具有不同程度的抑制作用；柴胡、麻黄、生姜等对多种实验性炎症模型动物均有明显的抑制作用，抗炎作用机制与抑制花生四烯酸代谢，抑制组胺或其他炎性介质生成或释放，增强肾上腺皮质内分泌功能，清除自由基有关。

5.调节免疫系统功能作用

柴胡、葛根、苏叶等均可调节机体的免疫功能产生抗感染作用，部分药物（麻黄、桂枝等）对变态反应具有抑制作用，可缓解和治疗过敏性疾病。

二、清热药

以清泄里热为主要作用，主治里热证的药物。主要用治温热病高热烦渴、湿热泻痢、温毒发斑、痈肿疮毒及阴虚发热等里热证。西医学的急性传染病、感染性疾病，及肿瘤、白血病、心血管疾病、变态反应性疾病等非感染性疾病，属于里热证者，也可酌情使用此类药物。

由于发病原因不一，病情发展变化的阶段不同，以及患者体质的差异，里热证有热在气分、血分之分，有实热、虚热之别。根据清热药的功效及其主治证的差异，可将其分为五类：清热泻火药、清热燥湿药、清热解毒药、清热凉血药和清虚热药。清热药与功效相关的主要药理作用有如下几个方面。

1.抗病原微生物

有些清热中药有抗病毒的作用，可以延缓病毒引起的细胞病变。还有的清热药能明显增强兔肺泡巨噬细胞对白色葡萄球菌死菌及胶体金的吞噬能力，并能促进吞噬细胞成熟，加强对病原微生物的清除作用。

2.解热

石膏、犀角、知母等清热中药对实验动物有明显的退热作用。如研究表明，知母浸膏能防止和治疗大肠杆菌所致的兔高热，有解热作用。生石膏具有中枢性解热作用。

3.抗炎

动物实验证实，有些清热中药能对抗动物验证，可以抑制炎症渗出，加速炎症消退。如研究表明，知母煎剂对志贺菌、伤寒沙门菌、霍乱弧菌、大肠埃希菌、变形杆菌、葡萄球菌等有不同程度的抑制作用。能明显增强兔肺泡巨噬细胞对白色葡萄球菌死菌及胶体金的吞噬能力，并能促进吞噬细胞成熟。

4.调节免疫系统功能

此作用是指有些清热中药能增强白细胞和网状内皮系统的吞噬功能，改善人体非特异性免疫功能。如研究表明，芦根所含碳水化合物中有木聚糖等多种具有免疫活性的多聚糖类化合物。天花粉对免疫系统有促进和抑制双向作用，有抗人类免疫缺陷病毒作用。

5.其他作用

有一些清热药还具有保肝、利胆、抗肿瘤、降血压等作用。如研究表明，中药知母所含的知母皂苷有抗肿瘤作用；天花粉制剂有抗肿瘤、降血糖和抗菌作用等。

三、泻下药

泻下药是以通泻大便或润滑大肠为主要作用，治疗便秘或水肿等病证的药物。泻下药主要用于治疗大便不通，胃肠停滞；或实热内结，热结便秘；或寒犯胃肠，冷积便秘；实热内盛；或水饮内停，胸腹积水等里实之证。根据作用强弱的不同，可分为攻下药、润下药及峻下逐水药。泻下药与功效相关的主要药理作用包括如下几个方面。

1.泻下作用

它们可以通过不同的机制刺激胃肠道黏膜，增加肠道蠕动，导致泄泻。大黄、番泻叶、芦荟的致泻成分为结合型蒽苷，口服抵达大肠后在细菌酶的作用下水解为苷元，刺激大肠黏膜下神经丛，使肠管蠕动增加而排便。牵牛子含牵牛子苷，巴豆含巴豆油，芫花中含芫花酯均，这些物质能强烈刺激肠黏膜，产生强烈的泻下作用。芒硝主要成分为硫酸钠，口服后在肠腔内不能被吸收，发挥高渗作用，使肠腔保留大量水分，促进肠蠕动而泻下。火麻仁、郁李仁等含有大量的脂肪油，使肠道润滑，粪便软化，同时脂肪油在碱性肠液中能分解产生脂肪酸，可对肠壁产生温和的刺激作用，而具有润肠通便作用。

2.利尿作用

有些药物有利尿作用，如硝石散剂服后，在胃里几乎全部溶解，并被吸收入血液，在血液中由于K^+、Na^+的渗透作用，能与组织内水分结合，至肾脏携带大量水分通过肾小球，并不为肾小管吸收，故呈利尿作用。

3.抗感染作用

对多数细菌和部分病毒及真菌有抑制作用。如番泻叶中蒽醌类对大肠埃希菌、志贺菌等多种细菌有抑制作用。大黄有抗菌作用，其中最敏感的为金黄色葡萄球菌等。

四、祛风湿药

风湿邪气侵袭人体，留滞于经络、肌肉、筋骨及关节，造成经络阻滞、气血不畅，从而引起肢体关节出现疼痛、酸楚、重着、麻木、拘挛、屈伸不利等症，此即痹证，相当于西医的风湿性关节炎和类风湿性关节炎。以祛除风湿邪气为主要作用，治疗风湿痹证的药物就是祛风湿药。祛风湿药主要用于治疗肌肉、筋骨、关节等处疼痛、重着、麻木和关节肿大、筋脉拘挛、屈伸不利等，可分为祛风寒湿药、祛风湿热药、祛风湿强筋骨药三类。祛风湿药的药理作用主要有抗炎作用和镇痛作用。

1.抗炎作用

祛风湿药很多可以对抗或减轻大鼠各种类型的关节炎，可抑制关节肿胀、加快消退。

2.镇痛作用

实验表明，祛风湿药可以提高实验小鼠对热刺激和电刺激的痛阈，包括秦艽、独活、五加皮等。

3.其他作用

有些祛风湿药还具有改善人体免疫力的作用，如丁公藤对免疫功能有影响，对细胞免疫和体液免疫均有促进作用。独活对免疫调节有一定影响，能使胸腺、脾脏重量增加，抑制迟发性过敏反应。另外，川乌具有强心、舒张血管、增加冠状动脉血流量等作用，但剂量加大可致心律失常。

五、化湿药

中焦即脾胃，脾主升胃主降，为气机之枢。若因外湿入里、内生湿浊或脾虚失运，均可使湿浊留滞中焦，脾胃升降受阻，导致以腹胀，食少，体倦，苔腻为主症的湿阻中焦证，临床主要用化湿药治疗。化湿药多辛香温燥，入脾、胃经。辛香通气，温燥祛湿，能除湿解脾困，行气复枢机。化湿药主要用治脘腹胀满、食少体倦、呕恶泄泻、口甘多涎、舌苔白腻之湿阻中焦证。化湿药的有效成分主要是挥发油。临床常用的化湿药有广藿香、佩兰、苍术、厚朴、砂仁等。化湿药的药理作用主要有增加消化能力、抑制多种病原微生物等。

1.增加消化能力

化湿药所含有的芳香挥发油能促进胃液分泌，增强消化力，对胃肠有解痉作用。

2.抑制病原微生物

很多化湿类药物对细菌、真菌等病原微生物有抑制作用，比如广藿香酮对青霉菌等多种真菌有明显的抑制作用。广藿香叶鲜汁对金黄色葡萄球菌、白色葡萄球菌及枯草杆菌的生长也有一定的抑制作用。佩兰挥发油及其有效成分对聚伞花素、乙酸橙花醇酯可直接抑制流感病毒。

六、利水渗湿药

利水渗湿药是指以通利小便、排泄水湿为主要作用，治疗水湿内停病证的药物。中医中有个水湿的概念，其中湿有两个意义，一是水肿，而是痰饮而。水之与湿，异名同类，弥漫散在者为湿，凝聚停蓄者为水，但二者并无本质的区别，也难截然划分，故常以水湿并提。此类药物服用后，能使小便通利，尿量增多。

利水渗湿药主要用于小便不利、水肿、泄泻、痰饮、黄疸、带下、湿痹、湿温、等水湿所致的多种病证，相当于西医的急性肾炎、肝炎、肝硬化腹水、淋病、胃肠炎、阴道炎、胆囊炎等疾病。

利水渗湿药根据药性及功效主治的不同，可分为利水消肿药、利尿通淋药、利湿退黄药三类。其药理作用包括如下方面。

1.利尿作用

这类药通过利尿来消除水肿，主要用于治疗泌尿系统炎症，茯苓、猪苓、泽泻、车前子、木通、萹蓄等均有显著的利尿作用。

2.抗菌作用

体外实验表明，很多利水渗湿药具有抗菌作用，有的对真菌也有抑制作用。如茯苓、猪苓、车前子、滑石、石韦、萹蓄、茵陈、虎杖等对多种细菌、病毒等均有不同程度的抑制作用。

3.利胆作用

这类药可以增加胆汁排泄，降低胆汁黏度，减少胆色素的含量，可以用于胆囊炎和胆石症。如茵陈、金钱草等具有利胆作用；茯苓、茵陈等具有保肝作用；海金沙、金钱草具有利尿排石作用；

七、温里药

凡具有温里散寒作用的药物称为温里药。中医的里寒证，既可由于寒邪内侵，直中脏腑经脉，损耗阳气或郁遏阳气而出现，也可因人体自身阳气不足，阴寒从内而生所导致。温里药的药理作用主要包括如下几点。

1.镇静镇痛作用

多数温里药有不同程度的镇静、镇痛及抗炎作用。

2.改善微循环抗休克

温里药具有的强心、升高血压、扩张血管、增加血流量和增强交感-肾上腺系统的功能等作用是其补火助阳、温里祛寒的药理学基础。

3.健胃作用

大部分温里药对胃肠道有温和的刺激，能使肠管兴奋，蠕动增强，从而排出胃肠积气，并能改善局部血液循环，增加胃液分泌，提高胃蛋白酶活力。有些还能促进胆汁分泌，起到抗胃溃疡的效果。

4.强心及抗心率失常

很多温里药具有使得心率加快，心肌收缩力增强的作用。

5.镇吐作用

有些温里药能抑制呕吐，如丁香、姜等。

另外，有些温里药还有抗血栓形成、抗血小板聚集、抗凝、抗缺氧等作用。

八、行气药

行气药是以疏理气机为主要作用，治疗气滞或气逆证为主的药物。气滞证是人体某一脏腑或经络气机阻滞，运行不畅，郁阻而成。根据气滞的程度不同，会出现满、胀、痛等表现，主要发生于脘腹、胸胁等处或损伤部位。气逆证多因人体气机失调，气行不随常道而上冲，表现为咳嗽、喘促、呃逆、出血、头痛、眩晕等。

理气药性味多辛苦温而芳香，其味辛能行，味苦能泄，芳香以走窜，温性以通行，故具有理气健脾、疏肝解郁、理气宽胸、行气止痛、破气散结等功效。理气药主要药理作用包括双向调节肠道作用、利胆、松弛支气管平滑肌等。

1.双向调节肠道作用

很多行气药对肠道有双重调节作用，可使紊乱的胃肠功能恢复正常。一类药物可以兴奋胃肠平滑肌，如枳实、枳壳、乌药等。另一类能抑制肠道功能，松弛离体胃肠平滑肌、抑制胃肠运动的作用，并能对抗乙酰胆碱、组胺等引起的肠痉挛，这主要与阻断M胆碱能受体或兴奋α受体和直接抑制胃肠平滑肌有关，枳实、枳壳、陈皮、木香、香附。很理气药对消化液的分泌起双向调节作用，有的能抑制胃酸分泌、减少胃液分泌，有的则能促进胃液的分泌。

2.利胆作用

有些行气药具有促进胆汁分泌，使得胆汁回流增加，松弛奥迪括约肌和降低胆囊压力的作用，能预防胆石症的发生，也有助于消除黄疸。有此作用的药物包括枳壳、青皮、陈皮、香附、沉香等。

3.松弛支气管平滑肌

有些行气药能松弛支气管平滑肌，其作用机制与直接扩张支气管，抑制迷走神经功能，抗过敏介质释放，兴奋β受体有关，这是止咳平喘作用的物质基础。有此作用的行气药包括青皮、陈皮、香附、木香等。另外，有一些理气药含有的挥发油有化痰止咳作用。

4.强心、升压、抗休克作用

青皮、陈皮、枳实、枳壳等含有对羟福林和N–甲基酪胺。其中，羟福林可直接兴奋肾上腺素α受体，N–甲基酪胺可促进肾上腺素能神经末梢释放去甲肾上腺素，间接兴奋α受体、β受体，表现出强心、升压和抗休克作用。但必须静脉注射给药才能表现出显著的心血管药理活性，灌服给药无效。

九、消食药

消食药是以消食化积为主要功效，主治饮食积滞证的药物。饮食不节或脾胃虚弱，可以引起人体的运化功能障碍，出现饮食不消、饮食停滞，形成食积。食积的表现为食欲减退、餐后腹胀、嗳气、大便失常等。药物主归中焦脾胃，多味甘性和缓，对饮食积滞有渐消缓散之力，能促进饮食消化、消除胀满，包括山楂、谷芽、鸡内金、麦芽、六神曲、莱菔子等。

消食药的药理作用有促进消化、促进消化液分泌和增进胃肠运动等。山楂、麦芽、神曲等多数消食药中含有脂肪酶、淀粉酶、胰酶、蛋白酶或B族维生素等，可促进食物的消化、增加食欲。

十、驱虫药

驱虫药是能驱除或杀灭人体内寄生虫的中药，常用于治疗肠道寄生虫病的药物，如治蛔虫病、蛲虫病、绦虫病、钩虫病、姜片虫病等多种肠道寄生虫病。驱虫药的药理作用为麻痹或杀灭虫体，使其瘫痪以致死亡。驱虫药具有的麻痹或杀灭虫体等作用，是驱除肠道寄生虫的药理学基础。

十一、止血药

止血药是指能促进血液凝固、阻止出血的药物。中医认为，血液应该在脉管内运行，若血液不循常道，离经妄行，或从口、鼻、尿道、肛门、肌肤等处外行，即为出血。制止体内外出血是此类药物的基本特点，主要用于治血液不循常道出现的咯血、咳血、衄血、吐血、便血、尿血、崩漏、紫癜以及外伤出血等。这些疾病相当于西医的肺结核、胃及十二指肠溃疡、溃疡性结肠炎、痔疮、尿路感染、习惯性或先兆性流产、功能性子宫出血、血小板减少性紫癜、外伤及术后出血等出血性疾病。止血药的药理作用包括收缩局部血管，缩短出血时间、凝血时间，缩短凝血酶原时间，增加凝血酶活性，抑制纤维蛋白溶解等作用。有些药物能降低毛细血管通透性，增加血管对损伤的提抗能力。此外，部分药物尚有抗炎、抗病原微生物、镇痛、调节心血管功能等作用。

十二、活血化瘀药

以通畅血行，消散瘀血为主要作用，治疗瘀血证的药物。瘀血是血液运行障碍所形成的病理产物，包括阻滞于血脉及脏腑内运行不畅的血液，以及因出血滞留于体内而未能消散的"离经之血"。瘀血影响全身或局部的血液运行，从而产生了以疼痛、出血、瘀斑、癥积等，形成了血瘀证。活血化瘀药多味苦性辛，适用于各种瘀血证。活血化瘀药的主要药理作用有：改善血液流变学、抗血栓形成，改善血流动力学，扩张外周血管、增加血流量及改善微循环等。

1.改善血液流变学、抗血栓

活血化瘀药很多能改善血瘀者血液的黏滞状态，对抗血栓形成，抑制血小板聚集，增加纤维溶酶的活性。用于治疗脑血栓、心肌梗死等，如川芎等。

2.改善血流动力学

活血化瘀药能扩张外周血管，是流动缓慢的血液加速，增加器官的血流量，改善心肌缺氧，可以冠心病、心绞痛等的治疗。如延胡索的醇提物可扩张冠状血管，降低冠脉阻力，增加冠脉血流量，保护心肌，降低血压。

3.改善微循环

另外，活血化瘀药还能止痛和抗炎，如川芎、延胡索等；对抗肿瘤；有些对子宫有收缩作用，如益母草、红花等。

十三、化痰药

化痰药是能祛痰或消痰，以治疗痰证为主要作用的药物。中医痰的概念是指由外感六淫、饮食、七情或劳倦内伤，使肺、脾、肾及三焦功能失常，水液代谢障碍，凝聚而成的病理产物。痰形成后，又是致病因素，会随气机运行，无处不到。

化痰药能加强呼吸道分泌功能，利于稀释和排出痰液，如桔梗、远志、前胡等，这一作用与它们所含的皂苷有关。有些药物还能促进呼吸道纤毛运动，以帮助排痰。

十四、止咳平喘药

止咳平喘药是以制止或减轻咳嗽和喘息为主要作用的药物，适用于不同病因、病机所致的咳嗽、气喘。咳嗽喘鸣主要与肺脏和肾脏的功能相关。肺主气，司呼吸，又为娇脏，不耐寒热燥湿，凡外感六淫或内伤均可伤及肺，以致其宣发肃降功能失常，肺气上逆或壅塞不畅，则发为咳嗽喘息。肾为气之根，若肾虚不能摄纳，则气无根，也可见喘息。

止咳平喘药的药理作用为通过抑制咳嗽中枢、减轻炎性刺激等途径，起到减轻咳嗽、哮喘的作用。止咳平喘的中药有半夏、杏仁、浙贝母等。

十五、安神药

安神药是以安定神志、治疗心神不宁病证为主的药物。中医认为人体神志的变化与心、肝二脏的功能活动有密切关系，所以安神药主入心、肝经，具有质重沉降的特点。安神药主要用治心神不宁的心悸怔忡、失眠多梦。也可应用于惊风、癫狂等病证。这类药物包括朱砂、酸枣仁、远志、朱砂、磁石等。

安神药的药理作用主要为对中枢神经系统有镇静、催眠、安定和定惊厥等效果。研究表明,矿石类药材对中枢神经系统的作用强于植物类药材。

另外,灵芝、酸枣仁能提高机体免疫功能;朱砂、酸枣仁等具有强心、改善冠状动脉血循环而有抗心律失常作用。但是,朱砂中含有汞,有毒。血液中的汞为高浓度时,可抑制多种酶的活性,使代谢发生障碍,对中枢神经系统有直接损害。

十六、平肝息风药

平肝息风药以平肝潜阳或息风止痉为主要作用,治疗肝阳上亢或肝风内动病证。这类药主要适用于肝阳上亢、肝风内动证。肝阳上亢是因为阴不治阳而出现眩晕、头痛、耳鸣、心烦等,与西医的高血压类似。而肝风内动多由热极生风,见于西医的脑卒中等病。平肝息风药物皆入肝经,多为介类、昆虫等动物药物及矿石类药物。平肝息风类药物的物理作用包括:

1.降血压作用

实验研究发现,平肝息风药能使高血压动物的血压将至正常范围,如天麻、钩藤、罗布麻等。其中钩藤的降压作用较为确实,其有效成分为钩藤碱及异钩藤碱。

2.镇静、抗惊厥

这些药物能增强中枢抑制剂的作用,表现出明显的镇静效应。

3.解热作用

这类药物可以使实验动物的体温下降,如羚羊角、地龙等具有良好的解热作用,羚羊角水解液临床用于感染所致的各种高热病症有效。

4.镇痛

实验证明,钩藤、天麻、羚羊角、僵蚕尚有一定镇痛作用。

十七、开窍药

心藏神,主神明,心窍开通则神明有主,神志清醒,思维敏捷。若热邪、寒邪或痰浊等邪气阻闭心窍、清窍被蒙,则神明内闭,症见神识昏迷,人事不省等,这是闭证。而能开通心窍,使神昏、人事不省的患者神识苏醒的药物,称为开窍药。临床多用于治疗各种原因的急性昏迷、多种急性脑病、癫痫发作、脑震荡后遗症、老年痴呆、冠心病、心绞痛等病症。开窍药的药理作用如下。

1.对中枢神经系统作用

这类中药对中枢神经系统有兴奋作用，有镇痛、兴奋心脏与呼吸、升高血压的作用。

2.抗心绞痛作用

可降低心肌耗氧量，增加冠状动脉流量，从而有对抗心绞痛的作用。

3.抗菌消炎作用

某些药物尚有抗菌、抗炎的作用。

十八、补虚药

中医认为脏腑亏损，气血阴阳不足是导致虚证的主要病机；其病理性质主要为气、血、阴、阳的亏耗；其病损部位，主要在于五脏。若病程较长，久虚不复，症状可逐渐如重。以补虚扶弱，纠正人体正气虚衰，治疗虚证为主要作用的药物被称为补虚药。补虚药主要用于人体久病、大病之后，正气不足或先天不足，体质虚弱，或年老体虚所出现的各种虚证。补虚药根据药性及功效主治的不同，可分为补气药、补阳药、补血药、补阴药四类。补虚药的主要药理作用如下。

1.调节机体免疫功能

研究显示，补气药对人体特异性免疫、非特异性免疫、体液免疫功能都有增强作用。可以提高免疫球蛋白的含量，加强吞噬细胞的吞噬功能、促进干扰素生成，增强人体免疫力。

2.调节内分泌作用

这类药物可改善神经内分泌系统，增强机体抵抗各种应激刺激能力，提高性激素水平。调节血脂、血糖代谢。

3.对物质代谢的影响

能促进蛋白质、核酸合成。补阳药能提高DNA和RNA的合成率。

4.调节心脑血管系统

调节大脑皮质功能，改善脑微循环，增加脑血流量，增加心肌收缩力，扩张血管，促进造血功能。

5.抗衰老作用

不少补虚药还能营养细胞，有促进大脑发育和延缓大脑衰退，增强学习记忆功能等作用。

十九、收涩药

具有固涩作用的药物称为收涩药，主要适用于各种脱证。收涩药根据其药性及临床应用的不同，可分为固表止汗药、敛肺涩肠药、固精缩尿止带药三类。其药理作用如下。

1.止血作用

收涩药可以加速血液凝固，有止血作用。

2.止泻作用

收涩药可以减慢肠道蠕动、抑制肠道内细菌的生长，因此具有止泻的作用。

3.抗菌作用

收涩药具有抑菌抗菌的作用。例如乌梅，其在体外对多种致病性细菌及皮肤真菌有抑制作用；能增强机体免疫功能。

二十、其他

中药的药理作用是由多方面因素决定的，具有一定的复杂性。而且中药方中通常是几种甚至多种中药配伍应用，其药理作用是综合性的，还需要更加深入细致的研究来深入探讨。

第五节　中药的配伍规律

一、中药的七情

古人把中药之间相互配伍的作用称为七情，首见于《神农本草经》，该书将各种药物的配伍关系归纳为七情，明确指出"有单行者，有相须者，有相使者，有相畏者，有相恶者，有相反者，有相杀者，凡此七情，合和视之"。具体如下。

1.单行

单行也叫单方，是指单用一味药来治疗某种病情单一的疾病。如单用一味人参，治疗元气虚脱的危重病证的独参汤；单用一味黄芩，治疗肺热出血的病证的清金散；马齿苋治疗痢疾；鹤草芽驱除绦虫；益母草膏调经止痛等。

在李时珍《本草纲目》中将单行称为"独行"，意思是"单方不用辅也"，即针对那些病情比较单纯的病证，选择一种针对性较强的药物即可达到治疗目的。单行具有简、便、验、廉的优点。

2.相须

相须是指两种性能、功效类似的药物配合应用，可以增强药物原有的功效的配伍方法。

《本草纲目》中有"相须者，同类不可离也，如人参、甘草，黄柏、知母之类。"的记载。如石膏和知母配伍，可以增强清热泻火的效果；麻黄配桂枝，能增强发汗解表、祛风散寒的作用；金银花配连翘，能增强辛凉解表、疏散风热的作用。这类同类相须配伍应用的例证，历代文献有不少记载，它构成了复方用药的配伍核心，是中药配伍应用的主要形式之一。为提高临床疗效，临证应尽量选用相须的配伍形式。

3.相使

相使是以一种药物为主，另一种药物为辅，以提高主药的功效。相使的配伍药不一定同类，但讲究一主一辅，辅药能提高主药的疗效。为提高临床疗效，相使也是经常选用的配伍形式。

《本草纲目》中说"相使者，我之佐使也"。如枸杞子配菊花治头晕眼花，枸杞子为补肾益精、养肝明目的主药，菊花清肝泻火，兼能益阴明目，可以增强枸杞的补虚明目的功效；黄芪配茯苓治脾虚水肿，黄芪为健脾益气、利尿消肿的主药，茯苓淡渗利湿，可增强黄芪补气利水的功效；石膏配牛膝治胃火牙痛，石膏为清泻阳明胃火的主药，牛膝具有引火下行的作用，可增强石膏清火的作用；黄连配木香治湿热泻痢，腹痛里急，黄连为清热燥湿、解毒止痢的主药，木香调中宣滞、行气止痛，可增强黄连清热燥湿，行气化滞的功效。

4.相杀和相畏

相杀是指一种药物可以降低另一种药物的毒副作用。《本草纲目》有"相杀者，制彼之毒也"的记载。如生姜能解生半夏、生南星的毒，麝香能解杏仁毒，绿豆解巴豆毒等，这些都是相杀的关系。

相畏是指一种药物的毒副作用能被另一种药物所减轻或消除。《本草纲目》云："相畏者，受彼之制也。"如大枣可抑制甘遂峻下逐水、戕伤正气的毒副作用所以甘遂畏大枣。生姜可以抑制半夏的毒副作用，生半夏有毒，能令人咽痛音哑，用生姜炮制后成姜半夏，缓和了半夏的毒性作用。相畏的第二种意义是特指"十九畏"。

《神农本草经·序录》谓"若有毒宜制，可用相畏、相杀者"。经比较可以发现，相畏和相杀没有本质的区别，是针对一种中药能抑制或消除另一种药的毒副作用而提出的配伍方法，也就是同一配伍关系的两种不同提法，在减轻药物的毒副作用、毒剧药的炮制和中毒解救上都有一定意义。临床用到有毒药物时，可考虑进行"相畏""相杀"关系的配伍，以保证用药安全。

5.相恶

相恶是指两种药物合用时互相牵制，其作用会减低或者失去。《本草纲目》云："相恶者，夺我之能也。"

相恶是两种中药在某个或某几个功效的减弱或丧失。如生姜恶黄芩，只是生姜的温肺、温胃的功效与黄芩的清肺、清胃功效互相牵制而疗效降低，但生姜还能和中开胃治不欲饮食并喜呕之证，黄芩还能清泄少阳以除热邪，在这些方面，两药并不一定相恶。

虽然在临床进行中药配伍时，应当避免相恶配伍，但也要根据药物的性能、具体发挥的作用和所治的病症具体分析和对待。

6.相反

相反是指两种药物合用能产生或增强毒副作用，如"十八反"。《本草纲目》云："相反者，两不相合也。"《本草经集注》中有"相反为害，深于相恶""相反者，则彼我交仇，必不宜合"的记载。比如，甘草反甘遂，贝母反乌头等，原则上相反配伍属于配伍禁忌。

十八反的内容为甘草反甘遂、大戟、芫花、海藻；人参、丹参、玄参、沙参、苦参、细辛、芍药反藜芦；乌头反半夏、瓜蒌、贝母、白蔹、白及。

二、药对

人们习惯把两药合用能起到协同作用，增强药效；或消除毒副作用，抑其所短，专取所长；或产生与原药各不相同的新作用等经验配伍，统称为药对或对药。这些药对往往又构成许多复方的主要组成部分。因此，深入研究药对配伍用药经验，不仅对提高药效，扩大药物应用范围，降低毒副作用，适应复杂病情，不断发展七情配伍用药理论有着重要意义，同时对开展复方研究，解析它的主体结构，掌握遣药组方规律也是十分必要的。

常见的药对包括：桂枝配芍药以调和营卫，解肌发表；柴胡配黄芩以和解少阳，消退寒热；枳实配白术以寓消于补，消补兼施；干姜配五味子以开合并用，宣降肺气；晚蚕沙配皂角子以升清降浊，滑肠通便；黄连配干姜以寒热并调，降阳和阴；肉桂配黄连以交通心肾，水火互济；黄芪配当归以阳生阴长，补气生血。熟地黄配附子以阴中求阳，阴阳并调等。

第六节　中药的剂型

一、剂型

中药的剂型很多，不同的剂型应用的方式不同。

1.口服剂型

分为传统剂型和现代制剂。传统剂型分为汤剂、丸剂、散剂、酒剂、滋膏剂、露剂、茶剂等。丸剂中包括蜜丸、水蜜丸、水丸、糊丸、微丸等。现代制剂包括片剂、胶囊剂、颗粒剂、酊剂、滴丸糖浆剂、合剂等。片剂又包括泡腾片、缓释片、控释片。胶囊剂又包括硬胶囊、软胶囊。

供皮肤用的传统剂型有软膏剂、硬膏剂、散剂、丹剂、擦剂、洗剂、熏剂，现代剂型有橡胶膏剂、气雾剂、喷雾剂、膜剂。

2.眼用制剂

包括眼膏剂、滴眼剂。

3.供体腔使用剂型

包括栓剂、药条、酊剂等。

4.中药注射剂

包括注射液和注射用无菌粉末。

二、剂型的选择

汤剂是中医临床最为普遍的应用形式，在中药的用法中占有特殊的重要位置。由于医疗水平和中药研究的发展，新的剂型应用逐渐增多，医生在选择临床用药时，除应考虑各种给药途径的特点外，还需注意病证与药物双方对给药途径的选择。

对于腹内疾病、慢性久病的患者，他们一般需要长时间服药，这时，需要服用方便的药物，而丸剂奏效缓慢和顺，药效较持久，服用方便，是治疗这类疾病的首选。

毒剧药及对胃肠刺激性强的可以做成胶囊剂，可延缓吸收，减轻毒性或不良反应。

片剂也是临床常用剂型，可分为内服片、口含片、舌下片、外用片等，在治口腔、牙龈、咽喉等疾病的药可制成口含片；急救冠心病的药物宜制成舌下片以求速效；治阴道、宫颈疾病的药可制成外用片阴道给药的外用片。

（张琳）

第五章 中药组方

第一节 组方与辨证用药

一、君臣佐使用药

进行中药组方，是在中医辨证论治理论指导下，依据病情，确定治法，选择适当的药物，按照君、臣、佐、使的组成结构，配伍而成。君药：针对主病或主证起主要治疗作用的药物。臣药：辅助君药加强治疗主病或主证作用的药物；或针对兼病或兼证起主要治疗作用的药物。佐药：用义有三，一是佐助君、臣药以加强治疗作用，或是直接治疗次要兼证；二是消除或减弱君、臣药的毒性，或制约其峻烈之性；三是在病重邪甚，可能拒药时，配用与君药性味相反，而又能在治疗中起相成作用，以防止药病格拒的药物。使药：能引方中诸药至特定病所的药物，或指具有调和方中诸药作用的药物。

二、同病异治或异病同治

辨证论治是中医诊断和治疗疾病的基本原则，是中医学的精髓。中药是在中医理论指导下，用于治疗疾病的重要武器之一，故也必须在辨证论治思想的指导下有的放矢，才能保证安全、有效、合理地用药。同病异治和异病同治是临场用药的常用指导原则，其本质就是同证同治，即疾病的病因病机、证候属性相同，则治疗方法相同。

1.同病异治

同一种病证，由于其病因病机不同，表现有差异，治疗方法也有差异。如病患感冒四时受邪不同，有外感风寒、外感风热、夹暑、夹湿之分，用药有别。

2.异病同治

临床上，病人的症状五花八门，这时，需要找到致病的原因，无论何种表现，如果病因病机相同，那么就可以用相同的治则、治法和方药。如龙胆泻肝丸能清肝胆，利湿热。用于肝胆湿热所致的头晕目赤、耳鸣耳聋、耳肿疼痛、胁痛口苦、尿赤涩痛、湿热带下。

第二节 中成药与辨证用药

中成药应在辨证论治思想的指导下有的放矢，才能保证安全、有效、合理地用药。

在治疗疾病时可以分别采取同病异治或异病同治的原则。①同病异治：如病患感冒四时受邪不同，有外感风寒、外感风热、夹暑、夹湿的之分，用药有别。风寒感冒者，治宜发汗解表、疏散风寒，可选用感冒清热颗粒、正柴胡饮颗粒等；属风热感冒者，治宜疏散风热、清热解毒，可选用银翘解毒丸、芎菊上清丸等；属感冒夹湿者，治宜解表祛湿，可选用九味羌活丸等；属感冒夹暑夹湿者，治宜解表化湿祛暑，可选用藿香正气软胶囊、暑湿感冒颗粒等。②异病同治：如龙胆泻肝丸功能清肝胆，利湿热。用于肝胆湿热，头晕目赤，耳鸣耳聋，耳肿疼痛，胁痛口苦，尿赤涩痛，湿热带下。现代医学诊断为高血压病、神经性头痛、急性结膜炎、化脓性中耳炎、外耳道疖肿、急性黄疸性肝炎、急性胆囊炎、急性膀胱炎、尿道炎、外阴炎、盆腔炎等属于肝胆湿热证者，则均可选用本品治疗。同病异治和异病同治的本质就是同证同治，即疾病的病因病机、证候属性相同，则治疗方法相同。

中成药在临床应用中，常需采用配伍用药的形式，合理的配伍常能达到增强疗效、降低毒性以及照顾兼证的目的。如附子理中丸与四神丸合用，治疗脾肾阳虚的五更泄泻，可明显增强温肾运脾，补火助阳，涩肠止泻的功效。在治疗二便不通，阳实水肿时，常用峻下逐水的舟车丸，配伍四君子丸同用，以健脾和胃，利湿消肿，扶正祛邪，令舟车丸泻下而不伤正，减轻其毒副作用。在治疗气阴不足，内热消渴，选用消渴丸、金芪降糖片等，当并发冠心病时，可配伍益心舒胶囊等同用；并发肾病时，可配伍肾炎康复片等同用；以求标本兼顾，适应复杂病情。

此外，为了满足某些疾病在治法上的特殊需要，如妇科、外科、皮科、五官科、骨伤科等许多疾病，常采用内服与外用两种使用中成药，才能取得良好的治疗效果。但配伍应用时，应注意含配伍禁忌的中成药尽量避免同用，如含"十八反""十九畏"的中成药。含有毒成分的中成药亦应慎用，尤其避免重复用药，以免加大毒性成分的剂量，发生不良反应。

第三节　安全用药

用药安全在中药使用过程中是最为关键的，应包括以下几个方面。

一、中药使用禁忌

中药的使用禁忌是古往今来医生们从实践中总结出来的，大多数的禁忌是合理的，需要在临床上多加注意，现代用药也有打破各种惯例的，这需要在临床上谨慎摸索。

1.十八反

十八反歌诀即"本草名言十八反，半蒌贝蔹及攻乌，藻戟遂芫俱战草，诸参辛芍叛藜芦"。这些药物配伍使用会产生或增强毒副作用或降低和破坏药效，因而临床应该避免配合应用。

2.十九畏

"十九畏"歌诀为："硫黄原是火中精，朴硝一见便相争，水银莫与砒霜见，狼毒最怕密陀僧，巴豆性烈最为上，偏与牵牛不顺情，丁香莫与郁金见，牙硝难合京三棱，川乌草乌不顺犀，人参最怕五灵脂，官桂善能调冷气，若遇石脂便相欺。大凡修合看逆顺，炮爁炙煿要精微。"根据此歌诀内容，结合用药禁忌经验，注意中药的搭配使用。

3.妊娠女性中药使用禁忌

指除妇女妊娠期中断妊娠、引产外，妊娠期不能使用的药物，主要包括对母体不利、对胎儿不利、对产程不利、对产后小儿发育不利的药物。

历代医家对妊娠期间的禁用药一直非常重视，比如梁代陶弘景在《本草经集注》中专门列出堕胎药一项，收载堕胎药41种。金代李杲在《珍珠囊补遗药性赋》中所载的《妊娠忌服药歌》流传广泛、影响深远，内容为："蚖斑水蛭及虻虫，乌头附子配天雄；野葛水银并巴豆，牛膝薏苡与蜈蚣；三棱芫花代赭麝，大戟蝉蜕黄雌雄；牙硝芒硝牡丹桂，槐花牵牛皂角同；半夏南星与通草，瞿麦干姜桃仁通；硇砂干漆蟹爪甲，地胆茅根都失中。"明代李时珍在《本草纲目》中记载了妊娠禁忌、堕生胎、活血流产、产难、滑胎、下死胎等6类，计395种药物，除去重复者，共有247种，是历代记载妊娠禁忌药最多的书籍。

妊娠期禁用要主要分为两类。一类为妊娠禁用药：这类药对胎儿有损害及有堕胎作用，女性妊娠期禁止，常见禁用药有巴豆、牵牛子、麝香、半夏、附子、荆三棱、芒硝、天南星、乌头、斑蝥、水蛭、蜈蚣、芫花、大戟、水银、马钱子、雄黄等。第二类为妊娠慎用药：指女性妊娠期需谨慎使用的治疗用药，它们通常具有通经化瘀、行气破滞的作用，有的药性大热燥烈。主要包括红花、桃仁、三七、牛膝、穿山甲、王不留行、大黄、番泻叶、枳实、枳壳、干姜、肉桂、木通、冬葵子、瞿麦、代赭石、磁石等。临床应用这类药物时，必须根据病情的需要，斟酌使用，以减少对妊娠女性和胎儿的影响。

4.含毒性药材慎重使用

有一些常用临床中成药品种中含有乌头、附子、马钱子、雷公藤、昆明山海棠等有毒药材，雄黄、铅丹、水银等重金属成分，选择使用时应该慎重。在服用含有毒性药材的成药品种时，一定要严格地控制使用剂量、服用时间和服用方法，避免过量服用，或蓄积中毒，同时还要注意患者的个体差异，引起不良反应的产生。

5.安全使用中药注射剂

随着中药剂型的丰富，中药注射剂越来越多，它是现代药物制剂技术与传统中医药相结合的产物，在临床治疗危重急症的处理上发挥了独特的作用，如在防治病毒性疾病、心脑血管疾病甚至肿瘤等方面。

但早期的一些注射剂品种审批不严格，中药材品种混乱、成分复杂、制剂工艺不规范、质量标准不完善、联合用药不合理、给药途径不恰当、患者体质等因素，造成中药注射剂不良反应频频出现。

中药注射剂的安全性日益受到国家药监部门和各级医务工作者的关注。安全使用中药注射剂应重点把握中药注射剂的质量管理和临床使用两个环节。

中药注射剂临床使用基本原则：

（1）必须凭医师处方才能购买、使用。应在医院内凭医生处方使用，一般不允许患者带出院外使用，对的确需要带出院外治疗的，应由主治医师及以上技术职务者开具处方，并有科主任签字方可带出院外使用。

（2）临床要辨证用药，严格按照药品说明书的功能主治使用，禁止超范围用药。

（3）严格按照药品说明书推荐剂量、调配要求、给药速度、疗程使用药品。

（4）根据适应病症，合理选择给药途径，能口服给药的不选用注射给药；能肌内注射给药的不选用静脉注射或滴注给药；必须静脉注射或滴注的应加强监测工作。

（5）中药注射剂应单独使用，严禁与其他药品混合配伍使用。如确需联合使用其他药品时，应谨慎考虑与中药注射剂的间隔时间以及药物相互作用等问题。

（6）对老人、儿童、肝肾功能异常患者等特殊人群应慎重使用，加强监测。初次使用的患者，用药前应仔细询问过敏史，对过敏体质者应慎用。对需长期使用的在每疗程间要有一定的时间间隔。

（7）加强用药监护。用药前要认真检查药物，如出现浑浊、沉淀、变色、漏气、破损等情况，不得使用。用药过程中应密切观察用药反应，特别是开始30分钟。发现异常，立即停药，采取积极救治措施救治患者。

6.病证用药禁忌

药物的药性不同，偏性也不同，各有专长和一定的适用范围，即某类药物只适用于治疗与其药性相符的某种病证，而不适用于与其药性不合的其他病证，也就是"药要对证，药证相符"，强调了辨证用药的规律。

除了药性极为平和者无须禁忌外，一般有偏性的药物都有证候用药禁忌。

药物或寒凉或温热，或药性上行，或药性下行，或滋润，或燥烈，而应用于临床时，正是利用这种偏性纠正疾病；如果反向应用，则其偏性会反助病势，加重病情或导致新的病理偏向。因此，凡药不对证，药物功效不为病情所需，而有可能导致病情加重、恶化或产生新的疾病，原则上都属于临床用药禁忌的范围。

如清热药通常药性寒凉，应注意脾胃虚寒者忌用，以免寒伤脾胃。发汗解表药用于正气充实而感受外邪者，对于表虚自汗、阴虚盗汗者则不适用，以免过汗伤气、耗阴；比如麻黄，其味辛性温，功能发汗解表、散风寒，擅长宣肺平喘利尿，只适宜于外感风寒表实无汗或肺气不宣的喘咳，而对表虚自汗及阴虚盗汗、肺肾虚喘者则应禁止使用。对实热证、阴虚火旺者不宜用温里药和补阳药，久用会助热伤阴，加重实热和虚热的症状等。另外，有些中药有补益作用，适用于虚性病证，但如果其本身性质偏于滋腻，则容易助脾胃痰湿，引起脾胃不和、湿阻中焦。如黄精，味甘性平，能滋阴补肺，补脾益气，主要用于肺虚燥咳、脾胃虚弱及肾虚精亏的病证，但因其性质滋腻易助湿邪，所以并不适用于脾虚有湿、咳嗽痰多者。

7.服药饮食禁忌

服药饮食禁忌也称为忌口，是指在服药治病过程中，对食性的选择有一定禁忌要求。比如首乌忌葱、蒜、萝卜，茯苓忌醋，常山忌葱等。一般在服药期间，饮食禁忌如下。

（1）总的忌食原则：忌食生冷、辛辣、寒滑、固硬、黏滞、油腻、腥膻、难消化的食物。服用中药时一般不要喝浓茶，会影响中药的有效成分吸收，影响药效。

（2）分病症对待：病情不同，饮食禁忌也有区别。

①热性病，应忌食辛辣、油腻、煎炸食物；

②寒性病，应忌食生冷、寒滑的食物及清凉饮料等；

③胸痹者应忌食肥肉、脂肪、动物内脏及烟、酒等；

④肾病者，应该少摄入盐；

⑤肝阳上亢头晕目眩、烦躁易怒者应忌食胡椒、辣椒、大蒜、白酒等辛热助阳之品；

⑥黄疸胁痛者应忌食动物脂肪及辛辣烟酒刺激物品；

⑦脾胃虚弱者应忌食油炸黏腻、寒冷固硬、不易消化的食物；

⑧疮疖、皮肤过敏等皮肤病患者，应忌食鱼、虾、蟹等腥膻发物及辛辣刺激性食品。

第四节　中药新药研发

搞好中药新药的研制与开发，不仅为搞好中医临床工作提供了物质保证，而且关系到整个中医药事业发展的大局，关系到中医药走向世界的重要战略抉择。中药新药研究是一项系统工程，包括药学、药理、毒理、临床各个方面。所有的研究突出临床疗效的主导地位。进行新药研发，首先应明确新药的概念和范围以及与中成药的区别与联系。新药，是指未曾在中国境内上市销售的药品。新药申请，是指未曾在中国境内上市销售的药品的注册申请。而药品注册申清包括新药申请、已有国家标准的药品申请、进口药品申请和补充申请。已有国家标准的药品申请，是指生产国家食品药品监督管理局已经颁布正式标准的药品的注册申请。进口药品申请，是指境外生产的药品在中国境内上市销售的注册申清。补充申清，是指上述申请经批准后，改变、增加或取消原批准事项或者内容的注册申请。中药新药的范围包括中药材、中药饮片和中成药。在中药新药研发中，大多数为单方或复方成药，而中成药的使用在我国有悠久的历史，随着社会的发展，大力开展便于临床应用和推广的中成药研究，对于中医药紧跟时代步伐，走向世界，有重要意义。

新中国成立以来，党和政府为了保障人民健康，先后制定颁布了一系列保护和发展中成药的方针政策，使中成药事业得以迅猛地发展，在积极改善生产设备，建立科研机构，大力培养技术人才，整理成药文献，推广临床用药，制定药品标准，提高成药质量，吸收现代制剂技术，努力进行制剂改革，开展复方理论研究，促进成药生产全面发展，开拓研制成药品种，不断满足临床需要等方面都取得了可喜的成绩。

只要坚持新药研发选题的科学性、创新性和可行性，坚持依法研发的原则，加强多学科的合作，保持和发扬中医药的特色，不断地吸收现代科学技术方法，"继承不泥古，发扬不离宗"，就一定能搞好中药新药的研发工作，一定会研制出"三效"（速效、高效、长效），"三小"（剂量小、副作用小、毒性小），"五便"（服用方便、携带方便、生产方便、运输方便、贮藏方便）的高科技含量的新型中药，服务社会，为人类的健康事业做出更大的贡献。

中成药走向世界既面临机遇，又面临挑战，形势是十分严峻的。认清形势，必须加大中成药开发研制力度，根据国际市场的需求及有关国家的政策法规，吸取现代科学技术，研制出疗效确切、使用安全、服用方便的中成药新制剂，早日占领国际市场，不仅是关系到发展中医药事业，振兴民族工业的问题，而且也是为了丰富世界医学，为世界人民防病治病服务的大问题，同时，也是对世界新挑战所必须做出的回答。

第五节　保健食品研发思路与方法

随着食品工业的迅速发展和人们消费水平的提高，食品消费观念也在不断发生变化，人们从早期对营养丰富（一次功能）的高能量、高蛋白食物追求已过渡到对食品感官特性（二次功能）的要求，而当前人们的消费趋势正在转向调节生理活动（三次功能）的营养保健食品。这种转变给我国的保健食品研制和开发提供了广阔的发展空间。

我国现有的保健食品多是在中医药理论指导下，以既是食品又是药品或是可用于保健食品的中药为主要原料，研制而成的具有我国传统文化特色的保健食品，它是我国人民调节机体功能、预防疾病、增进健康的有效功能食品，受到国内外消费者的普遍欢迎，引起学术界的极大关注。

目前我国保健食品业特点可归纳为以下几个方面：①保健食品市场潜力大，发展迅速；②保健食品的消费对象已由过去的老年、儿童及病后康复，扩大到妇女、中年和少年等各年龄段和各种阶层；③保健食品的消费区域也由城市逐渐扩大到农村，成为普通大众日常消费品；④保健食品的营销渠道从医院药店走向大的仓储超市、大的销售终端；⑤保健食品消费观表现为经济发达地区高于经济相对欠发达地区，东部高于西部，城市高于农村，年长者高于年轻者，高等教育阶层高于教育水平不高阶层，行业阶层差别大；⑥消费者日趋成熟，消费观念明显改变，由盲目消费走向理性化，"花钱买健康"成为社会时尚。

从目前收集到的保健功能调整前通过审批的保健食品功能分析，具有免疫调节、调节血脂、抗疲劳保健功能的产品占绝大多数，其他功能种类出现频率由高到低依次为延缓衰老、耐缺氧、辅助抑制肿瘤作用、改善睡眠、调节血糖、减肥、改善学习记忆、对化学性肝损伤有保护作用、抗突变、改善骨质疏松、抗辐射、促进生长发育、美容、改善性功能、改善营养性贫血、清咽润喉、调节血压、改善视力、促进排铅、促进泌乳，有专家顶测今后我国保健食品的研发重点将会放在减肥类产品、调节血脂类产品和降血糖类产品。

保健食品是一项涉及多部门、多学科、多行业的新兴产业，我国政府至今已陆续发布20多项规章、标准和规范性技术要求，对保健食品的定义、范围、研制、审批、生产、经营、广告宣传、行政管理、市场监督等做出了一系列明确的规定，促进我国保健食品走上法制化、规范化、现代化的健康发展道路。

做好保健食品开发工作，提高保健食品研发的成功率，是每一个申报单位关注的焦点。对初步研发方案的论证要发挥多学科专家的协调互补作用，联合食品卫生、营养、毒理、医学等方面的专家，进行法规和技术的咨询，以保证产品研发立题的科学性和创新性，准确定位保健功能，确保制剂工艺可行性，质量标准检测方法规范性，全面完善保健食品研发计划，这是整个研发工作得以成功的重要保证，既可降低研发的风险系数，又可保证研发方案的顺利实施，防患于未然，为研制工作奠定正确基础。

总之，保健食品是21世纪食品行业中最具前景也最具挑战性的充满发展机遇的行业，中医药在保健食品市场中是大有可为的。我国保健食品的研发应坚持以中医药理论为指导，充分利用现代科学的先进方法和科研成果，加强发展创新，提高研制水平，同时要建立统一的质量评定标准、严格的管理规范、准确的市场定位，实事求是地宣传功效，积极与国际市场接轨，使以中药为原料的保健食品尽快走向世界，打造我国保健食品的精品，为人类健康事业和我国的国民经济做出更大的贡献。

（隋华）

|下篇　各论|

第六章　解表药

解表药是指以发散表邪为主要作用，治疗表证的药物。根据药性及功效主治的不同，可分为发散风寒药及发散风热药两类。主要用治恶寒发热、头痛身痛、喷嚏、鼻塞流涕、无汗或有汗不畅、苔薄、脉浮的外感表证。

解表药除了能治疗表证外，一些解表药还可用治咳嗽气喘、风疹瘙痒、水肿尿少、风湿痹痛、疮疡初起等兼有表证者。可以对应西医的上呼吸道感染（包括感冒、流行性感冒）、急性感染性疾病初期属于表证者。

使用解表药时应针对外感风寒、风热表邪不同，相应选择长于发散风寒或风热的药物。由于冬季多风寒，春季多风热，夏季多夹暑湿，秋季多兼燥邪，故应根据四时气候变化的不同而恰当地配伍祛暑、化湿、润燥药。若虚人外感，正虚邪实，难以祛散表邪者，又应根据患者体质的不同，分别配伍益气、助阳、养阴、补血药，以扶正祛邪。温病初起，邪在卫分，除选用发散风热药物外，应同时配伍清热解毒药。

在解表药的使用方面，应该注意以下几点：第一，使用发汗力较强的解表药时，用量不宜过大，以免发汗太过，耗伤阳气，损及津液，造成亡阳、伤阴的弊端。第二，汗为津液，血汗同源，故表虚自汗、阴虚盗汗以及疮疡日久、淋证、失血患者，虽有表证，也应慎用解表药。第三，使用解表药还应注意因时因地而异，如春夏腠理疏松，容易出汗，解表药用量宜轻；冬季腠理致密，不易出汗，解表药用量宜重；北方严寒地区用药宜重；南方炎热地区用药宜轻。第四，解表药多为辛散轻扬之品，入汤剂不宜久煎，以免有效成分挥发而降低药效。

第一节 发散风寒药

发散风寒药又称辛温解表药，是以发散肌表风寒邪气为主要作用的药物，多性温味辛属，辛以发散，温可祛寒。主治风寒表证，症见恶寒发热，无汗或汗出不畅，头身疼痛，喷嚏，鼻塞流涕，口不渴，舌苔薄白，脉浮紧等。此类药物大多发汗力较强，故应中病即止，体虚多汗、热证及久患失血、淋证、疮疡而津血不足者慎用。

部分辛温解表药兼有祛风止痒、止咳平喘、利水消肿、消疮等作用，又可用治风疹瘙痒、咳喘、水肿、疮疡初起等兼有风寒表证者。

常用的发散风寒药有麻黄、桂枝、白芷、防风、羌活、香薷、苍耳子、辛夷等。

麻黄

麻黄科植物草麻黄Ephedra sinica Stapf、中麻黄Ephedra intermedia Schrenk et C A Mey 或木贼麻黄Ephedra equisetina Bge.的干燥草质茎。主产于山西、河北、甘肃、内蒙古、新疆。秋季采割绿色的草质茎，晒干，除去木质茎、残根及杂质，切段。生用、蜜炙或捣绒用。

【性味归经】辛、微苦，温。归肺、膀胱经。

【功效】发汗散寒，宣肺平喘，利水消肿。

【主治】

1.风寒感冒：麻黄辛温发散，主入肺与膀胱经，宣肺气，开腠理，透毛窍，发汗而散风寒、解表邪，发汗散寒作用较强，《神农本草经集注》誉其为"疗伤寒，解肌第一药"。善治风寒感冒、恶寒无汗、脉浮而紧的重证，常与桂枝等发散风寒药配伍，以增强发汗解表作用。

2.胸闷喘咳：麻黄味辛能散，外开肌腠郁闭，内宣肺气壅遏；又以苦降之性，复肺金肃降之常。能开宣肺气，平喘止咳，可治肺气壅遏、胸闷喘咳，尤善治风寒束肺、肺失宣发所致者，常与苦杏仁等止咳平喘药同用，以宣降肺气，止咳平喘。

3.风水浮肿：麻黄外开毛窍，散肌肤之水湿；上宣肺气，通调水道；下走膀胱，利水消肿。善治风水浮肿、小便不利，常与生姜、白术等宣肺、利水之品同用。

另外，麻黄有散寒通滞之功，与川乌、白芍等同用治风寒湿痹；与肉桂、白芥子等同用治阴疽流注。

【用法用量】2~10g，煎服。生用、蜜炙或捣绒用。发汗解表宜生用；蜜麻黄润肺止咳。

【使用注意】

1.麻黄发汗宣肺力强，凡表虚自汗、阴虚盗汗及肺肾虚喘者均当慎用。

2.麻黄碱有兴奋中枢的作用，可引起兴奋、失眠、不安，运动员、高血压及失眠患者慎用。

桂枝

樟科植物肉桂Cinnamomum cassia Presl的干燥嫩枝。主产于广东、广西及云南等省。春夏二季采收，除去叶，晒干或切片晒干。生用。

【性味归经】辛、甘，温。归心、肺、膀胱经。

【功效】发汗解肌，温通经脉，助阳化气，平冲降逆。

【主治】

1.风寒感冒：桂枝辛甘温煦，其开腠发汗之力较麻黄温和，善于宣阳气于卫分，畅营血于肌表，故有助卫实表，发汗解肌，外散风寒之功。对于外感风寒，无论表实无汗、表虚有汗及阳虚受寒者，均宜使用。治疗外感风寒、表实无汗者，常与麻黄同用；治疗外感风寒、表虚有汗者，常与白芍同用；治素体阳虚、外感风寒者，常与麻黄、附子、细辛配伍。

2.诸痛证：包括脘腹冷痛，血寒经闭，关节痹痛等。桂枝辛散温通，具有温通经脉，散寒止痛之效。若胸阳不振，心脉瘀阻，胸痹心痛者，桂枝能温通心阳；若中焦虚寒，脘腹冷痛，桂枝能温中散寒止痛；若妇女寒凝血滞，月经不调，经闭痛经，产后腹痛，桂枝既能温散血中之寒凝，又可宣导活血药物，以增强化瘀止痛之效；若风寒湿痹，肩臂疼痛，桂枝可祛风散寒、疗痹止痛。

3.痰饮，水肿：桂枝甘温，既可温扶脾阳以助运水，又可温肾阳、逐寒邪以助膀胱气化，而行水湿痰饮之邪，为治疗脾阳不运，水湿内停所致的痰饮病眩晕、心悸、咳嗽者，以及膀胱气化不行，水肿、小便不利的常用药，每与利水渗湿药同用。

4.心悸，奔豚：桂枝性温味辛甘，能助心阳，通血脉，止悸动，平冲降逆，故可用治心阳不振，不能宣通血脉，而见心悸动、脉结代，以及阴寒内盛，引动下焦冲气，上凌心胸所致奔豚。

【用法用量】3~10g，煎服。

【使用注意】桂枝辛温助热，易伤阴动血，凡外感热病、阴虚火旺、血热妄行等证，均当忌用。孕妇及月经过多者慎用。

白芷

伞形科植物白芷Angelica dahurica（Fisch.ex Hoffm.）Benth.et Hook.f.或杭白芷Angelica dahurica（Fisch.ex Hoffm.）Benth.et Hook.f.var.formosana（Boiss.）Shan et Yuan的干燥根。主产于浙江、四川、河南、河北。夏、秋间叶黄时采挖，除去须根及泥沙，晒干或低温干燥。切厚片，生用。

【性味归经】辛，温。归胃、大肠、肺经。

【功效】解表散寒，祛风止痛，宣通鼻窍，燥湿止带，消肿排脓。

【主治】

1.感冒：辛散温通，解表散寒祛风之力较温和，但又有较好的止痛和宣通鼻窍之功，长于治疗外感风寒，恶寒发热，伴有头痛或鼻塞流涕之证，常与防风、羌活、川芎等祛风散寒止痛药同用。

2.眉棱骨痛，头痛，牙痛：长于止痛，气味芳香上达，入足阳明胃经，多用于治疗阳明经的前额或眉棱骨疼痛及牙龈肿痛，治疗外风头痛，可单用，或与防风、细辛、川芎等祛风止痛药同用。治疗风冷牙痛，可与配伍细辛、全蝎、川芎等同用；治疗风热牙痛，可配伍石膏、荆芥穗等中药。

3.鼻塞流涕，鼻鼽，鼻渊：祛风散寒燥湿，可宣利肺气，升阳明清气，通鼻窍而止疼痛，是治疗鼻渊头痛，鼻鼽鼻痒、打喷嚏、流清涕的要药，每与苍耳子、辛夷等散风寒、通鼻窍药同用。

4.带下：辛温香燥，善除阳明经湿邪而燥湿止带，可治疗妇女白带过多。属寒湿下注，白带过多者，适合同白术、山药等温阳散寒、健脾除湿药同用。属湿热下注，带下黄赤者，可与车前子、黄柏等清热利湿药同用。

5.疮疡肿痛：辛散温通，又有消肿排脓之功，对于疮疡初起，红肿热痛者，与金银花、连翘、蒲公英等药配伍，可收散结消肿止痛之功；对于脓成难溃者，与人参、黄芪、当归等益气补血药同用，共奏托毒排脓之功。

此外，白芷还能祛风止痒，以治疗皮肤风湿瘙痒。

【用法用量】3~10g，煎服。

【使用注意】白芷辛香温燥，阴虚血热者忌服。

防风

伞形科植物防风Saposhnikovia divaricate（Turcz.）Schischk.的干燥根。主产于黑龙江、内蒙古、吉林、辽宁。春秋二季采挖未抽花茎植株的根，除去须根及泥沙，晒干。切片，生用或炒炭用。

【性味归经】辛、甘，微温。归膀胱、肝、脾经。

【功效】祛风解表，胜湿止痛，止痉。

【主治】

1.感冒头痛：防风辛温发散，气味俱升，辛散解表，祛风之力较强，又能胜湿、止痛，且甘缓微温而不峻烈，素有"风药之润剂"之称，外感风邪所致表证，无论寒热均可使用，治疗风寒表证，常配以荆芥、羌活、独活等药；治疗风热表证，常配以薄荷、蝉蜕、连翘等药。

2.风湿痹痛：防风辛温，既能祛风散寒，又可胜湿止痛，是治疗风寒湿邪侵袭肌肉关节所致的风湿痹证常用药。

3.风疹瘙痒：防风以祛风止痒见长，且药性平和，风寒、风热所致的隐疹瘙痒皆可配伍使用，可以治疗多种皮肤病，常用于风邪所致的隐疹瘙痒。

4.破伤风：既能辛散外风，又能息内风以止痉，还可治疗破伤风，痉挛抽搐，角弓反张，牙关紧闭。为"治风通用之品"。

5.腹泻：防风入脾肝经，以其升清燥湿之性，亦可用于脾虚湿盛，清阳不升所致的泄泻，以及土虚木乘，肝郁侮脾，肝脾不和，腹泻而痛者。

【用法用量】5～10g，煎服。

【使用注意】防风药性偏温，阴血亏虚、热病动风者不宜使用。

羌活

伞形科植物羌活Notopterygium incisum Ting ex H.T.Chang或宽叶羌活Notopterygium franchetii H.de Boiss.的干燥根茎和根。主产于四川、甘肃、青海，春秋二季采挖，除去须根及泥沙，晒干。切片，生用。

【性味归经】辛、苦，温。归膀胱、肾经。

【功效】解表散寒，祛风除湿，止痛。

【主治】

1.风寒感冒，头痛项强：辛温发散，气味雄烈，善于升散发表，有较强的解表散寒作用；味苦性温又善除寒湿，合以祛风散寒，除湿止痛，善治外感风寒夹湿所致恶寒发热、无汗、头痛项强、肢体酸楚疼痛者，常与防风、细辛、川芎等祛风解表止痛药同用。

2.风湿痹痛，肩背酸痛：羌活辛散祛风、味苦燥湿、性温散寒，有较强的祛风湿，止痹痛作用，以除头项肩背之痛见长，故上半身风寒湿痹、肩背肢节疼痛者尤为多用。

【用法用量】3～10g，煎服。

【使用注意】

1.羌活辛香温燥之性较烈，故阴血亏虚者慎用。

2.用量过多，易致呕吐，脾胃虚弱者不宜服。

苍耳子

菊科植物苍耳Xanthium sibiricum Patr.的干燥成熟带总苞的果实。主产于山东、江苏、湖北。秋季果实成熟时采收，干燥，除去梗、叶等杂质。生用或炒去刺用。

【**性味归经**】辛、苦，温；有毒。归肺经。

【**功效**】散风寒，通鼻窍，祛风湿。

【**主治**】

1.风寒头痛：苍耳子辛温宣散，主入肺经，既能外散风寒，又能通鼻窍、止痛，多用于治疗外感风寒所致恶寒发热，头身疼痛，鼻塞流涕者。

2.鼻塞流涕，鼻衄，鼻渊：苍耳子药性升浮上达，味辛散风，苦燥湿浊，善通鼻窍以除鼻塞、止前额疼痛，是治疗鼻渊头痛、不闻香臭、时流浊涕的要药。

3.风疹瘙痒：苍耳子辛散祛风除湿之功，也可用治风疹瘙痒，疥癣麻风。

4.湿痹拘挛：苍耳子辛散苦燥，性温能散寒，能祛风除湿，通络止痛，还可用治风湿痹证。

【**用法用量**】3～10g，煎服。

【**使用注意**】

1.血虚头痛不宜服用。

2.过量服用易致中毒。

辛夷

木兰科植物望春花Magnolia biondii Pamp.、玉兰Magnolia denudata Desr.或武当玉兰Magnolia sprengeri Pamp.的干燥花蕾。主产于河南、四川、陕西、湖北、安徽。冬末春初花未开放时采收，除去枝梗，阴干入药用。

【**性味归经**】辛，温。归肺、胃经。

【**功效**】散风寒，通鼻窍。

【**主治**】

1.风寒头痛：辛夷辛温，入肺经，略有发散风寒之功，因其力量较弱，故一般风寒感冒临床较少使用，但其擅长宣通鼻窍，多用于治疗外感风寒所致恶寒发热，头痛，鼻塞，流涕者，可与其他发散风寒药配伍使用。

2.鼻塞流涕，鼻衄，鼻渊：辛夷辛温轻浮，其性上达，芳香通窍，主入肺、胃经，外能祛除风寒邪气，内能升达肺胃清气，善通鼻窍，也是治疗鼻渊头痛、鼻塞流涕的要药，无论风寒、风热者，皆可配伍使用。其他鼻病，如伤风鼻塞、鼻渊、鼻衄等，辛夷亦较常用。若肺胃郁热发为鼻疮者，可与清热泻火解毒药配伍。

【用法用量】3～10g，煎服；包煎。外用适量。

【使用注意】阴虚火旺者忌服。

细辛

马兜铃科植物北细辛Asarum heterotropoides Fr.Schmidt var.mandshuricum（Maxim.）Kitag.、汉城细辛Asarum sieboldii Miq. var. seoulense Nakai或华细辛Asarum sieboldii Miq.的干燥根和根茎。前二种习称辽细辛，主产于辽宁、吉林、黑龙江；华细辛主产于陕西。夏季果熟期或初秋采挖，除去地上部分和泥沙，阴干。切段，生用。

【性味归经】辛，温。归心、肺、肾经。

【功效】祛风散寒，祛风止痛，通窍，温肺化饮。

【主治】

1.风寒感冒：辛夷芳香走窜，入肺经，善于解表散寒，祛风止痛，对于外感风寒，头身疼痛较甚者尤为适宜，常与羌活、防风、白芷等祛风止痛药同用。

2.阳虚外感：既入肺经可散肌表之风寒，又入肾经而除在里之寒邪，还可治疗阳虚外感证，常配麻黄、附子，用于恶寒发热、无汗、脉反沉者。

3.头痛，牙痛：辛香走窜，作用强烈，上达巅顶，通利九窍，可走表达里，散寒止痛之力颇强，凡风寒头痛、牙痛、风寒湿痹等多种疼痛病证均可配伍治疗。

4.鼻塞流涕，鼻衄，鼻渊：辛散温通，芳香透达，善散风邪，化湿浊，通鼻窍，故常用治鼻渊、鼻衄等鼻科疾病之鼻塞、流涕、头痛者，为治鼻渊、鼻衄之良药，宜与白芷、苍耳子、辛夷等通鼻窍药配伍。

5.痰饮咳喘：辛散温通，外能发散风寒，内能温肺化饮，还可治疗风寒咳喘证或寒饮咳喘证，常与散寒宣肺、温化痰饮药同用。

6.闭证：细辛辛温行散，芳香透达，吹鼻取嚏，有通关开窍醒神之功，故可用治中恶或痰厥所致卒然口噤气塞、昏不知人、面色苍白、牙关紧闭之神昏窍闭证。

【用法用量】1～3g，煎服。散剂每次服0.5～1g。外用适量。

【使用注意】

1.细辛辛香温散，故气虚多汗，阴虚阳亢头痛、阴虚燥咳或肺热咳嗽者忌用。

2.不宜与藜芦同用。

荆芥

唇形科植物荆芥Schizonepeta tenuifolia Briq.的干燥地上部分。主产于江苏、浙江、江西、河北、湖北。夏秋二季花开到顶、穗绿时采割，除去杂质，晒干，切段。生用。

【性味归经】辛，微温。归肺、肝经。

【功效】解表散风，透疹，消疮。

【主治】

1.感冒，头痛：辛散气香，辛而不烈，微温而不燥，药性缓和，入肺经，长于散风解表，既能散风寒，又能疏风热，对于外感表证，无论风寒、风热均可选用。

2.麻疹，风疹：质轻透散，祛风止痒，宣散疹毒，故常用治表邪外束，麻疹初起、疹出不畅，以及风疹瘙痒。

3.疮疡初起：能祛风解表，透散邪气，宣通壅结而达消疮之功，故可用于疮疡初起而有表证者。

【用法用量】5～10g，煎服。

【使用注意】无特殊禁忌。

香薷

唇形科植物石香薷Mosla chinensis Maxim.或江香薷Mosla chinensis 'Jiangxiangru'的干燥地上部分。前者习称"青香薷"，后者习称"江香薷"。青香薷主产于广东、广西、福建；江香薷主产于江西。夏季茎叶茂盛、花盛时择晴天采割，除去杂质，阴干。切段，生用。

【性味归经】辛，微温。归肺、胃经。

【功效】发汗解表，化湿和中。

【主治】

1.暑湿感冒，恶寒发热，头痛无汗，腹痛吐泻：辛温发散，入肺经，外能发汗解表；其气芳香，入胃经，内能化湿和中，故多用于暑天贪凉饮冷外感风寒而兼脾胃湿困，症见恶寒，发热，头痛身重，无汗，脘满纳差，苔腻，或恶心呕吐，腹泻等，故前人称"香薷乃夏月解表之药"。

2.水肿，小便不利：辛散温通，外能发汗以散肌表之水湿，又能宣肺气开启上源，通畅水道，以利尿消肿，用于水肿而有表证者。香薷发汗解表、利水消肿的作用与麻黄十分相似，故香薷又有"夏月麻黄"之称。

【用法用量】3～10g，煎服。

【使用注意】香薷辛温发汗之力较强，表虚有汗及暑热证当忌用。

生姜

姜科植物姜Zingiber officinale Rosc.的新鲜根茎。主产于四川、贵州、湖北、广东、广西。秋冬二季采挖，除去须根和泥沙。切片，生用。

【性味归经】辛，微温。归肺、脾、胃经。

【功效】解表散寒，温中止呕，化痰止咳，解鱼蟹毒。

【主治】

1.风寒感冒：味辛能散，归肺经，有解表散寒之功，但发汗解表的作用较弱，多用于治疗风寒表证之轻者，单用即可起效，或配伍配红糖、葱白煎服，或在解表方剂中作为辅助之品，与麻黄、桂枝等药同用，以增强其发汗解表之功。

2.胃寒呕吐：辛散温通，归脾、胃经，能温中散寒，可治寒邪直犯中焦或脾胃虚寒所致的胃脘冷痛、食少、呕吐者。生姜又能温胃散寒，和中降逆，生姜擅长和胃止呕，有"呕家圣药"之称，随证配伍可治疗多种原因所致呕吐，但因其性温，故对胃寒呕吐最为适合。

3.寒痰咳嗽：辛温发散，入肺经，又能温肺散寒、化痰止咳，对于肺寒咳嗽，不论有无外感风寒，或痰多痰少，皆可选用。如治疗风寒犯肺，痰多咳嗽，恶寒发热，头身疼痛者，常与麻黄、苦杏仁同用。治疗寒痰、湿痰证，咳嗽痰多，色白易咳者，常与陈皮、半夏同用。

4.鱼蟹中毒：生姜对鱼蟹等食物中毒，也有一定的解毒作用。治疗鱼蟹等食物中毒所致腹痛、吐泻者，单用即可，或与紫苏同用。此外，对生半夏、生天南星等药物毒，生姜也有一定的解毒作用。

【用法用量】3～10g，煎服。

【使用注意】生姜助火伤阴，故热盛及阴虚内热者忌服。

紫苏叶

唇形科植物紫苏Perilla frutescens（L.）Britt.的干燥叶（或带嫩枝）。主产于江苏、浙江、河北。夏季枝叶茂盛时采收。除去杂质，晒干，生用。

【性味归经】辛，温。归肺、脾经。

【功效】解表散寒，行气和胃。

【主治】

1.风寒感冒：辛散性温，发散之力较为缓和，多用于风寒表证之轻者，单用即可，重者须与其他发散风寒药合用。因其既能解表散寒，又能行气宽中，善于治疗风寒表证而兼气滞，症见胸脘满闷、恶心呕逆，可配伍香附、陈皮等药；紫苏叶又略兼化痰止咳之功，还善治风寒表证，咳喘痰多者，每与杏仁、桔梗等药同用。

2.咳嗽呕恶：味辛能行，又入脾经，长于行气宽中除胀，和胃止呕，可用于治疗中焦气机郁滞之胸脘胀满、恶心呕吐。还可用治七情郁结，痰凝气滞之梅核气证，常与半夏、厚朴、茯苓等同用。

3.妊娠呕吐：尚能理气安胎，善治妊娠气滞，恶心呕吐，不欲饮食或胎动不安，胎漏下血等，常与砂仁、陈皮等理气安胎药配伍。

4.鱼蟹中毒：紫苏叶还有解鱼蟹毒的作用。

【用法用量】5~10g，煎服；不宜久煎。

【使用注意】无特殊禁忌。

藁本

伞形科植物藁本Ligusticum sinense Oliv.或辽藁本Ligusticum jeholense Nakai et Kitag.的干燥根茎和根。藁本主产于四川、湖北、陕西。辽藁本主产于辽宁。秋季茎叶枯萎或次春出苗时采挖，除去泥沙，晒干或烘干。切厚片，生用。

【性味归经】辛，温。归膀胱经。

【功效】祛风，散寒，除湿，止痛。

【主治】

1.风寒感冒，巅顶疼痛：气味芳香，药性辛香燥烈，性味俱升，以发散足太阳膀胱经风寒湿邪见长，主入膀胱经，可上行巅顶而善止头痛，常用治外感风寒，循经上犯所致巅顶头痛，可配伍羌活、苍术、川芎等祛风湿、止痛药同用。

2.风湿痹痛：藁本善祛风寒湿邪，能入于肌肉、经络、筋骨之间，以祛除风寒湿邪，善治外感风寒湿邪所致的肢体酸痛或风湿痹证，常与羌活、防风等祛风湿药同用。

【用法用量】3~10g，煎服。

【使用注意】藁本辛温香燥，凡阴血亏虚、肝阳上亢、火热内盛之头痛者忌服。

葱白

百合科植物葱Allium fistulosum L.近根部的鳞茎。中国各地均有种植。随时可采，采挖后，切去须根及叶，剥去外膜。鲜用。

【性味归经】辛，温。归肺、胃经。

【功效】发汗解表，散寒通阳。

【主治】

1.风寒感冒：辛温不燥烈，发汗力量较弱，发散风寒作用较为缓和，多用于风寒表证，恶寒发热之轻证，单用即可。

2.阴盛格阳：辛散温通，善能透表达里，能宣通阳气，温散寒凝，可使阳气上下顺接、内外通畅，以治疗阴盛格阳证，症见厥逆脉微、面红、下利、腹痛，常与附子、干姜同用，以通阳回厥。

【用法用量】3～9g，煎服。外用适量。

【使用注意】无特殊禁忌。

第二节　发散风热药

发散风热药又叫辛凉解表药，多性凉味辛，凉可清热、辛以发表，是以发散肌表风热邪气为主要作用的药物。治疗症见发热，微恶风寒，咽干口渴，头痛目赤，苔薄黄或薄白而干，舌边尖红，脉浮数等的风热表证。

部分辛凉解表药可兼有清利头目、利咽、止痒、止咳、解毒、升阳等功效，又可用于治疗风热所致目赤肿痛、咽痛不适、风疹瘙痒、咳嗽、疮疡初起以及泄泻、内脏下垂等病证。

此类药物大多辛散轻扬，故煎煮的时间不宜长。临床常用的发散风热药有薄荷、牛蒡子、桑叶、升麻、柴胡、淡豆豉、菊花、葛根、蔓荆子、蝉蜕等。

薄荷

唇形科植物薄荷Mentha haplocalyx Briq.的干燥地上部分。主产于江苏、浙江。夏秋二季茎叶茂盛或花开至三轮时采割，晒干或阴干。切段，生用。

【性味归经】辛，凉。归肺、肝经。

【功效】疏散风热，清利头目，利咽，透疹，疏肝行气。

【主治】

1.风热感冒，风温初起：药性辛凉，气味芳香，有较强的透散发汗之力。治外感风热表证，温病初起，常与金银花、连翘、桑叶、菊花等同用，以增强发散风热的作用。

2.头痛，目赤，喉痹，咽喉肿痛，口疮：轻扬升浮，善于清利头目、咽喉，多用于风热上攻头面疾患。治头痛，常与川芎、石膏、白芷等同用，以清热止痛；治目赤多泪，常与栀子、大黄等同用，以清热泻火；治咽喉疼痛，常与桔梗、生甘草等同用，以清解咽喉热毒。

3.麻疹不透，风疹瘙痒：清宣透散，善于透疹止痒。治麻疹初起透发不畅，兼有风热表证者，常与牛蒡子、蝉蜕等同用，以发散透疹；治风疹瘙痒，常与牛蒡子、僵蚕等同用，以透疹止痒。

4.胸胁胀闷：入肝经，性善上行，能轻疏肝气，解除肝郁，肝郁气滞之轻重症均可应用，常与柴胡、白芍等同用，以疏解肝郁。

【用法用量】3~6g，煎服；后下。

【使用注意】

1.薄荷轻清升浮，含挥发性成分，不宜久煎。

2.芳香辛散，发汗耗气，体虚多汗者不宜使用。

牛蒡子

菊科植物牛蒡Arctium lappa L.的干燥成熟果实。主产于河北、吉林、辽宁、浙江。秋季果实成熟时采收果序，晒干，打下果实，除去杂质，再晒干。

【性味归经】辛、苦，寒。归肺、胃经

【功效】疏散风热，宣肺透疹，解毒利咽。

【主治】

1.风热感冒，温病初起：辛散宣透，苦寒清泄，具有发散风热的作用。治风热表证，温病初起，常与薄荷、金银花、连翘、荆芥等同用，以增强透散解表的作用。

2.咳嗽痰多：性质滑利，善于祛痰止咳。治肺热咳喘，咳痰不利，常与桔梗、瓜蒌等同用，以清热化痰、止咳平喘；治肺阴不足之咳喘，咳痰不畅，常与天冬、麦冬、苦杏仁等同用，以养阴清肺、化痰止咳。

3.咽喉肿痛：善于清解咽喉热毒，具有利咽消肿的作用。治风邪热毒上攻咽喉之咽喉肿痛，常与甘草、桔梗、连翘、玄参等同用，以解毒利咽消肿。

4.麻疹不透，风疹瘙痒：既宣发透疹又解毒透疹，多用于麻疹透发不畅。治麻疹初起、透发不畅，常与防风、薄荷、蝉蜕、连翘等同用，以宣散透疹；治热毒壅盛，疹出不畅，常与升麻、射干等同用，以解毒透疹。

5.痄腮，丹毒，痈肿疮毒：苦寒清泄，善于清热解毒消肿。治热毒疮疡、痄腮等，常与板蓝根、连翘、黄芩、赤芍等同用，以增强清热解毒消肿的作用。

【用法用量】生用或炒用，用时捣碎。6~12g，煎服。炒用可减轻苦寒之性及滑肠之能。

【使用注意】牛蒡子性寒滑利，平素气虚便溏者应忌用或慎用。

桑叶

桑科植物桑Morus alba L.的干燥叶。分布于中国南北各省，野生或栽培。初霜后采收，除去杂质，晒干。生用或蜜炙用。

【性味归经】甘、苦，寒。归肺、肝经。

【功效】疏散风热，清肺润燥，清肝明目。

【主治】

1.风热感冒，温病初起：轻清凉散，苦寒清热，善于清疏肺卫风热。治风热表证、温病初起之头痛咳嗽者，常与菊花、连翘、桔梗等同用，以疏散风热、宣肺止咳。

2.肺热燥咳：入肺经，苦泄清热，甘寒润肺，既可用于风热犯肺，肺气失宣之咳嗽，又能用于燥邪犯肺，肺失润降之干咳无痰，常与苦杏仁、沙参、贝母等同用，以润肺止咳。

3.头晕头痛，目赤昏花：入肝经，质地轻清，既清利头目，又善清肝热，平肝阳。治肝阳上亢之眩晕，常与羚羊角、钩藤、白芍等同用，以平肝阳。桑叶既苦寒清泄肝热，又甘寒益阴明目，为目疾常用药。治风热上攻、肝火上炎之目赤肿痛，常与菊花同用，以清肝明目；治肝肾亏虚、目失所养之眼目昏化，常与黑芝麻等同用，以养肝明目。

【用法用量】生用或蜜炙用。5～10g，煎服。外用煎水洗眼。肺燥咳嗽多用蜜制桑叶。

【使用注意】无特殊禁忌。

蝉蜕

蝉科昆虫黑蚱Cryptotympana pustulata Fabrcius.的若虫羽化时脱落的皮壳。主产于山东、河北、河南、江苏、浙江。夏秋二季采集，除去泥土、杂质，晒干。

【性味归经】甘，寒。归肺、肝经。

【功效】疏散风热，利咽开音，透疹，明目退翳，解痉。

【主治】

1.风热感冒：清宣疏散，性寒清热，长于疏散肺经风热。治风热表证，温病初起之风热头痛，常与牛蒡子、薄荷等药同用，以疏散风热。

2.咽痛音哑：性寒归于肺经，长于清利咽喉，并能开音，为咽疾要药。治肺经风热之咽喉肿痛，常与薄荷、牛蒡子、金银花等同用，以清利咽喉；治声音嘶哑甚至失音，常与桔梗、诃子、胖大海等同用，以利咽开音。

3.麻疹不透，风疹瘙痒：宣散透发，能透疹止痒。治麻疹初起，疹出不畅，常与麻黄、牛蒡子、升麻等同用，以宣透麻疹；治风疹皮肤瘙痒，常与荆芥、防风、苦参等同用，以祛风止痒。

4.目赤翳障：甘寒，归于肝经，既能疏散肝经风热又能明目退翳，为眼疾专药。治风热上攻或肝火上炎之目赤肿痛，常与菊花、决明子、车前子等同用，以清肝明目；治肝肾不足之目黑不明，翳膜遮睛，常与当归、青葙子、地黄等同用，以养肝明目。

5.惊风抽搐：性寒清热，归于肝经，能清肝息风止痉，可用于小儿急慢惊风和破伤风。治小儿急惊风，常与栀子、天竺黄、僵蚕等同用，以清热息风止痉；治小儿慢惊风，常与全蝎、南星等同用，以息风化痰止痉。

6.破伤风：治破伤风，常与天麻、僵蚕、全蝎等同用，以息风止痉。

7.蝉蜕还可用于小儿夜啼证的治疗。

【用法用量】生用。3～6g，煎服。或单味研末冲服。外用适量。用于止痉用量宜大，其他病证用量宜小。

【使用注意】无特殊禁忌。

升麻

毛茛科植物大三叶升麻Cimicifuga heracleifolia Kom.、兴安升麻Cimicifuga dahurica（Turcz.）Maxim.或升麻Cimicifuga foetida L.的干燥根茎。兴安升麻又称北升麻。主产于辽宁、黑龙江、河北。秋季采挖，除去泥沙，晒至须根干时，燎去或除去须根，晒干。切片，生用或蜜炙用。

【性味归经】辛、微甘，微寒。归肺、脾、胃、大肠经。

【功效】发表透疹，清热解毒，升举阳气。

【主治】

1.风热感冒，发热头痛：药味辛散发表，性寒退热，有发表退热的功能。治风热表证，温病初起，发热头痛，常与桑叶、菊花、薄荷等同用，以发散风热解表；治风寒表证，恶寒发热头痛，常与麻黄、紫苏、白芷等同用，以增强宣散解表作用。

2.麻疹不透：既辛散发表，又清热解毒透疹，常用于疹出不畅。治麻疹初起，透发不畅，常与葛根同用，以发表透疹；治热毒壅盛，疹出不畅，常与紫草、牛蒡子、大青叶等同用，以解毒透疹。

3.齿痛，口疮，咽喉肿痛，阳毒发斑：清热解毒之力较强，用于多种热毒病证的治疗，尤善治阳明经热毒病证。

4.脱肛，子宫脱垂，崩漏下血：药性升浮，归于脾胃经，能升发脾胃清阳之气，用于治疗中气下陷之内脏下垂、久泻脱肛，常与黄芪、柴胡、党参等同用，以补中益气、升阳举陷。

【用法用量】3～10g，煎服。发表透疹、清热解毒宜生用，升阳举陷宜炙用。

【使用注意】麻疹已透、阴虚阳浮以及喘满气逆者，均当忌用。

柴胡

伞形科植物柴胡Bupleurum chinense DC.和狭叶柴胡Bupleurum scorzonerifolium Willd.的干燥根。前者称北柴胡，主产于河北、河南、辽宁；后者称南柴胡，主产于湖北、江苏、四川。春秋二季采挖，除去茎叶及泥沙，干燥。切段。

【性味归经】辛、苦，微寒。归肝、胆、肺经。

【功效】疏散退热，疏肝解郁，升举阳气。

【主治】

1.感冒发热，寒热往来：辛散苦泄，性寒退热，长于发散表邪和透散少阳半表半里之邪，无论是风寒还是风热表证之发热，少阳之寒热往来，均可以柴胡为主退热。

2.胸胁胀痛，月经不调：柴胡辛行苦泄，归于肝经，性善条达而解肝郁，为治疗肝气郁结的要药。治肝气郁滞之胸胁胀痛，月经不调，常与香附、川芎、白芍等同用，以疏肝解郁、调畅气机。

3.子宫脱垂，脱肛：药性升浮，能升发清阳。治中气下陷之证，常与升麻、黄芪、党参等同用，以补中益气、升阳举陷。

【用法用量】生用或醋炙用。3~10g，煎服。疏散退热宜生用；疏肝解郁宜醋炙，升阳可生用或酒炙。

【使用注意】"柴胡劫肝阴"，阴虚阳亢，肝风内动，阴虚火旺以及气机上逆者应慎用。

淡豆豉

豆科植物大豆Glycine max（L.）Merr.的成熟种子的发酵加工品。中国各地均产。晒干。

【性味归经】苦、辛，凉。归肺、胃经。

【功效】解表，除烦，宣发郁热。

【主治】

1.感冒，寒热头痛：轻浮升散，宣散表邪，性用平和，表证无论寒热，皆可用之。治风热表证及温病初起，发热头痛，常与薄荷、金银花、连翘、牛蒡子等同用，以发散风热。治风寒表证，恶寒发热、头痛，常与葱白等同用，以发散风寒。

2.烦躁胸闷，虚烦不眠：辛散苦泄清透，能宣发郁热，除烦安眠，治外感热病，胸中烦闷，心烦不眠，常与栀子同用，以泄热除烦。

【用法用量】生用。6~12g，煎服。

【使用注意】无特殊禁忌。

菊花

菊科植物菊Chrysanthemum morifolium Ramat.的干燥头状花序。主产于浙江、安徽、河南、四川。多栽培。每年9~11月花盛开时分批采收，阴干或焙干，或熏、蒸后晒干。

【**性味归经**】甘、苦，微寒。归肺、肝经。

【**功效**】散风清热，平肝明目，清热解毒。

【**主治**】

1.风热感冒：轻清辛散，苦寒清热，善于清疏肺卫风热，并能清热解毒。治风热表证、温病初起之发热头痛者，常与桑叶、连翘、桔梗等同用，以增强发散风热、清热解毒作用。

2.头痛眩晕：性寒入肝经，功善清肝热，平肝阳。治肝阳上亢之眩晕头痛，常与石决明、钩藤、白芍等同用，以平肝阳；治肝火、肝风头痛眩晕，常与羚羊角、钩藤、桑叶等同用，以清泄肝火。

3.目赤肿痛，眼目昏花：苦寒清泄，归于肝经，功善明目，为治疗目疾要药。治肝经风热、肝火上攻之目赤肿痛，常与桑叶同用，以清肝明目；治肝肾不足、目失所养之眼目昏花，常与地黄、枸杞子等同用，以养肝明目。

4.疮痈肿毒：性味苦寒，能清热解毒。治疮痈肿毒红、肿、热、痛，既可内服，又可外用，常与金银花、生甘草同用，以加强清热解毒作用。

【**用法用量**】生用。5~10g，煎服。疏散风热宜用黄菊花，平肝、清肝明目宜用白菊花。

【**使用注意**】

1.用于日常保健不宜长期连续服用。

2.脾胃虚寒或阳虚体质的人群应慎用。

葛根

豆科植物野葛Pueraria lobata（Willd.）Ohwi的干燥根。主产于湖南、河南、浙江、四川。秋冬二季采挖。切片，晒干。生用或煨用。

【**性味归经**】甘、辛，凉。归脾、胃、肺经。

【**功效**】解肌退热，生津止渴，透疹，升阳止泻，通经活络，解酒毒。

【**主治**】

1.外感发热头痛，项背强痛：辛散透表，既能发散表邪，又善清解肌热，并能舒筋缓急，因其药性平和，故风寒、风热之表证均可用之，尤宜外邪郁滞、络脉不和之项背不舒。

2.麻疹不透：升散外达，善于透疹。治麻疹、斑疹透发不畅，常与升麻、芍药、甘草等同用以透疹。

3.口渴，消渴：味甘性凉，既善生津止渴，又能升提津液、清热除烦，善于治疗口渴。

4.热痢，泄泻：药性升浮，能升发清阳，鼓舞脾胃清阳之气上升而止泻止痢。治湿热泻痢，常与黄连、黄芩等同用，以清热燥湿止泻；治脾虚泄泻，常与人参、白术、木香、山药等同用，以健脾益气止泻。

5.眩晕头痛，胸痹心痛，中风偏瘫：味辛行散，能通经活络。治中风偏瘫，胸痹心痛，眩晕头痛，常与三七、丹参、川芎等同用，以活血化瘀通络。

6.酒毒伤中：味甘能解酒毒，治酒毒伤中之恶心呕吐、胸脘痞满，常与陈皮、白豆蔻等同用，以理气化湿解酒。

【用法用量】10～15g，煎服。解肌退热、透疹、生津、通经活络、解酒毒宜生用，升阳止泻宜煨用。

【使用注意】

1.低血糖、低血压患者忌用。

2.风湿病患者不宜久用。

蔓荆子

马鞭草科植物单叶蔓荆Vitex trifolia L.var.simplicifolia Cham.或蔓荆Vitex trifolia L.的干燥成熟果实。主产于山东、浙江、福建、江西。秋季果实成熟时采收，除去杂质，晒干。

【性味归经】辛、苦，微寒。归膀胱、肝、胃经。

【功效】疏散风热，清利头目。

【主治】

1.风热感冒头痛：蔓荆子辛散苦泄，性寒清热，轻清升浮，善于清利头目、疏散头面部风热。

2.齿龈肿痛，目赤多泪，目暗不明，头晕目眩：治风热表证，头晕头痛，常与菊花、薄荷等药同用，以疏散风热；治风邪上攻头面部之头痛、偏头痛，常与川芎、白芷等同用，以增强清利止痛作用；治风热上攻之目赤肿痛，常与菊花、白蒺藜、蝉蜕等同用，以清热明目；治中气不足、清阳不升之头晕目眩，常与黄芪、升麻等同用，以升发清阳。

【用法用量】生用或炒用。5～10g，煎服。

【使用注意】无特殊禁忌。

（隋华）

第七章　清热药

清热药是以清泄里热为主要作用，主治里热证的药物。

清热药主要用于治温热病高热烦渴、湿热泻痢、温毒发斑、痈肿疮毒及阴虚发热等里热证。

由于发病原因不一，病情发展变化的阶段不同，以及患者体质的差异，里热证有热在气分、血分之分，有实热、虚热之别。根据清热药的功效及其主治证的差异，可将其分为五类：清热泻火药，功能清气分热，主治气分实热证；清热燥湿药，性偏苦燥清泄，功能清热燥湿，主治湿热泻痢、黄疸等证；清热解毒药，功能清热解毒，主治热毒炽盛之痈肿疮疡等证；清热凉血药，主入血分，功能清血分热，主治血分实热证；清虚热药，功能清虚热、退骨蒸，主治热邪伤阴、阴虚发热。

使用清热药时，应辨明热证的虚实。实热证有气分热、营血分热及气血两燔之别，应分别予以清热泻火、清营凉血、气血两清；虚热证又有邪热伤阴，阴虚发热及肝肾阴虚，阴虚内热之异，则须清热养阴透热或滋阴凉血除蒸。若里热兼有表证，治宜先解表后清里，或配解表药同用，以达到表里双解；若里热兼积滞，宜配泻下药同用。

此类药物性多寒凉，易伤脾胃，故脾胃气虚，食少便溏者慎用。苦寒药物易化燥伤阴，热证伤阴或阴虚患者慎用。清热药禁用于阴盛格阳或真寒假热证。

第一节　清热泻火药

以清泄气分邪热为主，主要用于热病邪入气分而见高热、口渴、汗出、烦躁、甚或神昏谵语、舌红苔黄、脉洪数实的药物。性味多苦寒或甘寒，清热力较强。部分清热泻火药能清脏腑火热，因各药归经的差异，分别适用于肺热、胃热、心火、肝火等引起的脏腑火热证。此类药物性多寒凉，易伤脾胃，故脾胃气虚，食少便溏者慎用。临床常用的清热泻火药有石膏、知母、芦根、天花粉、栀子、夏枯草、决明子、淡竹叶、竹叶、鸭跖草、西瓜霜、谷精草、青葙子、密蒙花等。

石膏

硫酸盐类矿物硬石膏族石膏，主含含水硫酸钙（$CaSO_4 \cdot 2H_2O$），含量不少于95.0%。主产于湖北、甘肃、四川等地。采挖后，除去杂石及泥沙。

【性味归经】甘、辛，大寒。归肺、胃经。

【功效】清热泻火，除烦止渴。

【主治】

1.外感热病，高热烦渴：石膏味甘、辛，性大寒，辛能解肌，甘能缓热，大寒而兼辛甘则能除大热，热除则津液复而烦渴止。故石膏有清热泻火，除烦止渴之功。归肺、胃经，尤善清泻肺胃二经气分实热，为治疗外感热病，高热烦渴的代表药。适用于温热病，邪在气分，壮热、烦渴、汗出、脉洪大等实热证。若配伍清热凉血药同用，亦可用治温邪渐入血分，气血两燔而发斑疹者。

2.肺热喘咳：石膏大寒，入肺经，善清肺经实热，可用于邪热壅肺所致的气急喘促，咳嗽痰稠，发热口渴等症。

3.胃火亢盛，头痛，牙痛：入阳明胃经，又善清泻胃火，常用于胃火上炎引起的头痛、牙龈肿痛等症。

【用法用量】15~60g，研细生用。煎服；先煎。

【使用注意】脾胃虚寒及阴虚内热者忌用。

知母

百合科植物知母Anemarrhena asphodeloides Bge.的干燥根茎。主产于河北、山西、山东等地。春秋二季采挖，除去须根和泥沙，晒干，习称"毛知母"；或除去外皮，晒干。切片入药，生用或盐水炙用。

【性味归经】苦、甘，寒。归肺、胃、肾经。

【功效】清热泻火，滋阴润燥。

【主治】

1.外感热病，高热烦渴：苦甘性寒，苦寒泄降能清热泻火除烦，甘寒质润能滋阴润燥止渴，尤善清肺胃气分实热，故为外感热病，高热烦渴的常用药。

2.肺热燥咳，骨蒸潮热：《本草纲目》中说知母"上则清肺金而泻火""下则润肾燥而滋阴"，故其苦寒泻火，甘寒滋阴之性，入肺经，有清肺热，润肺燥之功，可用于肺热咳嗽、痰黄黏稠，或阴虚燥咳、干咳少痰者。入肾经，能泻肾火，滋肾阴，退骨蒸。《本草通玄》谓其"泻有余之肾火"，有泻火存阴之妙用，可用于肾阴不足，阴虚火旺所致的骨蒸潮热、心烦、盗汗等症。

3.内热消渴：《神农本草经》言其"主消渴"，知母甘寒质润，入肺、胃、肾经，能泻肺火，滋肺阴，泻胃火，滋胃阴，泻肾火，滋肾阴，功善滋阴润燥，生津止渴，故又为治疗内热消渴之佳品。

4.肠燥便秘：甘寒质润，有润肠通便之效，尚可用于肠燥便秘。

【用法用量】6~12g，煎服。生用或盐水炙用。

【使用注意】知母性寒质润，有滑肠之弊，脾虚便溏者不宜用。

芦根

禾本科植物芦苇Phragmites communis Trin.的新鲜或干燥根茎。中国各地均有分布。全年均可采挖，除去芽、须根及膜状叶，鲜用或晒干。

【性味归经】甘，寒。归肺、胃经。

【功效】清热泻火，生津止渴，除烦，止呕，利尿。

【主治】

1.热病烦渴：《本草经疏》中说芦根"甘能益胃和中，寒能除热降火，热解胃和，则津液流通而渴止矣。"故芦根味甘性寒，善清透肺胃气分实热，并能生津止渴，除烦，故常用于热病伤津，烦热口渴者。

2.肺热咳嗽，肺痈吐脓：芦根甘寒入肺经，善清透肺热，祛痰排脓，故可用于肺热咳嗽，咳痰黄稠及肺痈咯吐脓血。

3.胃热呕哕：甘寒入胃经，能清泄胃热而降逆止呕，故可用治胃热呕哕。

4.热淋涩痛：芦根清热利尿而通淋，可用治小便短赤、热淋涩痛。

【用法用量】15~30g，煎服；鲜品用量加倍，或捣汁用。

【使用注意】脾胃虚寒者忌服。

天花粉

葫芦科植物栝楼Trichosanthes kirilowii Maxim.或双边栝楼Trichosanthes rosthornii Harms的干燥根。中国南北各地均产，以河南安阳一带产者质量较好。秋冬二季采挖，洗净，除去外皮，切段或纵剖成瓣，干燥。

【性味归经】甘、微苦，微寒。归肺、胃经。

【功效】清热泻火，生津止渴，消肿排脓。

【主治】

1.热病烦渴，内热消渴：甘而微寒，入胃经，善清胃热而养胃阴，有清热生津、除烦止渴之功，故可用于热病伤津，口燥烦渴，以及阴虚内热，消渴多饮。

2.肺热燥咳：入肺经，善清肺热而润肺燥，可用于燥热伤肺，干咳少痰，痰中带血等肺热燥咳证。

3.疮疡肿毒：苦寒清热，既能清热泻火而解毒，又能消肿排脓以疗疮，故可用于疮疡初起，热毒炽盛者，脓未成者可使消散，脓已成者可溃疮排脓。

【用法用量】10~15g，煎服。

【使用注意】

1.孕妇慎用。

2.不宜与川乌、制川乌、草乌、制草乌、附子同用。

竹叶

禾本科植物淡竹Phyllostachys nigra（Lodd.）Munro var.henonis（Mitf.）Stapf ex Rendle的叶。产于长江流域各省。随时可采，宜用鲜品。

【性味归经】甘、辛、淡，寒。归心、胃、小肠经。

【功效】清热泻火，除烦，生津，利尿。

【主治】

1.热病烦渴：竹叶味甘而寒，主入心经，长于清心泻火以除烦，并能清胃生津以止渴，故可用治热病伤津，烦热口渴。

2.口疮尿赤：竹叶上能清心火，下能利小便，故上可治心火上炎的口舌生疮，下可疗心热下移小肠的小便短赤涩痛。

【用法用量】6~15g，煎服；鲜品15~30g。

【使用注意】阴虚火旺，骨蒸潮热者忌用。

淡竹叶

禾本科植物淡竹叶Lophatherum gracile Brongn.的干燥茎叶。主产于长江流域至华南各地。夏季未抽花穗前采割，晒干。切段生用。

【性味归经】甘、淡，寒。归心、胃、小肠经。

【功效】清热泻火，除烦止渴，利尿通淋。

【主治】

1.热病烦渴：味甘而寒，《本草纲目》谓其"去烦热，利小便，清心"。《握灵本草》载其"去胃热"。故淡竹叶入心经能清心火以除烦，入胃经又能泻胃火以止渴，可用于热病伤津，心烦口渴。

2.小便短赤涩痛，口舌生疮：甘淡渗湿利尿，性寒清心、胃实火，故可用治心火炽盛，移热小肠所致的小便短赤涩痛，以及心、胃火盛所致的口舌生疮。

【用法用量】6~10g，煎服。

【使用注意】阴虚火旺，骨蒸潮热者忌用。

鸭跖草

鸭跖草科植物鸭跖草Commelina communis L.的干燥地上部分。中国各地均产。夏秋二季采收，晒干。切段。

【性味归经】甘、淡，寒。归肺、胃、小肠经。

【功效】清热泻火，解毒，利水消肿。

【主治】

1.感冒发热，热病烦渴：性寒清热，清热泻火力强，既可用于风热感冒初起，又可用于热入气分，高热烦渴。

2.咽喉肿痛，痈肿疔毒：《本草纲目》载其"消喉痹"，鸭跖草有良好的清热泻火、解毒利咽之功，可用于热毒所致的咽喉肿痛、痈肿疔毒。

3.热淋涩痛，水肿尿少：鸭跖草甘淡渗利，性寒清热之性，既能渗湿利水以消肿，又能清泄湿热以通淋，故又可用于水肿尿少及膀胱湿热，小便淋沥涩痛。

【用法用量】15～30g，煎服。外用适量。

【使用注意】无特殊禁忌。

栀子

茜草科植物栀子Gardenia jasminoides Ellis的干燥成熟果实。产于长江以南各省。9～11月果实成熟呈红黄色时采收，除去果梗和杂质，蒸至上气或置沸水中略烫，取出，干燥。生用、炒焦或炒炭用。

【性味归经】苦，寒。归心、肺、三焦经。

【功效】泻火除烦，清热利湿，凉血解毒；外用消肿止痛。

【主治】

1.热病心烦：苦寒清降，善清泻三焦火邪、泻心火而除烦，为治热病心烦、躁扰不宁之要药，故可用于温热病，邪热客心，心烦郁闷，躁扰不宁等症。

2.湿热黄疸，淋证涩痛：苦能燥湿，寒能清热，善清利三焦湿热，既能清肝胆湿热而退黄疸，又能清膀胱湿热而利小便，故可用于肝胆湿热郁蒸所致的黄疸，以及热结膀胱所致的小便淋沥涩痛。

3.血热吐衄，目赤肿痛，火毒疮疡：苦寒，主降泄，又有清热泻火，凉血解毒之功，可用于血热吐衄，目赤肿痛，火毒疮疡。

4.外治扭挫伤痛：外用有清热消肿止痛之功，故可用于扭挫伤痛。

【用法用量】6～10g，煎服。外用生品适量，研末调敷。

【使用注意】栀子苦寒伤胃，脾虚便溏者不宜用。

夏枯草

唇形科植物夏枯草Prunella vulgaris L.的干燥果穗。主产于江苏、浙江、安徽、河南等地。夏季果穗呈棕红色时采收，除去杂质，晒干。生用。

【性味归经】辛、苦，寒。归肝、胆经。

【功效】清肝泻火，明目，散结消肿。

【主治】

1.目赤肿痛，目珠夜痛，头痛眩晕：苦寒降泄，主入肝经，故夏枯草长于清泻肝火以明目，可用于肝火上炎，目赤肿痛，头痛眩晕。肝火得清，则阴血上荣于目，故夏枯草又常与养肝血药配伍，用于肝阴不足，目珠疼痛，至夜尤甚。

2.瘰疬，瘿瘤，乳痈，乳癖，乳房胀痛：辛以散结，苦以泄热，有良好的清肝泻火，散结消肿之功，故夏枯草适用于肝郁化火，痰火凝聚所致的瘰疬、瘿瘤、乳痈、乳癖、乳房胀痛。

【用法用量】 9~15g，煎服。

【使用注意】 脾胃虚弱者慎用。

决明子

豆科植物决明Cassia obtusifolia L.或小决明Cassia tora L.的干燥成熟种子。主产于安徽、广西、四川等地。秋季采收成熟果实，晒干，打下种子，除去杂质。

【性味归经】 甘、苦、咸，微寒。归肝、大肠经。

【功效】 清热明目，润肠通便。

【主治】

1.目赤涩痛，羞明多泪，目暗不明，头痛眩晕：苦寒清热，甘咸益阴，既能清泄肝火，又兼益肝阴，为明目佳品，无论虚实目疾，均可应用。《神农本草经》载其"治青盲，目淫肤赤白膜，眼赤痛，泪出"，故常用于风热上攻所致的目赤涩痛，羞明多泪；肝肾阴亏所致的目暗不明，视物昏花，以及肝火上扰所致的目赤肿痛，头痛眩晕。

2.大便秘结：味苦通泄，质润滑利，入大肠经，善能降泄壅滞以通腑道，滑利软坚而润肠燥，又可用于内热肠燥或津亏肠燥，大便秘结。

【用法用量】 9~15g，煎服。

【使用注意】 气虚便溏者不宜用。

密蒙花

马钱科植物密蒙花Buddleja officinalis Maxim.的干燥花蕾和花序。主产于湖北、四川、陕西等地。春季花未开放时采收，除去杂质，干燥。生用。

【性味归经】 甘，微寒。归肝经。

【功效】 清热泻火，养肝明目，退翳。

【主治】

1.目赤肿痛，多泪羞明，目生翳膜，肝虚目暗，视物昏花。密蒙花甘寒质润，主入肝经，能清肝火、润肝燥而明目退翳，《开宝本草》载其"主青盲肤翳，赤涩多眵泪，消目中赤脉"，故常用治肝火上炎所致的目赤肿痛，羞明多泪，目生翳障等症，以及肝虚有热，目睛失养之目暗，视物昏花者。

【用法用量】3 ~ 9g，煎服。

【使用注意】无特殊禁忌。

青葙子

苋科植物青葙Celosia argentea L.的干燥成熟种子。产于中国中部及南部各省。秋季果实成熟时采割植株或摘取果穗，晒干，收集种子，除去杂质。生用。以色黑光亮，饱满者为佳。

【性味归经】苦，微寒。归肝经。

【功效】清肝泻火，明目退翳。

【主治】

1.肝热目赤，目生翳膜，视物昏花：苦寒沉降，入肝经，功专清泄肝经实火，明目退翳，故可用于肝火上炎引起的目赤肿痛、目生翳膜、视物昏花。

2.肝火眩晕：苦寒降泄，能清肝火，抑肝阳，《本草正义》载"其子苦寒滑利，善涤郁热，故目科风热肝火诸症统以治之"，又可用于肝阳化火所致的头痛眩晕，烦躁不寐。

【用法用量】9 ~ 15g，煎服。

【使用注意】青葙子有扩散瞳孔作用，青光眼患者禁用。

谷精草

谷精草科植物谷精草Eriocaulon buergerianum Koern.的干燥带花茎的头状花序。主产于浙江、江苏、安徽等地。秋季采收，将花序连同花茎拔出，晒干。

【性味归经】辛、甘，平。归肝、肺经。

【功效】疏散风热，明目退翳。

【主治】

1.风热目赤，肿痛羞明，眼生翳膜：辛能发散，入肝经，有疏散风热，明目退翳之功，常用治肝经风热所致目赤肿痛，羞明多泪，眼生翳膜。

2.风热头痛：《本草正义》记载："谷精草，其质轻清，故专行上焦，直达巅顶，能疏散头部风热，治目疾头风。"谷精草轻浮升散，善于疏散头面风热，故可用治风热头痛。

【用法用量】5 ~ 10g，煎服。

【使用注意】阴虚血亏之眼疾者不宜用。

西瓜霜

葫芦科植物西瓜Citrullus lanatus（Thunb.）Matsumu.et Nakai的成熟新鲜果实与皮硝经加工制成。中国各地均产。以色白、呈结晶性粉末者为佳。

【性味归经】咸、寒。归肺、胃、大肠经。

【功效】清热泻火，消肿止痛。

【主治】

咽喉肿痛，喉痹，口疮：西瓜霜性寒清热，功善清泄肺、胃、大肠之热，而有清热泻火，消肿止痛之功，《疡医大全》载其"治咽喉口齿，双蛾喉痹"，故为临床治疗咽喉肿痛、喉痹、口疮之佳品。

【用法用量】0.5～1.5g，煎服。外用适量，研末吹敷患处。

【使用注意】虚寒患者忌用。

第二节　清热燥湿药

清热燥湿药多味苦性寒，苦能燥湿，寒能清热，是以清热燥湿为主要作用的药物。主治湿热证，证见湿温或暑温的身热不扬、胸膈痞闷、小便短赤；湿热蕴结脾胃所致的恶心、呕吐、痞满；肝胆湿热引起的黄疸、耳肿流脓、胁肋疼痛；湿热蕴结膀胱的热淋涩痛，或湿热滞于大肠的泻痢里急后重；湿热下注的带下腥臭；湿热浸淫肌肤的湿疹、湿疮；湿热流注关节的关节红肿疼痛等。此类药物苦寒伐胃，性燥伤阴，凡脾胃虚寒或津伤阴亏者当慎用，必要时可与健脾益胃或养阴生津药同用。

临床常用的清热燥湿药有黄连、黄芩、黄柏、龙胆、白鲜皮、苦参、水飞蓟、三颗针、秦皮等。

黄连

毛茛科植物黄连Coptis chinensis Franch.、三角叶黄连Coptis deltoidea C.Y.Cheng et Hsiao或云连Coptis teeta Wall.的干燥根茎。主产于四川、云南、湖北等地。秋季采挖，除去须根及泥沙，干燥。生用或清炒、姜汁炙、酒炙、吴茱萸水炙用。

【性味归经】苦，寒。归心、脾、胃、胆、大肠经。

【功效】清热燥湿，泻火解毒。

【主治】

1.湿热痞满，呕吐吞酸：大苦大寒清热燥湿，清热泻火之力甚强，善清泻胃火及中焦脾胃湿热，治湿热阻滞中焦，气机不畅所致脘腹痞闷、恶心呕吐，常与半夏、黄芩等止呕药同用。

2.湿热泻痢：善清脾胃大肠湿热，为治泻痢良药。治湿热泻痢，腹痛里急后重，常与木香等行气止痛药同用。

3.心烦不寐，高热神昏：泻火解毒，尤善清泻心经实火，为治心热烦躁失眠之良药。治高热神昏，常与石膏、知母、牡丹皮等清热泻火除烦药同用；治热盛伤阴，心烦不寐，常与黄芩、白芍、阿胶等补养阴血药同用。

4.血热吐衄：治血热妄行之吐血、衄血，常与大黄、黄芩等泻火凉血药同用。

5.痈肿疔疮，目赤牙痛：能泻火解毒、疗疮，为治热毒疮痈之佳品，治痈肿疔毒，常与黄芩、黄柏、栀子等清热泻火解毒药同用；治胃火上攻，牙龈肿痛，常与升麻、牡丹皮、生地黄等药同用。

6.消渴：苦寒善清胃火，治胃火炽盛，消谷善饥之消渴证，常与麦冬、生地黄等养阴清热，生津止渴药同用。

7.外治湿疹、湿疮、耳道流脓：清热燥湿，泻火解毒，治皮肤湿疹、湿疮，可单用熬制软膏外敷；治耳道流脓，可单用浸汁外涂。

【用法用量】2～10g，煎服。外用适量。生用清热燥湿，泻火解毒；炒用降低寒凉之性；姜汁炙清胃止呕；酒炒清上焦火；吴茱萸煎汁拌炒降逆止呕。

【使用注意】

1.黄连大苦大寒，过服久服易伤脾胃，脾胃虚寒者忌用。

2.苦燥易伤阴津，阴虚津伤者慎用。

黄芩

唇形科植物黄芩Scutellaria baicalensis Geoqgi的干燥根。主产于河北、山西、河南、陕西、内蒙古等地。春秋二季采挖，除去须根及泥沙，晒干，晒后撞去粗皮。生用或酒炙、炒用。

【性味归经】苦，寒。归肺、胆、脾、胃、大肠、小肠经。

【功效】清热燥湿，泻火解毒，凉血，安胎。

【主治】

1.湿温，暑湿，胸闷呕恶，湿热痞满，黄疸，泻痢：性苦寒，能清热燥湿，善清肺胃胆及大肠湿热，尤长于清中上焦湿热，治湿温、暑湿证，常与滑石、白豆蔻等解暑化湿药配伍，以增强解暑化湿作用；治湿热阻遏气机而致胸闷恶心呕吐、身热不扬、舌苔黄腻者，常与黄连、半夏等清热止呕药同用，以清热燥湿，降逆止呕；治大肠湿热之泄泻、痢疾，常与黄连、葛根等清热燥湿、止痢药同用；治湿热黄疸，常与茵陈、栀子等利湿退黄药同用。

2.肺热咳嗽：主入肺经，善清泻肺火及上焦湿热。治肺热咳嗽，单用即有效，常与瓜蒌、胆南星等清热化痰药同用。

3.高热烦渴：苦寒清热泻火力强，治外感热病，邪郁于内高热烦渴，常与栀子、大黄等清热泻火药同用；治邪在少阳，寒热往来，常与柴胡等和解少阳药同用。

4.血热吐衄：能清热泻火，凉血止血，治火毒炽盛破血妄行之血热吐衄，常与大黄等凉血止血药同用。

5.痈疮肿毒：能清热泻火解毒，治火毒炽盛之痈疮肿毒，常与黄连、黄柏、栀子等泻火解毒药同用。

6.胎动不安：能清热安胎，治血热胎动不安，常与白术等安胎药同用。

【用法用量】3～10g，煎服。清热多生用，安胎多炒用，清上焦热可酒炙用，止血可炒炭用。

【使用注意】黄芩苦寒伤胃，脾胃虚弱，食少便溏者慎用。

黄柏

芸香科植物黄皮树Phellodendron chinense Schneid.的干燥树皮。习称"川黄柏"。主产于四川、云南、贵州、湖北等地。清明之后剥取树皮，除去粗皮、晒干压平，润透切片或切丝。生用或盐水炒用、炒炭用。

【性味归经】苦，寒。归肾、膀胱经。

【功效】清热燥湿，泻火解毒，除骨蒸。

【主治】

1.湿热带下，热淋涩痛：苦寒沉降，长于清泻下焦湿热，治湿热下注之带下黄稠，常与山药、芡实、车前子等燥湿止带中药同用；治湿热下注膀胱，小便短赤热痛，常与木通、滑石等利尿通淋药同用；治湿热下注所致足膝肿痛，常与牛膝、苍术等药同用。

2.湿热泻痢，黄疸：善清大肠湿热，治湿热泻痢腹痛，常与白头翁、黄连、秦皮等清热解毒，凉血止痢药同用，以增强凉血止痢作用；治湿热黄疸，常与栀子等同用。

3.足膝肿痛，骨蒸痨热，盗汗，遗精：主入肾经而善泻相火，退骨蒸，治阴虚火旺，潮热盗汗、腰酸遗精，常与知母等退虚热药同用，以增强退虚热，除骨蒸作用。

4.疮疡肿毒，湿疹瘙痒：能清热燥湿，泻火解毒，治疮疡肿毒，常与黄连、栀子等清热解毒药同用；治湿疹瘙痒，可单用黄柏研细末，调敷患处，或与苦参、白鲜皮等燥湿止痒药同用。

【用法用量】3～12g，煎服。外用适量。清热燥湿、泻火生用，退虚热盐水炙用。

【使用注意】黄柏苦寒伤胃，脾胃虚寒者慎用。

龙胆

龙胆科植物条叶龙胆Gentiana manshurica Kitag.、龙胆Gentiana scabra Bge.、三花龙胆Gentiana triflora pall.或坚龙胆Gentiana rigescens Franch.的干燥根及根茎。我国各地均有分布，以东北产量最大。春秋二季采挖，洗净，晒干。生用。

【性味归经】苦，寒。归肝、胆经。

【功效】清热燥湿，泻肝胆火。

【主治】

1.湿热黄疸，阴肿阴痒，带下，湿疹瘙痒：性苦寒，能清热燥湿，善清下焦湿热，治湿热黄疸，常与茵陈、栀子等利湿退黄药同用；治湿热下注，阴肿阴痒，带下黄稠，及阴囊肿痛，湿疹瘙痒，常与黄柏、苦参、蛇床子等燥湿止带药同用。

2.肝火头痛，目赤，胁痛口苦：苦寒清泄，善泻肝胆火，治肝火头痛，目赤，胁痛口苦，常与柴胡、栀子、黄芩等清热泻火药同用。

3.惊风抽搐：清肝胆实火，治肝经热盛，热极生风所致高热惊风抽搐，常与牛黄、青黛、黄连等清热息风药同用。

【用法用量】3~6g，煎服。

【使用注意】脾胃虚弱者不宜用，阴虚津伤者慎用。

苦参

豆科植物苦参Sophora flavescens Ait.的干燥根。中国各地均产。春秋二季采挖，除去根头及小须根，洗净，干燥。生用。

【性味归经】苦，寒。归心、肝、胃、大肠、膀胱经。

【功效】清热燥湿，杀虫，利尿。

【主治】

1.湿热泻痢，便血，黄疸：苦寒，入胃、大肠经，功能清热燥湿，治胃肠湿热所致泄泻、痢疾，可单用制丸内服；治血痢不止，常与木香、甘草等同用；治血热便血、痔漏出血，可与生地黄等清热凉血止血药同用；治湿热黄疸，常与茵陈、栀子、龙胆配伍，以增强清热利湿退黄作用。

2.赤白带下，阴肿阴痒，湿疹，湿疮：既能清热燥湿，又能杀虫止痒，治湿热带下、阴肿阴痒，常与蛇床子、黄柏等同用；治湿疹、湿疮，单用煎水外洗有效，或配黄柏、蛇床子煎水外洗；治皮肤瘙痒，常与荆芥、防风等祛风止痒药同用。

3.小便不利：既能清热，又能利尿，治湿热蕴结之小便不利、灼热涩痛，常与石韦、车前子、栀子等同用。

【用法用量】5~10g，煎服。外用适量。

【使用注意】

1.脾胃虚寒者忌用。

2.反藜芦。

秦皮

木樨科植物苦枥白蜡树Fraxinus rhynchophylla Hance、白蜡树Fraxinus chinensis Roxb.、尖叶白蜡树Fraxinus szaboana Lingelsh.或宿柱白蜡树Fraxinus stylosa Lingelsh.的干燥枝皮或干皮。产于吉林、辽宁、河南等地。春秋二季剥取，晒干。生用。

【性味归经】苦，涩、寒。归肝、胆、大肠经。

【功效】清热燥湿，收涩止痢，止带，明目。

【主治】

1.湿热泻痢，赤白带下，阴痒：苦寒收涩，入大肠经，功能清热燥湿，收涩止痢，止带，治湿热痢疾，里急后重，常与白头翁、黄连、黄柏等清热燥湿，凉血止痢药同用；治湿热下注之带下，可与椿皮、黄柏等药同用。

2.目赤肿痛，目生翳膜：清热之中，能泻肝火，明目退翳，治肝经郁火所致目赤肿痛，目生翳膜，可单用煎水洗眼，或与决明子、菊花等清肝明目药同用。

【用法用量】3~9g，煎服。外用适量，研末敷患处。

【使用注意】脾胃虚寒者忌用。

白鲜皮

芸香科植物白鲜Dictamnus dasycarpus Turcz.的干燥根皮。主产于辽宁、河北、四川、江苏等地。春秋二季采挖，除去泥沙及粗皮，剥取根皮，晒干。生用。

【性味归经】苦，寒。归脾、胃、膀胱经。

【功效】清热燥湿，祛风解毒。

【主治】

1.湿热疮毒，黄水淋漓，湿疹，风疹，疥癣：性苦寒，能清热燥湿，泻火解毒，祛风止痒，治湿热疮毒、肌肤溃烂、黄水淋漓，常与苍术、苦参、连翘等泻火解毒、燥湿药同用；治湿疹、风疹、疥癣，常与苦参、防风、地肤子等祛风止痒药同用。

2.湿热黄疸：善能清热燥湿，治湿热黄疸、尿赤，常与茵陈等利湿退黄药同用。

3.风湿热痹：功能祛风通痹，治风湿热痹，关节红肿热痛，常与苍术、黄柏、薏苡仁等清热利湿药同用。

【用法用量】煎服，5~15g。外用适量，煎汤洗或研粉外敷。

【使用注意】脾胃虚寒者慎用。

三颗针

小檗科植物豪猪刺Berberis soulieana Schneid.小黄连刺Berberis wilsonae Hemsl.细叶小檗Berberis poiretii Schneid.匙叶小檗Berberis vernae Schneid.等同属数种植物的干燥根。产于西北及西南各省。春秋二季采挖，剥去外层粗皮，晒干。生用。

【性味归经】苦，寒。有毒。归肝、胃、大肠经。

【功效】清热燥湿，泻火解毒。

【主治】

1.湿热泻痢，黄疸，湿疹：性苦寒，能清热燥湿，入胃、大肠经，治湿热泻痢，单用有效，或与马齿苋、秦皮等清热燥湿，止痢药同用。治湿热黄疸，常与茵陈、金钱草等利湿退黄药同用；治湿疹，可单用研末外撒。

2.痈疮肿毒，咽喉肿痛，目赤肿痛：能泻火解毒，治痈疮肿毒，咽喉肿痛，常与金银花、野菊花、连翘等清热解毒药同用，以增强解毒，利咽消肿作用；治目赤肿痛，常与龙胆草、车前子、栀子等清肝明目药同用。

【用法用量】9~15g，煎服。

【使用注意】无特殊禁忌。

第三节 清热解毒药

清热解毒药多味苦性寒，苦能清泄，寒可清热，而清热之中更长于解毒，以清解火热毒邪为主要作用的药物。主治热毒所致诸证，如痈肿疮毒、丹毒、瘟毒发斑、痄腮、咽喉肿痛、热毒下痢、蛇虫咬伤、癥积肿毒以及水火烫伤等。部分药物兼有泻火、凉血之功，亦可用于温热病气氛实热证及血分实热证。此类药物多为苦寒之品，易伤脾胃，故应中病即止，不可过服。

临床常用的清热解毒药有金银花、连翘、板蓝根、土茯苓、山慈菇、马齿苋、马勃、山豆根、半边莲、半枝莲、四季青、白头翁、白蔹、苦地丁、败酱草、忍冬藤、青黛、鱼腥草、穿心莲、重楼、鸦胆子、射干、绿豆、野菊花、紫花地丁、大青叶、蒲公英、漏芦、熊胆、白毛夏枯草等。

金银花

忍冬科植物忍冬Lonicera japonica Thund.的干燥花蕾或带初开的花。主产于河南、山东。夏初花开放前采摘，阴干。生用，炒用或制成露剂使用。

【性味归经】甘，寒。归肺、心、胃经。

【功效】清热解毒，疏散风热。

【主治】

1.痈肿疔疮，喉痹，丹毒：性寒味甘，长于清气分热邪、透营达气、解火毒、消痈肿，清热解毒作用较佳，且味甘不伤脾胃，为治一切痈肿疔疮阳证之要药。治热毒疮痈，不论是红肿期还是成脓期，不论内痈、外痈均可使用。治痈疮初起，红肿热痛者，可促进消散，疮疡成脓后可促进溃破。单用即效，内服外敷均可，若与蒲公英、当归等清热解毒、活血散结的药物同用，效果更好。金银花既能清热解毒，又能疏散风热，且味甘气香，质轻上行，治咽喉肿痛，热毒内盛或风热外袭者均宜选用。

2.热毒血痢：甘寒气香，能清热解毒、消壅滞、凉血、止泻痢，故常用治热毒痢疾，便下脓血，单用浓煎口服即可奏效；亦可与黄芩、黄连、白头翁等清热燥湿、凉血止痢之品同用，以增强止痢效果。

3.风热感冒，温病发热：的气味芳香，具有清宣疏散之性，既善清肺经之邪以疏风透热，又能泄心肺胃之热以清热解毒，是治疗外感风热，温病初起的常用药，也可用于外感温病的各个阶段。治疗外感风热或温病初起，本品甘寒，芳香疏散，善散肺经热邪，透热达表，常与连翘相须为用，并配伍发散风热之品；治温热病热入气分，与石膏等清热泻火之品配用；治热入营血，舌绛神昏，心烦少寐，本品善清心、胃热毒，有透营转气之功，常与生地等清热凉血之品同用。

4.暑热烦渴：本品经蒸馏制成金银花露，有清热解暑作用，用于治疗暑热烦渴及小儿热疮、痱子等。

【用法用量】6~15g，煎服。凉血止痢炒用，露剂用于清热解暑，其余生用。

【使用注意】脾胃虚寒及气虚疮疡脓清者忌用。

连翘

木犀科植物连翘Forsythia suspensa（Thunb.）Vahl的干燥果实。主产于山西、河南、陕西、湖北、山东。秋季果实初熟尚带绿色时采收，除去杂质，蒸熟，晒干，习称青翘；果实熟透时采收，晒干，除去杂质，习称老翘或黄翘。青翘采得后即蒸熟晒干，筛取籽实作连翘心，生用。

【性味归经】苦，微寒，归肺、心、小肠经。

【功效】清热解毒，消肿散结，疏散风热。

【主治】

1.痈疽，乳痈，丹毒，风热感冒，温病初起，温热入营，高热烦渴，神昏发斑：连翘味苦性寒，主入心经，清热解毒，消肿散结为见长，有"疮家圣药"之称。能清心热，泻心火，拔毒外出，散一切血结气聚，调达气血，消散痈肿结聚。与金银花、蒲公英、野菊花等解毒消肿之品同用，治痈肿疮毒，以消散痈肿。与穿山甲、皂角刺等活血透脓之品配伍，治疮痈红肿未溃，以促其破溃；若疮疡脓出、红肿溃烂，常与牡丹皮、天花粉同用。

2.热淋涩痛：苦寒通降，兼有清心利尿之功，多与车前子、白茅根、竹叶、木通等药配伍，治疗湿热壅滞所致之小便不利或淋沥涩痛。

3瘰疬：用其解毒散结，治痰火郁结，瘰疬痰核，常与夏枯草、浙贝母、玄参、牡蛎等同用，共奏清肝散结，化痰消肿之效。

【用法用量】6～15g，煎服。

【使用注意】

1.脾胃虚寒及气虚脓清者不宜用。

2.入药以青翘为佳，清心热，去心火用连翘心。

蒲公英

菊科植物蒲公英Taraxacum mongolicum Hand.– Mazz.、碱地蒲公英Taraxacum sinicum Kitag或同属数种植物的干燥全草。中国各地均有分布。春至秋季花初开时采挖，除去杂质，洗净，晒干。生用。

【性味归经】苦、甘、寒。归肝、胃经。

【功效】清热解毒，消肿散结，利尿通淋。

【主治】

1.疗疮肿毒，乳痈，瘰疬，咽痛，肺痈，肠痈：苦寒清热降泄，主入肝、胃，不仅有清热解毒、消痈散结之良效，凡治热毒壅盛所致之疮痈肿毒，不论内痈外痈，每恃为要药，又兼能疏郁通乳，故尤为治乳痈之佳品。常用治痈肿疗毒、乳痈肿痛、瘰疬、肠痈腹痛、肺痈吐脓、咽喉肿痛等。

2.湿热黄疸，热淋涩痛：普工因苦寒下泄通利，为通淋妙品，有清热利湿、利尿通淋之效，常用治湿热黄疸、热淋涩痛等。

3.目赤：蒲公英具有清肝明目的作用，可用治肝火上炎，目赤肿痛。

【用法用量】10～15g，煎服。外用鲜品适量，捣敷或煎汤熏洗患处。

【使用注意】用量过大，可致缓泻。

紫花地丁

堇菜科植物紫花地丁Viola yedoensis Makino的干燥全草。产于中国长江下游至南部各省。春秋二季采收，除去杂质，洗净，切碎，晒干。生用。

【性味归经】苦、辛，寒。归心、肝经。

【功效】清热解毒，凉血消肿。

【主治】

1.疔疮肿毒，痈疽发背，丹毒：苦泄辛散，寒以清热，入心肝血分，功能清热解毒、凉血消痈散肿，故为治痈肿疔毒通用之品，尤为治疔毒之要药，常治血热壅滞所致的疔疮肿毒，痈疽发背，丹毒等证。

2.毒蛇咬伤：能解蛇毒，可用于毒蛇咬伤。

【用法用量】15～30g，煎服。外用鲜品适量，捣烂敷患处。

【使用注意】体质虚寒者忌服。

板蓝根

十字花科植物菘蓝Isatis indigotica Fort.的干燥根。习称北板蓝根。主产于江苏、河北。秋季采挖，除去泥沙，晒干。切厚片，生用。

【性味归经】苦，寒。归心、胃经。

【功效】清热解毒，凉血利咽。

【主治】

1.温疫时毒，发热咽痛：性寒味苦，入心、胃经，苦能泄降，寒能清热，善于清解湿热火毒，以解毒利咽散结见长。外感发热，温病初起，咽喉肿痛。用治外感风热或温病初起，发热头痛咽痛，可单味使用，或与金银花、荆芥等疏散风热药同用；若风热上攻，咽喉肿痛，常与玄参、马勃、牛蒡子等同用。

2.温毒发斑，痄腮，烂喉丹痧，大头瘟疫，丹毒，痈肿：苦寒，有清热解毒，凉血消肿之功，主治多种瘟疫热毒之证如温毒发斑，痄腮，烂喉丹痧，大头瘟疫，丹毒，痈肿。用治时行温病，温毒发斑，舌绛紫暗者，常与生地、紫草、黄芩清热解毒凉血之品同用；若用治丹毒、痄腮、大头瘟疫，头面红肿，咽喉不利者，常配伍玄参、连翘、牛蒡子等清热解毒消肿之品同用。

【用法用量】9～15g，煎服。

【使用注意】体虚而无实火热毒者忌服，脾胃虚寒者慎用。

大青叶

十字花科植物菘蓝Isatis indigotica Fort.的干燥叶。主产于江苏、河北、安徽等地。夏秋二季分2～3次采收，除去杂质，切碎，鲜用或晒干生用。

【性味归经】苦，寒。归心、胃经。

【功效】清热解毒，凉血消斑。

【主治】

1.温病高热，神昏，发斑发疹：味苦性寒，主入心、胃二经，又入血分，善清心胃二经实火，又能解血分毒热，长于凉血消斑，《本草正义》言其"为清热解毒之上品，专主温邪热病，实热蕴结"，治疗温热病热毒内盛，气血两燔之高热、神昏、口干舌绛以及热入营血，发斑发疹，常与水牛角、玄参、栀子等同用，以增强气血两清之效。长于清热解毒，尤善治风热表证或温病初起所致之发热头痛、口渴、咽痛等，常与葛根、连翘等疏散风热药同用，以表里同治。

2.痄腮，喉痹：能清心胃热毒，又善解瘟疫时毒，有解毒利咽之效，常用于心胃火盛，瘟毒上攻所致之喉痹、痄腮、咽喉肿痛、口舌生疮者，常与大黄、升麻等泻火解毒之品同用。

3.丹毒，痈肿：清热凉血消肿之力较强，为热毒疮痈所常用，尤善治血热毒盛之丹毒，红肿焮痛，常与金银花、蒲公英、紫花地丁等药配伍，以增强清热解毒消肿作用。

【用法用量】9~15g，煎服，鲜品30~60g。外用适量。

【使用注意】大青叶苦寒，脾胃虚寒者慎用。

青黛

爵床科植物马蓝Baphicacanthus cusia（Nees）Bremek.、蓼科植物蓼蓝Polygonum tinctorium Ait.或十字花科植物菘蓝Isatis indigotica Fort.的叶或茎叶经加工制得的干燥粉末、团块或颗粒。主产于福建、广东、江苏、河北。秋季采收以上植物的落叶，加水浸泡，至叶腐烂，叶落脱皮时，捞去落叶，加适量石灰乳，充分搅拌至浸液由乌绿色转为深红色时，捞取液面泡沫，晒干而成。研细用。

【性味归经】咸，寒。归肝经。

【功效】清热解毒，凉血消斑，泻火定惊。

【主治】

1.温毒发斑，血热吐衄：寒能清热，咸以入血，其清热解毒，凉血消斑之功与大青叶、板蓝根相似，但不长于解热而善治温热病温毒发斑，常与生地、生石膏、栀子等泻火、解毒、凉血之品同用；因咸寒入血分可凉血而治血热妄行的吐血、衄血、咯血等，常与生地、牡丹皮、白茅根等清热凉血止血药同用。

2.胸痛咳血：性寒味咸，长于清肝火，兼能泄肺热，凉血。故主治肝火犯肺，损伤肺络，咳嗽胸痛，咯血或痰中带血等症，为其所长，并与止咳平喘化痰药同用。与清热化痰之品同用也治肺热咳嗽，痰黄而稠。

3.口疮，痄腮，喉痹：具有清热解毒，凉血消肿之效。用治热毒炽盛，咽喉肿痛，口疮，痄腮，喉痹者，可与山豆根、马勃清热解毒泻火之品同用内服，也可调敷患处。

4.小儿惊痫：取其清肝热之效，用治小儿肝热生风，惊痫抽搐及小儿急热惊风等证，多与钩藤、牛黄等息风止痉之品同用。

【用法用量】内服1～3g，宜入丸散用。外用适量。

【使用注意】胃寒者慎用。

重楼

百合科植物云南重楼Paris polyphylla Smith var.yunnanensis（Franch.）Hand.–Mazz或七叶一枝花Paris polyphylla Smith var. chinensis（Franch.）Hara的干燥根茎。又名蚤休、七叶一枝花、草河车。主产于长江流域及南方各省。秋季采挖，除去须根，洗净，晒干。切片，生用。

【性味归经】苦，微寒；有小毒。归肝经。

【功效】清热解毒，消肿止痛，凉肝定惊。

【主治】

1.疔疮痈肿，咽喉肿痛，蛇虫咬伤：苦以降泄，寒能清热，主入肝经，功擅清热解毒、解蛇毒、消肿止痛，自古称其"痈疽如遇着，一似手拈拿"，为历代医家用治痈疡所推重，正如《新修本草》所言："疗痈肿，敷蛇毒"。常用治疔疮痈肿、咽喉肿痛等热毒炽盛之证及蛇虫咬伤。

2.跌扑伤痛：取其化瘀消肿止痛之功，常用于跌扑伤痛。

3.惊风抽搐：善清泻肝火而息风定惊，常用治小儿惊风抽搐，《本草正义》中记载其："正以苦寒泄降，能息风阳而清气火，则气血不冲，脑经不扰，而癫疾惊痫，摇头弄舌诸病可已"。

【用法用量】3～9g，煎服。外用适量，研末调敷。

【使用注意】

1.重楼有小毒。若摄入过量，可致中毒。

2.体虚、无实火热毒者、孕妇及患阴证疮疡者均忌服。

白头翁

毛茛科植物白头翁Pulsatilla chinensis（Bge.）Regel的干燥根。中国大部分地区均产。春秋二季采挖，除去叶及残留的花茎和须根，保留根头白绒毛，晒干。切薄片，生用。

【性味归经】苦，寒。归胃、大肠经。

【功效】清热解毒，凉血止痢。

【主治】

1.热毒痢疾：气质清轻，苦寒降泄，走血分，能泻湿热，消积滞，清肠垢，凉血热，解热毒，止下痢，尤善于清胃肠湿热及血分热毒，故为治热毒血痢之良药。治热毒壅滞大肠，积滞不清，肉腐成脓，灼血络之下痢脓血，里急后重与秦皮、黄连等同用能凉血解毒，泄热导滞；白头翁长于消积滞，清肠垢，经适当配伍，可用治肠胃冷积，积滞不清的赤痢下血，日久不愈，腹内冷痛，与干姜、赤石脂等药同用。

2.阴痒带下：苦寒，主入阳明，有解毒凉血之功，可与黄柏、苦参等清热燥湿之品同用，以治疗阴痒带下等证。

【用法用量】9~15g，煎服。外用适量。

【使用注意】苦寒之性，有损脾败胃之弊，虚寒泻痢慎用。

射干

鸢尾科植物射干Belamcanda chinensis（L.）DC.的干燥根茎。主产于湖北、河南、江苏、安徽等地。春初刚发芽或秋末茎叶枯萎时采挖，以秋季采收为佳。除去苗茎、须根及泥沙，洗净，晒干。切片，生用。

【性味归经】苦，寒。归肺经。

【功效】清热解毒，消痰，利咽。

【主治】

1.热毒痰火郁结，咽喉肿痛：苦寒降泄，专入肺经，长于清泻肺火，善清热解毒、祛痰、利咽，故为治热毒痰火郁结所致咽喉肿痛之要药。

2.痰涎壅盛，咳嗽气喘：擅清泻肺火、降气祛痰以止咳平喘，故又为治痰涎壅盛，咳嗽气喘之常品。

【用法用量】3~9g，煎服。

【使用注意】脾虚便溏者不宜使用。孕妇忌用或慎用。

山豆根

豆科植物越南槐Sophora tonkinensis Gapnep.的干燥根和根茎。又名广豆根。主产于广西。秋季采挖，除去杂质，洗净，干燥。

【性味归经】苦，寒；有毒。归肺、胃经。

【功效】清热解毒，消肿利咽。

【主治】

1.火毒蕴结，乳蛾喉痹，咽喉肿痛：味苦性寒，清泄力强，入肺、胃经，尤善清肺胃之火，解毒利咽消肿，为治疗咽喉肿痛之要药。热毒蕴结之乳蛾、喉痹、咽喉肿痛均可用，常与桔梗、栀子、射干等药配伍，以增强清热利咽止痛之效。

2.牙龈肿痛，口舌生疮：苦寒又入胃经，亦善清泄胃火，可治疗肺胃郁热或胃火上炎引起的牙龈肿痛、口舌生疮等，常与石膏、黄连、升麻等清胃泻火、消肿止痛药同用。

【用法用量】3~6g，煎服。

【使用注意】

1.山豆根苦寒有毒，脾胃虚寒者慎用。

2.过量服用易引起呕吐、腹泻、胸闷、心悸等副作用，故用量不宜过大。

马齿苋

马齿苋科植物马齿苋Portulaca oleracea L.的干燥地上部分。中国大部地区均产。夏秋二季采收，除去残根和杂质，洗净，鲜用；或略蒸或烫后晒干。

【性味归经】酸，寒。归肝、大肠经。

【功效】清热解毒，凉血止血，止痢。

【主治】

1.热毒血痢：性寒质滑，酸能收敛，主入大肠经，具有清泄肠道热毒，凉血止痢之功，为治热毒血痢，里急后重之常用药物，单用水煎服即效；或与粳米煮粥，空腹服食；或与黄芩、黄连等药配伍，以增强清热燥湿、凉血止痢之效。

2.痈肿疔疮，湿疹，丹毒，蛇虫咬伤：能清热解毒，凉血消肿，常与金银花、连翘、野菊花等药同用，治疗血热毒盛之痈肿疔疮，丹毒焮热肿痛以及蛇虫咬伤。

3.便血，痔血，崩漏下血：味酸而寒，入肝经血分，有清热凉血，收敛止血之效，配伍地榆、槐角等凉血止血药，可用于血热妄行所致的崩漏下血，大肠热盛的便血、痔血。

4.湿疹：能清利湿热，可用于湿热蕴结肌肤之湿疹瘙痒。

【用法用量】9~15g。外用适量捣敷患处。

【使用注意】脾胃虚寒，肠滑泄泻者慎服。

土茯苓

百合科植物光叶菝葜Smilax glabra Roxb.的干燥根茎。主产于广东、湖南、湖北等地。夏秋二季采挖，除去须根，洗净，干燥；或趁鲜切成薄片，干燥。

【性味归经】甘、淡，平。归肝、胃经。

【功效】解毒，除湿，通利关节。

【主治】

1.梅毒及汞中毒所致的肢体拘挛，筋骨疼痛：味甘、淡，性平，长于解毒除湿，通利关节，《本草正义》言其"专治杨梅毒疮，深入百络，关节疼痛"，前人谓其治杨梅毒疮，肢体拘挛，筋骨疼痛之要药，可单用水煎服，也可与金银花、白鲜皮、威灵仙、甘草同用，以增强解毒利湿、通络止痛之效。

2.湿热淋浊，带下：甘淡渗利，解毒利湿，善治湿热引起的热淋、带下等证，常与木通、萹蓄、车前子等清热利湿通淋之品同用；治疗湿毒蕴结，浸淫肌肤之湿疹湿疮、疥癣瘙痒，常与赤芍、地肤子、白鲜皮等凉血解毒、祛湿止痒药同用。

3.痈肿，瘰疬，疥癣：长于解毒除湿，配伍野菊花、苦参等清热消痈之品，又可用治湿热毒邪蕴结之痈肿疮毒、瘰疬肿痛等。

【用法用量】15~60g，煎服。

【使用注意】肝肾阴虚者慎服。

山慈菇

兰科植物杜鹃兰Cremastra appendiculata（D.Don）Makino、独蒜兰Pleione bulbocodioides（Franch.）Rolfe或云南独蒜兰Pleione yunnanensis Rolfe的干燥假鳞茎。主产于四川、贵州等地。夏秋二季采挖，除去地上部分及泥沙，分开大小，置沸水锅中蒸煮至透心，干燥。

【性味归经】甘、微辛，凉。归肝、脾经。

【功效】清热解毒，化痰散结。

【主治】

1.痈肿疔毒，瘰疬痰核，蛇虫咬伤：味辛能散，寒能清热，有较强的清热解毒，化痰散结作用。治疗热毒壅滞之痈疽疔毒，痰热郁结之瘰疬痰核以及蛇虫咬伤，常与红大戟、雄黄、朱砂等解毒疗疮药同用。

2.癥瘕痞块：有良好的解毒散结消肿作用，亦多用于瘀毒结聚之癥瘕痞块，常与金银花、蒲公英、穿山甲、莪术等清热解毒、活血消癥药同用。

【用法用量】3~9g，煎服。外用适量。

【使用注意】正虚体弱者慎用。

马勃

灰包科真菌脱皮马勃Lasiosphaera fenzlii Reich.、大马勃Calvatia gigantea（Batsch ex Pers.）Lloyd或紫色马勃Calvatia li1acina（Mont.et Berk.）Lloyd的干燥子实体。主产于内蒙古、甘肃、吉林等地。夏秋二季子实体成熟时及时采收，除去泥沙，干燥。

【性味归经】辛，平。归肺经。

【功效】清肺利咽，止血。

【主治】

1.风热郁肺咽痛，音哑，咳嗽：《本草纲目》中记载"马勃轻虚，上焦肺经药也。故能清肺热咳嗽，喉痹，衄血，失音诸病。"马勃味辛质轻，入肺经。能宣散肺经风热，清解肺经实火，长于解毒利咽，为治咽喉肿痛的常用之品，常与牛蒡子、玄参、板蓝根等药同用，治疗风热郁肺或肺经实火所致的咽喉肿痛，音哑，咳嗽。

2.外治鼻衄，创伤出血：有清热凉血，收敛止血之功，可与白茅根、生地黄等清热凉血止血药同用，治疗火邪迫肺，血热妄行引起的吐血、衄血；治疗外伤出血可单用撒敷伤口。

【用法用量】2～6g，煎服。外用适量，敷患处。

【使用注意】风寒伏肺咳嗽失音者禁服。

熊胆

脊椎动物熊科棕熊Ursus arctos Linnaeus、黑熊Selenarctos thibetanus Cuvier的饲养活体以导管引流的熊胆汁。

【功效】清热解毒，息风止痉，清肝明目。

【主治】

1.热极生风，惊痫抽搐：苦寒清热，善清心凉肝、息风止痉，为治肝火炽盛，热极生风所致的高热痉风、癫痫、子痫，手足抽搐的良药。

2.热毒疮痈：又擅清热解毒、消散痈肿，为治热毒疮痈的佳品。

3.目赤翳障：具清肝明目退翳之功，故可用于肝热目赤肿痛、羞明流泪及目生障翳等。

【用法用量】0.25～0.5g，内服；入丸、散，由于本品有腥苦味，口服易引起呕吐，故宜用胶囊剂。外用适量，调涂患处。

【使用注意】

1.脾胃虚寒者忌服。

2.虚寒证当禁用。

半边莲

桔梗科植物半边莲Lobelia chinensis Lour.的干燥全草。各地均有分布，主产于主产于安徽、江苏、浙江。夏季采收，除去泥沙，切段，晒干。鲜用或生用。

【性味归经】辛，平。归心、小肠、肺经。

【功效】清热解毒，利尿消肿。

【主治】

1.痈肿疮毒，蛇虫咬伤：味辛，性平偏寒，有较好的清热解毒作用，尤善解蛇毒，疗蛇伤，是治疗毒热所致的疮痈肿毒及蛇虫咬伤诸证之常用药。内服外用均可，尤以鲜品捣烂外敷疗效更佳。

2.臌胀水肿：有利水消肿之功，故可用治臌胀水肿，小便不利等。

3.湿热黄疸，湿疹湿疮：既有清热解毒作用，又有利水祛湿之功，可治湿热黄疸；对皮肤湿疮湿疹及手足疥癣均有较好疗效。

【用法用量】9~15g，煎服。外用适量。

【使用注意】虚证水肿忌用。

半枝莲

唇形科植物半枝莲Scutellaria barbata D.D on的干燥全草。主产于华东、中南、西南等地。夏秋二季茎叶茂盛时采挖，洗净，晒干。

【性味归经】辛、苦，寒。归肺、肝、肾经。

【功效】清热解毒，化瘀利尿。

【主治】

1.疔疮肿毒，咽喉肿痛，跌扑伤痛：有很好的清热解毒、活血消肿之功，广泛用于痈肿疮疡初起，红肿热痛以及跌扑伤痛等证，有很好的消肿止痛效果。内服外用均有效。

2.水肿，黄疸，蛇虫咬伤：能清热解毒，兼利湿消肿，还可用于水肿、黄疸等证。

【用法用量】15~30g，煎服；鲜品30~60g。

【使用注意】无特殊禁忌。

四季青

冬青科植物冬青Ilex chinensis Sims的干燥叶。主产于安徽、贵州。秋冬季采收，晒干。生用。

【性味归经】苦、涩，凉。归肺、大肠、膀胱经。

【功效】清热解毒，消肿祛瘀。

【主治】

1.水火烫伤，湿疹，疮疡：苦涩性寒，有清热解毒，凉血，敛疮之功。尤长于治疗水火烫伤。主治水火烫伤，下肢溃疡，皮肤湿疹，热毒疮疖初起等。且可内外兼用。

2.肺热咳嗽，咽喉肿痛，痢疾，热淋：苦寒，善于清泻肺火而解热毒。用于肺热咳嗽、咽痛以及风热感冒；泻大肠与膀胱热而用于热毒下侵，小便淋沥涩痛，泄泻痢疾者。

【用法用量】15~60g，煎服。外用适量，水煎外擦。

【使用注意】脾胃虚寒，肠滑泄泻者慎用。

白头翁

毛茛科植物白头翁Pulsatilla chinensis（Bge.）Regel的干燥根。中国大部分地区均产。春秋二季采挖，除去叶及残留的花茎和须根，保留根头白绒毛，晒干。切薄片，生用。

【性味归经】苦，寒。归胃、大肠经。

【功效】清热解毒，凉血止痢。

【主治】

1.湿热痢疾：能泻湿热，消积滞，凉血，解热，止下痢，故为治热毒血痢之良药。治热毒壅滞大肠，积滞不清，肉腐成脓，灼血络之下痢脓血，里急后重，与秦皮、黄连等同用能凉血解毒，泄热导滞；白头翁长于消积滞，清肠垢，经适当配伍，可用治肠胃冷积，积滞不清的赤痢下血，日久不愈，腹内冷痛，与干姜、赤石脂等药同用。

2.阴痒带下：苦寒，主入阳明经，有解毒凉血之功，可与黄柏、苦参等清热燥湿药同用，用于阴痒带下等证。

【用法用量】9~15g，煎服。外用适量。

【使用注意】苦寒之性，有损脾败胃之弊，虚寒泻痢慎用。

白花蛇舌草

茜草科植物白花蛇舌草Hedyotis diffusa Willd.的全草。主产于云南、广东、广西、福建。夏秋二季采收，洗净。或晒干，切段，生用。

【性味归经】苦、甘，寒。归心、肝、脾经。

【功效】清热解毒，散结消肿，利湿通淋。

【主治】

1.痈肿疮毒：苦寒，有较强的清热解毒作用，用治热毒所致痈肿疮毒及咽喉肿痛，毒蛇咬伤诸证，内服外用均可。如单用鲜品捣烂外敷，治疗痈肿疮毒，也可与金银花、连翘、野菊花等药同用；治肠痈腹痛，常与红藤、败酱草、牡丹皮等药同用；治咽喉肿痛，多与黄芩、玄参、板蓝根等药同用；用治毒蛇咬伤，可单用鲜品捣烂绞汁内服或水煎服，渣敷伤口，疗效较好，亦可与半枝莲、紫花地丁、重楼等药配伍应用。

2.热毒所致癌肿：利用本品清热解毒消肿之功，已广泛用于各种癌肿而有体热内盛者的治疗。

3.湿热淋证：甘寒能清热利湿通淋，可用治热淋涩痛。此外，白花蛇舌草既能清热又兼利湿，又可用于湿热黄疸。

【用法用量】煎服，6～30g。外用鲜品适量，捣烂外敷。

【使用注意】阴疽及脾胃虚寒者忌用。

白蔹

葡萄科植物白蔹Ampelopsis japonica（Thunb.）Makino的干燥块根。产于华北、华东及中南各省区。春秋二季采挖，除去泥沙及细根，洗净，切成纵瓣或斜片，晒干。

【性味归经】苦，微寒。归心、胃经。

【功效】清热解毒，消痈散结，敛疮生肌。

【主治】

1.痈疽发背，疔疮，瘰疬：苦寒清泄，辛散消肿，故有清热解毒、消痈散结、敛疮生肌、消肿止痛之效。内服、外用皆可。单用或与金银花、连翘、蒲公英等同用治热毒痈疮初起，红肿硬痛者，可促疮肿消散；与天南星、皂角等制作膏药外贴治疮痈脓成不溃者，可促使其溃破排脓；与白及等共研细末，撒于疮口，治疮疡溃后不敛，可以生肌敛疮。若用治痰火郁结，痰核瘰疬，常与玄参、赤芍、大黄等研末醋调，外敷患处。

2.烧烫伤，手足皲裂：苦寒，既能清解火热毒邪，又具敛疮生肌止痛之功，故常用治水火烫伤，可单用研末或与地榆等份为末外用。若与白及、大黄、冰片同用，可用于手足皲裂。

【用法用量】5～10g，煎服。外用适量，煎汤外洗或研成极细粉末敷于患处。

【使用注意】

1.脾胃虚寒者不宜服。

2.不宜与川乌、制川乌、草乌、制草乌、附子同用。

鱼腥草

三白草科植物蕺菜Houttuynia cordata Thunb.的新鲜全草或干燥地上部分。主产于浙江、江苏、安徽、湖北。鲜品全年均可采割，夏季茎叶茂盛花穗多时采割，除去杂质，迅速洗净，切段，晒干。生用。

【性味归经】辛，微寒。归肺经。

【功效】清热解毒，消痈排脓，利尿通淋。

【主治】

1.肺痈吐脓，痰热咳喘，热痢：味辛性微，寒能泄热，辛以散结，主入肺经，以清解肺热见长，又具消痈排脓之效，故为治痰热肺痈，咳吐脓血之要药，与桔梗、芦根、瓜蒌等清肺排脓的药同用；以其善清肺热之能，还可用治肺热咳嗽，痰多黄稠，常与黄芩、贝母、知母等清肺化痰药同用。

2.痈肿疮毒：辛寒，既能清热解毒，又能消痈排脓，故善治湿热蕴结的痈疮肿毒，常与野菊花、蒲公英、金银花等清热解毒药同用；亦可单用鲜品捣烂外敷。

3.热淋：上能宣降肺气，通利水道，下能疏泄膀胱，清热利窍，故有清热除湿、利水通淋之效，可治湿热淋证，水肿。常与车前草、白茅根、海金沙等药利湿通淋药同用。

4.湿热泻痢：能清热止痢，可用治湿热泻痢。

【用法用量】15～25g，煎服，不宜久煎。鲜品用量加倍，水煎或捣汁服。外用适量，捣敷或煎汤熏洗患处。

【使用注意】虚寒证及阴性疮疡忌服。

穿心莲

爵床科植物穿心莲Andrographis paniculata（Burm.f.）Nees的干燥地上部分。主产于广东、广西、福建，现云南、四川、江西、江苏、浙江、上海、山东、北京等地均有栽培。秋初茎叶茂盛时采割，除去杂质，洗净，切段，晒干生用，或鲜用。

【功效】清热解毒，凉血，消肿。

【主治】

1.感冒发热，咽喉肿痛，口舌生疮，顿咳劳嗽：味苦性寒，入心、肺经，擅清上焦火邪热毒，尤以清肺热见长，有良好的清热解毒、凉血消肿、宣肺利咽之功，故可用于感冒发热，咽喉肿痛，口舌生疮，肺热咳嗽，顿咳劳嗽及痈肿疮疡。

2.泄泻痢疾，热淋涩痛，痈肿疮疡，蛇虫咬伤：寒能清热，苦以燥湿，入大肠、膀胱经，既能解毒凉血、燥湿止痢，以治湿热泻痢，下痢脓血等湿热火毒诸证；又可清泄膀胱湿热，而治热淋涩痛。

3.蛇虫咬伤：亦治蛇虫咬伤。

【用法用量】6～9g，煎服。煎剂易致呕吐，故多作丸、散、片剂。外用适量。

【使用注意】

1.不宜多服久服。

2.脾胃虚寒者不宜用。

野菊花

菊科植物野菊Chrysanthemum indicum L.的干燥头状花序。中国各地均有分布，主产于江苏、四川、安徽、广东、山东等地。花初开时采摘，晒干，或蒸后晒干。生用。

【性味归经】苦、辛，微寒。归肝、心经。

【功效】清热解毒，泻火平肝。

【主治】

1.疔疮痈肿：苦寒泄热，辛散透发，正如《本草正》所云："散火散气，消痈毒、疔肿、瘰疬，眼目热痛。"既善清热解毒，为外科疗痈要药，故常用于痈疽疔疖、丹毒等热毒炽盛之证。

2.目赤肿痛，头痛眩晕：又主入肝经，能清泻肝火、平抑肝阳，兼散风热，以治风热上攻或肝火上炎之目赤肿痛，肝阳上亢之头痛眩晕及热毒咽喉肿痛等。

【用法用量】9~15g，煎服。外用适量，煎汤外洗或制膏外涂。

【使用注意】非实热证慎用。

鸦胆子

苦木科植物鸦胆子Brucea javanica（L.）Merr.的干燥成熟果实。主产于广西、广东等省。秋季果实成熟时采收，除去杂质，晒干。去壳取仁，生用。

【性味归经】苦，寒；有小毒。归大肠、肝经。

【功效】清热解毒，截疟，止痢；外用腐蚀赘疣。

【主治】

1.痢疾，疟疾：性味苦寒、有小毒，入大肠经，能清热解毒，尤善清大肠蕴热、燥湿杀虫、凉血止痢，故可用治热毒血痢，便下脓血，里急后重及冷积久痢等。

2.外治赘疣，鸡眼：入肝经，能清肝胆湿热，有杀虫截疟之功，用于各种类型的疟疾，尤以间日疟及三日疟疗效最佳。外用有腐蚀赘疣作用，可用于赘疣，鸡眼等。

【用法用量】0.5~2g，内服；用龙眼肉包裹或装入胶囊吞服。外用适量。

【使用注意】

1.鸦胆子有小毒，对胃肠道及肝肾均有损害，内服需严格控制剂量，不宜多用久服。

2.外用注意用胶布保护好周围正常皮肤，以防止对正常皮肤的刺激。

3.孕妇及小儿慎用。胃肠出血及肝肾病患者，应忌用或慎用。

败酱草

败酱科植物黄花败酱Patrinia scabiosaefolia Fisch.ex Link.、白花败酱P.villose

Juss.的干燥全草。中国大部分地区均产。夏季开花前采挖,晒到半干,扎成束,再阴干。切段,生用。

【性味归经】辛、苦,微寒。归胃、大肠、肝经。

【功效】清热解毒,祛瘀排脓,利湿。

【主治】

1.肠痈肺痈,痈肿疮毒,湿热泻痢,黄疸尿赤,目赤肿痛:辛散苦泄,药性寒凉,清热解毒力强,肠痈、肺痈、皮肤疮痈肿痛均可用。因其归大肠经,既可清热解毒,又可消痈排脓,且能活血止痛,故为治疗肠痈腹痛的首选药物。用治肠痈初起,腹痛便秘、未化脓者,常与金银花、蒲公英、牡丹皮、桃仁等清热解毒,活血行气之品同用;若治肠痈脓已成者,常与薏苡仁、冬瓜仁等排脓消痈药同用;亦可用治肺痈咳吐脓血,常与鱼腥草、芦根、桔梗等清肺祛痰排脓的药同用。若治痈肿疮毒,无论已溃未溃皆可用之,常与金银花、连翘等解毒消痈的药同用,并可以鲜品捣烂外敷,均有效。

2.产后瘀阻腹痛:辛散行滞,又入肝经血分,有活血行瘀,通经止痛之功。用于治疗产后瘀阻,腹中刺痛,可单用煎服,或与五灵脂、香附、当归等药配伍。

【用法用量】6~15g,煎服。外用适量。

【使用注意】脾胃虚弱,食少泄泻者忌服。

忍冬藤

忍冬科植物忍冬Lonicera japonica Thunb.的干燥茎枝。中国南北各地均有分布,主产于河南、山东等省。秋冬二季采割,晒干。

【性味归经】甘,寒。归肺、胃经。

【功效】清热解毒,疏风通络。

【主治】风湿热痹,温病发热,热毒血痢,痈肿疮疡,关节红肿热痛:忍冬藤味甘性寒,有和金银花相似的清热解毒,疏风之功,但其解毒作用不及金银花,故和金银花一样可用于温病发热,热毒血痢,痈肿疮疡而力稍弱以外,但又能疏风通络而止痛,还可用于风湿热痹,关节红肿热痛,屈伸不利等。

【用法用量】9~30g,煎服。

【使用注意】无特殊禁忌。

绿豆

豆科植物绿豆Phaseolus radiatus L.的干燥种子。中国大部分地区均有生产。秋后种子成熟时采收,去掉杂质,洗净,晒干。打碎入药或研粉用。

【性味归经】甘,寒。归心、胃经。

【功效】清热解毒，消暑，利水。

【主治】

1.暑热烦渴，丹毒，痈肿，药食中毒：绿豆性寒味甘，归心、胃经。既善清解热毒，还能解药食之毒，常用治丹毒、痈肿及药食中毒。

2.水肿，泻痢：善清热消暑、除烦止渴、通利小便，以治暑热烦渴、尿赤、水肿、泻痢等。为民间常用清热消暑、解毒之食品及要药。

【用法用量】15～30g，煎服。外用适量，研末调敷。

【使用注意】脾胃虚寒，肠滑泄泻者忌用。

白毛夏枯草

唇形科植物金疮小草Ajuga decumbens Thunb.的全草。分布于中国华东、中南及西南地区。夏秋二季采割全草，除去杂质，晒干。

【性味归经】苦、甘，寒。归肺、肝经。

【功效】清热解毒，化痰止咳，凉血散血。

【主治】

1.咽喉肿痛，肺热咳嗽，肺痈，目赤肿痛，痢疾，痈肿疔疮：苦寒清热，主入肺、肝经，能清泄气血分之于热毒，有清热解毒、化痰止咳、凉血散血之功。故既常用于咽喉肿痛、肺热咳嗽、肺痈、目赤肿痛、痢疾、痈肿疔疮等热毒壅盛之证。

2.蛇虫咬伤，跌打损伤：可用于蛇虫咬伤、跌打损伤等。

【用法用量】10～30g；鲜品30～60g；煎服或捣汁。外用适量，捣敷或煎水洗。

【使用注意】脾胃虚寒者不宜服用。

第四节　清热凉血药

以清热凉血为主要功效，主治营分、血分等实热证的药物。此类药物多为苦甘咸寒之品，归心、肝经，故可以治疗温热病热入营分，热灼营阴，心神被扰，症见舌绛、身热夜甚、心烦不寐、脉细数、甚则神昏谵语、斑疹隐隐；若热陷心包，则神昏谵语、舌蹇肢厥、舌质红绛；或热盛迫血，心神被扰，症见舌色深绛、吐血衄血、尿血便血、斑疹紫暗、躁扰不安，甚或昏狂等。部分药物还分别兼有养阴、止血、解毒、活血等功效，又可用于阴虚发热、血热出血、热毒疮肿、血瘀诸证。此类药物中，凡兼有养阴作用的药物性偏滋腻，湿滞便溏、纳差者慎用；兼有活血作用的药物，妊娠及月经期期妇女慎用。临床常用的清热凉血药有水牛角、生地黄（见地黄）、玄参、牡丹皮、赤芍、紫草等。

生地黄

玄参科植物地黄Rehmannia glutinosa Libosch.的新鲜或干燥块根。主产于河南。秋季采收。除去芦头、须根及泥沙，缓缓烘焙至约八成干。

【性味归经】甘，寒。归心、肝、肾经。

【功效】清热凉血，养阴生津。

【主治】生地黄可用于热入营血，温毒发斑，吐血衄血，热病伤阴，舌绛烦渴，津伤便秘，阴虚发热，骨蒸劳热，内热消渴。地黄性寒清热，入营血分，为清热凉血、养阴生津之要药。故常用治温热病热入营血，壮热神昏，口干舌绛；温病后期，余热未尽，阴液已伤，夜热早凉，舌红脉数者。

【用法用量】鲜地黄：12～30g。生地黄：10～15g。

【使用注意】地黄性寒而滞，故脾虚湿滞，腹满便溏，胸膈多痰者不宜用。

水牛角

牛科动物水牛Bubalus bubalis Linnaeus的角。中国大部分地区均产。取角后，水煮，除去角塞，干燥，镑片或锉成粗粉。

【性味归经】苦，寒。归心、肝经。

【功效】清热凉血，解毒，定惊。

【主治】主要用于温病高热，神昏谵语，发斑发疹，吐血衄血，惊风，癫狂。功效与犀角相似，但药力较逊，因犀角属野生保护动物已严禁使用，故以其作为犀角的代用品。水牛角苦、寒，入心、肝经，长于清泄营、血分之热，而有清热凉血，解毒，定惊之功，故《陆川本草》记载其"凉血解毒，止衄"，多用于温病热入营血，身热烦躁，神昏谵语，舌绛脉数，或见斑疹，以及惊风，癫狂者。

【用法用量】15~30克。宜先煎3小时以上。

【使用注意】

1.孕妇、脾胃虚寒者慎服。

2.大量服用，常见腹部不适、恶心、腹胀、食欲不振等反应。

玄参

玄参科植物玄参Scrophularia ningpoensis Hemsl.的干燥根。主产于浙江。冬季茎叶枯萎时采挖。除去根茎、幼芽、须根及泥沙，晒或烘至半干，堆放3～6天，反复数次至干燥。

【性味归经】甘、苦、咸，微寒。归肺、胃、肾经。

【功效】清热凉血，滋阴，解毒。

【主治】

1.用于温邪入营、内陷心包、温毒发斑：苦甘咸寒，既能清热泻火解毒，又能清热凉血、滋阴。常用于治疗温热病气血两燔、温病热入营分及温病邪陷心包等。

2.热病伤阴、津伤便秘、骨蒸劳嗽，目赤咽痛、瘰疬、白喉、痈肿疮毒：玄参咸寒，有清热凉血、解毒散结、利咽消肿之功，为治"咽喉肿痛之专药"。咽喉肿痛，热毒壅盛、虚火上炎所致者皆宜。

【用法用量】9~15g，煎服。切片，生用。

【使用注意】

1.脾虚便溏者不宜用。

2.反藜芦。

牡丹皮

毛茛科植物牡丹Paeonia suffruticosa Andr.的干燥根皮。主产于安徽、四川、湖南等地。秋季采挖根部，除去细根和泥沙，剥取根皮，晒干。

【性味归经】苦、辛，微寒。归心、肝、肾经。

【功效】清热凉血，活血化瘀。

【主治】

1.热入营血，温毒发斑，吐血衄血：味苦性微寒，入心、肝、肾经，能清营、血分实热，故常用治温病热入营血，迫血妄行，发斑发疹，吐血衄血。

2.夜热早凉，无汗骨蒸：辛寒，善于清透阴分伏热，可用治温病后期，邪伏阴分，津液已伤，夜热早凉，热退无汗。

3.经闭痛经，跌扑伤痛，痈肿疮毒：能活血化瘀，故用于治血滞经闭、癥瘕，以及跌打损伤，瘀肿疼痛。清热凉血，散瘀消痈，又可用治火毒炽盛，痈肿疮毒，及肠痈初起。

【用法用量】6~12g，煎服。切片，生用或酒炙用。清热凉血宜生用；活血散瘀宜酒炙用。

【使用注意】孕妇及月经过多者不宜用。

赤芍

毛茛科植物芍药Paeonia lactiflora.Pall.或川赤芍Paeonia veitchii Lynch的干燥根。主产于内蒙古、辽宁、河北等地。春秋二季采挖，除去根茎、须根及泥沙，晒干。

【性味归经】苦，微寒。归肝经。

【功效】清热凉血，散瘀止痛。

【主治】用于热入营血，温毒发斑，吐血衄血，目赤肿痛，肝郁胁痛，经闭痛经，癥瘕腹痛，跌扑损伤，痈肿疮疡。

【用法用量】6~12g，煎服。切片。生用或炒用。

【使用注意】

1.孕妇及月经过多者不宜用。

2.不宜与藜芦同用。

肿节风

金粟兰科植物草珊瑚Sarcandra glabra（Thunb.）Nakai的干燥全草。夏秋季采挖，除去杂质，晒干。

【性味归经】苦，辛，平。归心、肝经。

【功效】清热凉血，活血消斑，祛风通络。

【主治】

1.血热发斑发疹：辛苦平，入心、肝经。既能清热凉血，又能活血消斑，可用于血热发斑发疹。

2.风湿痹痛，跌打损伤：辛散能祛风通络，可治风湿痹痛、跌打伤痛等。

【用法用量】9~30g，煎服。外用适量。

【使用注意】肿节风有毒，用量不宜过大。

紫草

紫草科植物新疆紫草Arnebia euchroma（Royle）Johnst.或内蒙紫草Arnebia guttata Bunge的干燥根。主产于新疆、内蒙古。春秋二季采挖，除去泥沙，干燥。

【性味归经】甘、咸、寒。归心、肝经。

【功效】清热凉血，活血，解毒，透疹。

【主治】

温病血热毒盛，斑疹紫黑，麻疹不透；疮疡，湿疹，水火烫伤等。甘寒，主入肝经血分，有凉血活血，解毒透疹之效，故可用治温毒发斑，血热毒盛，斑疹紫黑，或斑疹紫暗，疹出不畅。又用治痈疽疮疡，湿疹阴痒，水火烫伤，可用植物油浸泡，滤取油液，制成紫草油浸剂，外涂患处。

【用法用量】5~10g，煎服。外用适量，熬膏或用植物油浸泡涂擦。

【使用注意】紫草性寒而滑利，有缓下通便作用，故脾虚便溏者忌服。

第五节　清虚热药

清虚热药是以清虚热为主要功效的药物。此类药物多为苦寒或甘寒之品，归肝、肾经。故此可以治疗肝肾阴虚，虚火内扰所致骨蒸潮热、手足心热、虚烦不眠、遗精盗汗、舌红少苔、脉细而数，以及热病后期，余热未清，阴液已伤所导致的夜热早凉、热退无汗、舌红绛，脉细数者。部分药物还分别兼有解暑热、除疳热、清湿热等功效，又可用于暑热外感、疳积发热、湿热病证等。

此类药物主治阴虚发热证。阴虚发热证以阴虚为本，发热为标，故在使用此类药物时，常与滋阴药配伍，以期标本兼治。若治热病后期的阴虚内热证，还应配伍清热凉血、解毒之品，以清除余邪。

临床常用的清热凉血药有白薇、地骨皮、青蒿、枸骨叶、胡黄连、银柴胡等。

青蒿

菊科植物黄花蒿Artemisia annua L.的干燥地上部分。中国大部地区均有分布。夏秋季花将开时采割，除去老茎。鲜用或阴干，切段生用。以质嫩、色绿、气清香者为佳。

【性味归经】苦、辛，寒。归肝、胆经。

【功效】清虚热，除骨蒸，解暑热，截疟，退黄。

【主治】

1.温邪伤阴，夜热早凉，阴虚发热，骨蒸劳热：苦辛寒清热，可使阴分伏热外透而出，使热邪由阴分透出阳分，为清虚热要药。故可治温病后期，余热未清，夜热早凉，热退无汗，或热病后低热不退。青蒿入于阴分，不仅长于清透伏热，而且善于退虚热、除骨蒸，故可用于肝肾阴虚，虚火内扰，低热不退，盗汗遗精，唇红颧赤，舌红少苔，两脉细数等。

2.暑邪发热，疟疾寒热：芳香而散，善解暑热，因其"尤能泄暑热之火，泄火热而不耗气血"，故常可治感受暑邪，发热无汗或汗出，头痛头昏，口干口渴，脉洪而数等。

3.疟疾，湿热黄疸：气味芳香，长于截疟与解除疟疾寒热，故用于疟疾寒热，还可用于湿热黄疸。可单用较大剂量鲜品捣汁服，或随证配伍应用。

【用法用量】6~12g，煎服，不宜久煎；或鲜用绞汁服。

【使用注意】脾胃虚弱，肠滑泄泻者忌服。

地骨皮

茄科植物枸杞Lycium chinense Mill.或宁夏枸杞Lycium barbarum L.的干燥根皮。分布于中国南北各地。春初或秋后采挖根部，洗净，剥取根皮，晒干。

【性味归经】甘，寒。归肺、肝、肾经。

【功效】凉血除蒸，清肺降火。

【主治】

1.阴虚潮热，骨蒸盗汗：甘寒，能清肝肾之虚热，除有汗之骨蒸，为退虚热、疗骨蒸之佳品，常用治阴虚发热，骨蒸潮热，形瘦盗汗，五心烦热，颧红面赤，脉细数。

2.肺热咳嗽，咳血，衄血：甘寒，归肺经，善清泄肺热，除肺中伏火，故多用治肺火郁结，气逆不降，咳嗽咳血。

3.内热消渴：于清热除蒸泻火之中，兼有生津止渴的作用，又多用于内热消渴证。

【用法用量】9～15g，煎服。

【使用注意】外感风寒发热或脾虚便溏者不宜用。

白薇

萝藦科植物白薇Cynanchum atratum Bge.或蔓生白薇Cynanchum versicolor Bge.的干燥根和根茎。中国南北各省均有分布。春秋二季采挖，洗净，干燥。

【性味归经】苦、咸，寒。归胃、肝、肾经。

【功效】清热凉血，利尿通淋，解毒疗疮。

【主治】

1.温邪伤营发热，阴虚发热，骨蒸劳热，产后血虚发热：白薇苦寒，既能清实热，又能退虚热。故既可用治温邪入营，高热烦渴，神昏舌绛；又能治余邪未尽，阴虚发热，骨蒸潮热以及产后血虚发热，夜热早凉，低热不退及昏厥等症。

2.热淋，血淋，痈疽肿毒：能清热凉血，利尿通淋，故可治膀胱湿热、血淋涩痛，疮痈肿毒等症。

【用法用量】5～10g，煎服。外用适量。

【使用注意】无特殊禁忌。

银柴胡

石竹科植物银柴胡Stellaria dichotoma L.var.lanceolata Bge.的干燥根。产于中国西北部及内蒙古等地。春夏间植株萌发或秋后茎叶枯萎时采挖，除去残茎、须根及泥沙，晒干。切片，生用。以条长、外皮淡黄棕色、断面黄白色者为佳。

【**性味归经**】甘，微寒。归肝、胃经。

【**功效**】清虚热，除疳热。

【**主治**】

1.阴虚发热，骨蒸劳热：味甘益阴，微寒清热，主入肝经，能退热除蒸。且"退热而不苦泄，理阴而不升腾"，实为治阴虚发热之佳品。适用于肝肾阴虚，骨蒸劳热，潮热盗汗。

2.小儿疳热：有除疳热之功，与胡黄连相似。适用于小儿食滞或虫积日久所致的疳积发热，腹部膨大，口渴消瘦，毛发焦枯等。

【**用法用量**】3～10g，煎服。切片，生用。

【**使用注意**】外感风寒，血虚无热者忌用。

胡黄连

玄参科植物胡黄连Picrorhiza scrophulariiflora Pennell的干燥根茎。主产于云南、西藏。秋季采挖，除去须根和泥沙，晒干。

【**性味归经**】苦，寒。归肝、胃、大肠经。

【**功效**】退虚热，除疳热，清湿热。

【**主治**】

1.骨蒸潮热，小儿疳热：性寒，有退虚热，除骨蒸之功，故可用治阴虚发热，骨蒸潮热，盗汗及小儿疳热等症。

2.湿热泻痢，黄疸尿赤，痔疮肿痛：能清胃肠湿热，为治痢疾之良药，故可用治湿热泻痢等症。还可用于湿热引起的黄疸、热淋、痔疮等。

【**用法用量**】3～10g，煎服。切片，生用。

【**使用注意**】脾胃虚寒者慎用。

枸骨叶

冬青科植物枸骨Ilex cornuta Lindl.ex Paxt.的干燥叶。秋季采收，除去杂质，晒干。

【**性味归经**】苦，凉。归肺、肝、肾经。

【**功效**】清热养阴，平肝，益肾。

【**主治**】用于肺痨咳血，骨蒸潮热，头晕目眩。枸骨叶性凉味苦，入肺、肝、肾经，能清热养阴、平肝、益肾，可治肺阴虚的肺痨咳血，肾阴虚的骨蒸潮热，肝肾阴虚、肝阳上亢所致的头晕目眩。

【**用法用量**】9～15g，煎服。

【**使用注意**】枸骨叶性寒，脾胃虚弱者需配伍使用。

（隋华）

第八章　泻下药

泻下药以通泻大便或润滑大肠为主要作用，治疗便秘或水肿等病证的药物。泻下药多为沉降之品，主归大肠经。

泻下药作用比较广，主要能泻下通便，清除胃肠宿食积滞及其他有害物质，使之从大便排出，清热泻火，可使体内火毒、热毒、实热壅滞之邪通过泻下而得到缓解和消除，起到"上病治下""釜底抽薪"的作用。还可以逐水退肿，使水湿停饮随大小便排出，达到祛除停饮、消退水肿的目的。少数泻下药还有解毒、活血祛瘀等作用。

泻下药主要用治大便不通，胃肠停滞；或实热内结，热结便秘；或寒犯胃肠，冷积便秘；实热内盛；或水饮内停，胸腹积水等里实之证。药物分类根据作用强弱的不同，可分为攻下药、润下药及峻下逐水药。

使用泻下药时，应根据病情、兼证及病人体质恰当选药和配伍。若里实兼表邪者，宜先解表后攻里，或表里双解，以免表邪内陷；若里实而正虚者，宜配补虚药，或攻补兼施，以免损伤正气；若属寒积者，可配伍温里药；此类药亦常与行气药配伍，以加强泻下导滞作用。

使用泻下药中的攻下药、峻下逐水药时，因其作用峻猛，或具有毒性，易伤正气及脾胃，故年老体虚、脾胃虚弱者当慎用；妇女孕期、产后及月经期应当忌用。应用作用较强的泻下药时，当中病即止，慎勿过剂，以免损伤正气。应用作用峻猛而有毒性的泻下药时，一定要严格控制用量，注意用法及禁忌，避免中毒现象发生，确保用药安全。

第一节　攻下药

攻下药多苦寒，性沉降，主入胃、大肠经，具有较强泻下通便作用，并能清热泻火。主要适用于大便秘结，燥屎坚结及实热积滞之证。

部分攻下药还可配合温里药或温下药，用治寒结胃肠，冷积便秘。

攻下药奏效迅速、作用猛烈，但易伤正气，适合用于邪实正气不虚的证型。对久病正虚、年老体弱以及妇女孕期、产后、月经期等均应慎用或禁用。临床常用的攻下药有大黄、芒硝、番泻叶、芦荟等。

大黄

蓼科植物掌叶大黄Rheum palmatum L.唐古特大黄Rheum tanguticum Maxim. ex Balf.或药用大黄Rheum officinale Baill.的干燥根及根茎。掌叶大黄和唐古特大黄药材称北大黄，主产于青海、甘肃等地。药用大黄药材称南大黄，主产于四川。秋末或次春采挖，晒干，生用，或酒炒，酒蒸，炒炭用。

【性味归经】苦，寒。归脾、胃、大肠、肝、心包经。

【功效】泻下攻积，清热泻火，凉血解毒，逐瘀通经，利湿退黄。

【主治】

1.实热积滞便秘：大黄苦寒沉降，具有较强的泻下作用，主入肠胃经，能荡涤肠胃，推陈致新，为治疗积滞便秘之要药，《药品化义》记载"大黄气味重浊，直降下行，走而不守，有斩关夺门之功，故号将军"。因其善能泄热，故治疗实热便秘尤为适宜，常与芒硝、枳实等通用，以增强泻下通便之功。大黄配补益药的党参、白术，治气虚便秘；配温脾助阳药的附子、干姜，治寒实积滞；配养阴生津药的生地黄、麦冬，治热伤津亏便秘。

2.血热吐衄，目赤咽肿，痈肿疔疮，肠痈腹痛：大黄有苦降之性，能使上炎之火下泄，内服清热泻火，凉血止血；外用泻火解毒、凉血消肿，善治血热吐衄及火邪上炎所致之目赤、咽喉肿痛、牙龈肿痛等证及热毒痈肿疔疖、烧烫伤。常与清热泻火的黄连、黄芩等同用，以泻火通便；或与清热解毒，散瘀消肿的金银花、桃仁等同用，以解毒散瘀。

3.跌打损伤，瘀血经闭，产后瘀阻：大黄具有较好的活血逐瘀通经作用，为治疗瘀血证的常用药物，用于妇女产后瘀阻腹痛、恶露不尽，妇女瘀血经闭、跌打损伤，瘀血肿痛等证，常与红花、桃仁等活血化瘀药同用，以活血通经，祛瘀止痛。

4.湿热痢疾，黄疸尿赤，淋证，水肿：泻下通便，导湿热外出之功效还可治疗湿热病症。如治湿热痢疾，与木香、黄连同用，以清热燥湿，行气止痛；治湿热黄疸，与茵陈、栀子同用，以利湿退黄；治湿热淋证，与木通、车前子同用，以利尿通淋。

5.外治烧烫伤。

【用法用量】3～30g，煎服；生大黄泻下力强，故欲攻下者宜生用，入汤剂应后下或用开水泡服；久煎则泻下力减弱。酒制大黄泻下力较弱，活血作用较好，宜用于瘀血证。大黄炭则多用于出血证。外用适量，研末敷于患处。

【使用注意】

1.大黄为峻烈攻下之品，易伤正气，如非实证，不易妄用；且性味苦寒，易伤胃气，脾胃虚弱者慎用。

2.大黄性沉降，且善活血祛瘀，故女性怀孕、月经期、哺乳期亦应慎用。

芒硝

硫酸盐类矿物芒硝族芒硝，经加工精制而成的结晶体。主含含水硫（$Na_2SO_4 \cdot 10H_2O$）。中国大部分地区均有生产，多产于海边碱地、矿泉、盐场附近及潮湿的山洞中。全年均可采集提炼，以秋、冬二季为佳。

【性味归经】咸、苦，寒。归胃、大肠经。

【功效】泻下通便，润燥软坚，清火消肿。

【主治】

1.实热积滞，腹满胀痛：味咸润燥软坚，苦寒泻下通便，兼以清热，对实热积滞，大便燥结者尤为适宜，故张仲景大陷胸汤、大承气汤、调胃承气汤皆用芒硝以软坚去实热。

2.大便燥结，肠痈肿痛：味咸软坚，能通燥结，而苦寒降下，故能去火燥，主治"时疾壅热"，或上焦膈热或下部便坚，因咸走血。亦能破蓄血，除痰癖，有推陈致新之功。常配以大黄，二药配伍，相互促进，泻热导滞，攻下破积，增强通便除坚之力，用于实热积滞，大便燥结。

3.外治乳痈，痔疮肿痛：外用有清火消肿作用。治咽喉肿痛、口舌生疮，可与清热解毒类药同用，与硼砂、冰片等共研末吹患处，如冰硼散，或以芒硝置西瓜中制成西瓜霜外用；治目赤肿痛，可用芒硝置豆腐上化水或用玄明粉配制眼药水，外用滴眼；治乳痈初起，可用芒硝化水或用纱布包裹外敷；治痔疮肿痛，可单用煎汤外洗。

【用法用量】6～12g，一般不入煎剂，待汤剂煎得后，溶入汤液中服用。外用适量。

【使用注意】

1.孕妇慎用。

2.不宜与硫黄、三棱同用。

番泻叶

豆科植物狭叶番泻Cassia angustifolia Vahl或尖叶番泻Cassia acutifolia Delile的干燥小叶。前者主产于印度、埃及和苏丹，后者主产于埃及，中国广东、广西及云南亦有栽培。通常于9月采收。晒干，生用。

【性味归经】甘、苦，寒。归大肠经。

【功效】泻热行滞，通便，利水。

【主治】

1.热结积滞，便秘腹痛：苦寒沉降，既能泻下导滞，又能清导实热，是一味使用方便、疗效可靠、较适口的泻下药。主要适用于实热积滞，大便秘结证，可单味泡服，也可与枳实、厚朴等配伍，以增强泻下导滞作用。亦适用于习惯性便秘或老人便秘，可多小剂量单用泡服，以缓泻通便。现常用于X线腹部摄片，或腹部、肛肠手术前服用，目的在于清洁肠道，有利于摄片清晰和手术操作。也有用于腹部手术后作保留灌肠，能促进术后肠蠕动的恢复。

2.水肿胀满：番泻叶尚能利水，可用治腹水肿胀之症，可单用泡服，或与其他利水药同用，以增强泻下之功。还能通过通畅大便，通导大肠，清除胃内宿食，治疗消化不良、脘闷腹胀。

【用法用量】2~6g，煎服，后下；或开水泡服。

【使用注意】孕妇慎用。

芦荟

百合科植物库拉索芦荟Aloe barbadensis Miller及好望角芦荟Aloe ferox Miller或其他同属近缘植物叶的叶汁浓缩干燥物。前者主产于非洲北部及南美洲的西印度群岛，中国云南、广东、广西等地有栽培，药材称"老芦荟"，质量较好。后者主产于非洲南部地区，药材称"新芦荟"。全年可采，割取植物的叶片，收集流出的液体，置锅内熬成稠膏，倾入容器，冷却凝固，即得。

【性味归经】苦，寒。归肝、胃、大肠经。

【功效】泻下通便，清肝泻火，杀虫疗疳。

【主治】

1.热结便秘：大苦大寒，性沉降下行，能清胃肠之热而泻热通便，为峻下之品，又能清肝火，除烦热，常与朱砂配伍，二者互用，清火通便，除烦安神，用治肠胃燥结，兼见心烦易怒、睡眠不安之证。

2.惊痫抽搐：入肝经，清肝热、泻肝火。可用于肝经火盛所致的便秘溲赤、头晕头痛、烦躁易怒、惊风癫痫等，常与清肝息风药同用增加除热镇惊之力。

3.小儿疳积：苦寒至极，为杀虫疗疳之要药，常用于虫积腹痛及面色萎黄、形瘦体弱的小儿疳积证。

4.外治癣疮：外用可杀虫止痒，用于湿热下客肠脏，致血凝滞之痔病癣疮。

【用法用量】2~5g，宜入丸散。外用适量，研末敷患处。

【使用注意】

1.脾胃虚弱，食少便溏者忌用。孕妇慎用。

2.内服过量，刺激胃肠黏膜引起消化道一系列毒性反应。

第二节 润下药

润下药多味甘性平，主入大肠经，油润滑肠，甘可生津，性平缓泻，能润燥通便。均为富含油脂的植物种子。主治年老津枯、产后血虚、热病伤津及失血等所致的肠燥便秘。症见大便艰涩，并见阴血不足征象。使用时还应根据不同病情，配伍其他药物。若热盛津伤而便秘者，配清热养阴药；兼气滞者，配伍行气药；因血虚引起便秘者，可配伍补血药。部分润下药兼有润肺止咳、养血祛风、下气利水、消肿拔毒等作用，可用治肺燥咳嗽、皮肤瘙痒、水肿脚气及痈疽肿毒兼见肠燥便秘者。此类药物多脂难溶，宜入丸散，入汤剂须去壳捣碎。

有些润下药有小毒，当注意用量。素有缓泻者及孕妇慎用。

临床常用的润下药有火麻仁、郁李仁、蓖麻子、亚麻子、松子仁等。

火麻仁

桑科植物大麻Cannabis sativa L.的干燥成熟果实。中国各地均有栽培，主产于山东、河北、黑龙江、吉林、辽宁、江苏等地。秋季果实成熟时采收，除去杂质，晒干。生用或炒用，用时捣碎。

【性味归经】甘，平。归脾、胃、大肠经。

【功效】润肠通便。

【主治】用于血虚津亏，肠燥便秘。火麻仁甘平，质润去燥，善利大肠，为润肠通便常用之品，兼有滋养补虚作用。凡年老血液枯燥，产后气血不顺，病后元气未复，或禀弱不能运行致肠燥便秘者，皆可用治。临床亦常与郁李仁、瓜蒌仁、紫苏子、苦杏仁等润肠通便药同用，或与大黄、厚朴等配伍，以加强通便作用。

【用法用量】10～15g，煎服，打碎入煎。或入丸、散。

【使用注意】

1.便溏、阳痿、遗精、带下者慎服。

2.过量服用火麻仁能引起中毒，症状为恶心、呕吐、腹泻，四肢麻木，烦躁不安，精神错乱甚至昏迷等。

郁李仁

蔷薇科植物欧李Prunus humilis Bge.郁李Prunus japonica Thunb.或长柄扁桃Prunus.pedunculata Maxim.的干燥成熟种子。前二种习称"小李仁"，后一种习

称"大李仁"。主产于内蒙古、河北、辽宁等地。夏秋二季采收成熟果实，除去果肉和核壳，取出种子，干燥。生用，用时捣碎。

【性味归经】辛、苦、甘，平。归脾、大肠、小肠经。

【功效】润肠通便，下气利水。

【主治】

1.津枯肠燥，食积气滞，腹胀便秘：质润多脂，润肠通便作用类似火麻仁而较强，且兼可行气。治大肠气滞，肠燥便秘，常与火麻仁、柏子仁、苦杏仁等润肠药同用；治产后肠胃燥热，大便秘滞，可与芒硝、当归、生地黄等药配伍。

2.水肿，脚气，小便不利：能利水消肿，用于水肿胀满及脚气浮肿，可与桑白皮、赤小豆等利水消肿药同用。

【用法用量】6～10g，煎服。打碎入煎。或入丸、散。

【使用注意】孕妇慎用。

蓖麻子

大戟科植物蓖麻Ricinus communis L.的干燥成熟种子。中国各地均产。秋季采摘成熟果实，晒干，除去果壳，收集种子。

【性味归经】甘、辛，平；有毒。归大肠、肺经。

【功效】泻下通滞，消肿拔毒。

【主治】

1.大便燥结，痈疽肿毒，喉痹，瘰疬：蓖麻子多脂轻泻，可用于肠燥便秘之证。

2.外用善走能散，以毒攻毒，可退消阳毒红肿诸证。

【用法用量】内服：入丸剂，1～5g；去壳，生研或炒食。外用：适量，去壳，捣敷或调敷。

【使用注意】

1.孕妇及便滑者禁服。

2.蓖麻子内服外用均可引起中毒，重者可危及生命。

松子仁

松科植物红松Pinus koraiensis Sieb.et Zucc等的种仁。主产于东北。于果实成熟后采收，晒干，去硬壳取出种仁。

【性味归经】甘，微温。归肺、肝、大肠经。

【功效】润肠通便，润肺止咳。

【主治】

1.肠燥便秘：质润气香，甘润入肠而有润肠通便作用，宜用于津枯肠燥便秘之证。如老人虚秘，可以配火麻仁、柏子仁同用。

2.肺燥干咳：质润，入肺能润肺止咳。用治肺燥咳嗽，可与胡桃仁同用。

【用法用量】 5~10g，煎服。或入膏、丸。

【使用注意】 脾虚便溏，湿痰者禁用。

第三节　峻下逐水药

峻下逐水药大多苦寒有毒，药力峻猛，服药后能引起剧烈腹泻，使体内潴留的水液随从大便排出。部分药物还兼有利尿作用。适用于全身水肿、臌胀、胸胁停饮等正气未衰之证。

此类药物有毒而力峻，易于损伤正气，临床应用当"中病即止"，不可久服，使用时常配伍补益药以保护正气。体虚者及孕妇慎用或忌用此类药物。还要注意此类药物的炮制、剂量、用法及禁忌等，以确保用药安全、有效。临床常用的药物有甘遂、大戟、芫花、商陆、牵牛子、巴豆、千金子等。

甘遂

大戟科植物甘遂Euphorbia kansuiT.N.Liou ex T.P.Wang的干燥块根。主产于河北、山西、陕西等地。秋末茎叶枯萎后或次春开花前采挖，除去外皮，晒干。生用或醋制用。

【性味归经】 苦，寒；有毒。归肺、肾、大肠经。

【功效】 泻水逐饮，消肿散结。

【主治】

1.水肿胀满，胸腹积水：苦能泄降、寒可除热，专于行水，善行经隧之水湿，泻水逐饮力峻，使体内潴留之水饮从二便而排出，故凡是水肿，大腹臌胀，胸胁停饮，而正气未衰者均可用之。可单用研末服，或配伍大戟、芫花等品，如十枣汤。

2.痰饮积聚，风痰癫痫：苦寒峻下，能荡涤痰涎。《本草纲目》中记载甘遂有治"痰迷癫痫"之功。故可用于痰热上扰，蒙蔽清窍而癫痫发狂者。

3.痈肿疮毒：苦寒有毒，可泄火攻毒，外用有解毒消肿散结之功，可治湿热毒火引起的各种痈肿疮毒，用甘遂末水调外敷，也可配其他清热解毒、消痈散结药同用。

【用法用量】 0.5~1.5g，炮制后多入丸散用。外用适量，生用。

【使用注意】

1.甘遂苦寒，有毒，作用峻烈，故虚弱者慎用。

2.不宜与甘草同用，孕妇禁用。

大戟

大戟科植物大戟Euphorbia pekinensisRupr.的干燥根。主产于江苏、四川、江西、广西等地。秋冬二季采挖，洗净，晒干。生用或醋制用。

【性味归经】苦，寒；有毒。归肺、脾、肾经。

【功效】泻水逐饮，消肿散结。

【主治】

1.水肿胀满，胸腹积水：泻水逐饮作用与甘遂相似而力稍逊，适用于全身水肿、胸腹积水等水饮内停之证而正气未衰者，可单用，或与甘遂、芫花等泻水逐饮药同用。

2.痈肿疮毒，瘰疬痰核：辛能行散、苦可降泄、寒而去热，又能降泻热毒、消肿散结，内服外用均可，但以外用为主。治热毒壅滞之痈肿疮毒，可鲜用捣烂外敷，或配伍解毒消痈散结药同用；治痰火凝结的瘰疬痰核，可与鸡蛋同煮，吃鸡蛋。

【用法用量】1.5～3g，煎服；入丸散服，每次1g·内服醋制用，外用适量，生用。

【使用注意】

1.大戟有毒，作用峻猛，故体质虚弱者忌用。孕妇禁用。

2.不宜与甘草同用。

芫花

瑞香科植物芫花Daphne genkwaSieb.et Zucc.的干燥花蕾。主产于安徽、江苏、浙江、四川、山东等地。春季花未开放前采摘，晒干。生用或醋制用。

【性味归经】苦、辛，温；有毒。归肺、脾、肾经。

【功效】泻水逐饮；外用杀虫疗疮。

【主治】

1.水肿胀满，胸腹积水，痰饮积聚，气逆咳喘，二便不利：泻水逐饮作用与甘遂、大戟相似而力稍逊，治全身水肿、胸腹积水等水饮内停之证而正气未衰者，三者常配伍使用。

2.外治疥癣秃疮，痈肿，冻疮：有杀虫之功，可用于治积虫臌胀。外用有解毒疗疮止痒作用，治疥癣秃疮，痈肿，可以为末，调敷患处；治冻疮，可与甘草煎汤外洗。

【用法用量】1.5～3g，煎服。醋芫花研末吞服，每次0.6～0.9g，1日1次。外用适量。

【使用注意】

1.芫花作用峻猛，易伤正气，故虚弱者忌用。

2.不宜与甘草同用。孕妇忌用。

商陆

商陆科植物商陆Phytolaccaacinosa Roxb.或垂序商陆Phytolacca americana L.的干燥根。中国大部分地区均产，主产于河南、安徽、湖北等地。秋季至次春采挖。切片，晒干或阴干。生用或醋制用。

【性味归经】苦，寒；有毒。归肺、脾、肾、大肠经。

【功效】逐水消肿，通利二便；外用解毒散结。

【主治】

1.水肿胀满，二便不通：苦寒降泄，其性下行，专于治水，能通利二便以排泻水湿，具有较好的泻下逐水作用，用治水肿臌胀、大便秘结、小便不利之水湿肿满实证，单用有效，或以本品煮粥食，或与鲤鱼、赤小豆煮食，或配泽泻、茯苓皮等利水消肿之品。

2.外治痈肿疮毒：苦寒清泄除热，有消肿散结解毒之功，外用可治疮疡肿毒、痈肿初起者。可用鲜商陆根，酌加食盐，捣烂外敷。

【用法用量】3～9g，煎服。外用适量，煎汤熏洗或取鲜品捣烂敷患处。

【使用注意】孕妇禁用。

牵牛子

旋花科植物裂叶牵牛Pharbitis nil（L.）Choisy或圆叶牵牛Pharbitispurpurea（L.）Voigt的干燥成熟种子。中国大部分地区均产。秋末果实成熟、果壳未开裂时采收，晒干。生用或炒用，用时捣碎。

【性味归经】苦，寒；有毒。归肺、肾、大肠经。

【功效】泻水通便，消痰涤饮，杀虫攻积。

【主治】

1.水肿胀满，二便不通：苦寒，其性降泄，善泄湿热，通利水道，能通利二便以排泄水湿，其泻下逐水作用虽较甘遂、大戟稍缓，但仍属有毒峻下之品，用于水肿臌胀，二便不利等正气未衰水湿实证。可单用研末服或配小茴香等。

2.痰饮积聚，气逆喘咳：苦寒入肺经，其性降泄，又能泻肺气、逐痰饮，《本草纲目》载其"逐痰消饮"，可用于肺气壅滞，痰饮咳喘，面目浮肿者。

3.便秘：苦而泄下，寒能除热，故有泻下、通便、去积作用，可治实热积滞，大便不通；大肠风秘结涩；痢疾里急后重者。

4.虫积腹痛：还有杀虫去积之功，并借其泻下作用以排除虫体，治蛔虫、绦虫及虫积腹痛。

【用法用量】3~6g，煎服。入丸散服，每次1.5~3g。

【使用注意】

1.孕妇禁用。

2.不宜与巴豆、巴豆霜同用。

3.过量的牵牛子对肠道有强烈的刺激作用，亦可刺激肾脏使之充血，重者并能损害中枢神经系统，出现言语障碍。

巴豆

大戟科植物巴豆Croton tiglium L.的干燥成熟果实。主产于四川、广西、云南等地。秋季果实成熟时采收，堆置2~3天，摊开，干燥。用时取仁生用或制霜用。

【性味归经】辛，热；有大毒。归胃、大肠经。

【功效】峻下冷积，逐水退肿，豁痰利咽；外用蚀疮。

【主治】

1.寒积便秘，乳食停滞：辛能行散，热而温通逐寒，能峻下寒积，荡涤胃肠沉寒痼冷，开通闭塞，药力刚猛，有"斩关夺门之功"。单用可将巴豆霜装入胶囊服，或配大黄、干姜制丸服，使便通积去，寒消阳复，为温下之峻剂，适用于寒邪食积，阻结肠道，大便不通，腹满胀痛，病起急骤，气血未衰者，如三物备急丸。

2.腹水臌胀，二便不通：用治腹水臌胀，可用巴豆配杏仁为丸服。近代用含巴绛矾丸治晚期血吸虫病肝硬化腹水。

3.喉风，喉痹：能祛痰利咽以利呼吸。治喉痹痰涎壅塞气道，呼吸困难，甚则窒息欲死者，可单用巴豆，去皮，线穿纳入喉中，牵出即苏。治痰涎壅塞、胸膈窒闷、肢冷汗出之寒实结胸者，常与贝母、桔梗同用，如三物小白散。此外，小儿痰壅、乳食停积甚则惊悸者，可用本品峻药轻投，可祛痰、消积，常与胆南星、朱砂、六神曲等同用，如万应保赤散。

4.外治痈肿脓成不溃，疥癣恶疮，疣痣：外用有蚀腐肉、疗疮毒作用。治痈肿成脓未溃者，常与乳香、没药、木鳖子等熬膏外敷，以蚀腐皮肤，促进破溃排脓；治恶疮，单用本品炸油，以油调雄黄、轻粉末，外涂疮面即可。

【用法用量】外用适量，研末涂患处，或捣烂以纱布包擦患处。

【使用注意】

1.孕妇禁用。

2.不宜与牵牛子同用。

千金子

大戟科植物续随子Euphorbia lathyris L.的干燥成熟种子。主产于河北、浙江、四川等地。夏秋二季果实成熟时采收，晒干。

【**性味归经**】辛，温；有毒。归肝、肾、大肠经。

【**功效**】泻下逐水，破血消癥；外用疗癣蚀疣。

【**主治**】

1.二便不通，水肿，痰饮，积滞胀满：泻下逐水，功似甘遂、大戟，其性峻猛，宜用于二便不利之水肿实证。单用有效，或配大黄，酒水为丸服，或与防己、槟榔、葶苈子、桑白皮等行气利水药同用，以增强逐水消肿之功。

2.癥瘕、血瘀经闭：治疗瘀滞经闭者，可与当归、川芎、红花同用。治痞块者，可配轻粉、青黛为末。

3.外治顽癣，赘疣：有攻毒杀虫作用，可用治顽癣、恶疮肿毒及毒蛇咬伤等，可内服、外用。

【**用法用量**】1~2g，去壳，去油用，多入丸散服。外用适量，捣烂敷患处。

【**使用注意**】

1.孕妇禁用。

2.体弱便溏者忌服。

3.千金子所含有毒成分为千金子甾醇、殷金醇棕榈酸酯等，对胃肠道有强烈刺激，对中枢神经系统也有毒性。

（梁丽娜）

第九章　祛风湿药

祛风湿药是以祛除风湿邪气为主要作用，治疗风湿痹证的药物。

祛风湿药大多味辛苦，主入肝、脾、肾经。辛能散风，苦以燥湿，肝主筋，肾主骨，脾主肌肉，故祛风湿药有祛除肌肉、筋骨、关节之间的风湿邪气的作用。多数药物性温热，兼能散寒，适用于风寒湿痹；部分药物性寒凉，寒可清热，故有清热散风、祛湿通络的作用，适用于风湿热痹；另有部分祛风湿药兼有补肝肾、强筋骨作用，常用于风湿痹证兼见肝肾不足，筋骨痿软者。祛风湿药主要用于治疗肌肉、筋骨、关节等处疼痛、重着、麻木和关节肿大、筋脉拘挛、屈伸不利等，或关节红肿热痛之风湿痹证，兼治痹证兼肝肾不足、半身不遂、外感表证夹湿、伏风头痛等病证。

根据药性及功效主治的不同，可分为祛风寒湿药、祛风湿热药、祛风湿强筋骨药三类。祛风湿药辛温性燥，易伤阴耗血，阴血亏虚者应慎用。

使用祛风湿药时应按照痹证的类型和性质、病位、病程新久等选择药物，并和其他药物配伍。如风邪偏盛的行痹，应选择善祛风的祛风湿药，佐以活血养营之品；湿邪偏盛的着痹，应选用温燥的祛风湿药，佐以健脾渗湿之品；寒邪偏盛的痛痹，当选用温性较强的祛风湿药，佐以通阳温经之品；若治风湿热痹，当选用性寒凉的祛风湿药，酌情配伍凉血清热解毒药；感邪初期，病邪在表，当配伍散风胜湿的解表药；病邪入里，须与活血通络药同用；若夹有痰浊、瘀血者，须与祛痰、散瘀药同用；久病体虚，肝肾亏虚，气血不足者，应选用强筋骨的祛风湿药，配伍补肝肾、益气血的药物，扶正以祛邪。

第一节　祛风寒湿药

以祛除风、寒、湿邪为主要功能，用于风寒湿痹的药物。性味多为辛、苦、温，入肝、脾、肾经。辛散祛风，味苦燥湿，温通祛寒。有较好的祛风、除湿、散寒、止痛、通经络等作用，尤以止痛为其特点，主要适用于风寒湿痹，肢体关节疼痛，筋脉拘挛，痛有定处，遇寒加重等。经配伍亦可用于风湿热痹。

临床常用的祛风寒湿药有威灵仙、独活、川乌、草乌、乌梢蛇、木瓜、海风藤、蚕沙、徐长卿、寻骨风、松节、伸筋草、路路通、雪上一枝蒿、蕲蛇等。

威灵仙

毛茛科植物威灵仙Clematis chinensis Osbeck、棉团铁线莲Clematis hexapetala Pall.或东北铁线莲Clematis manshurica Rupr.的干燥根及根茎。前一种主产于江苏、安徽、浙江等地，应用较广。后两种部分地区应用。秋季采挖，除去泥沙，晒干。切段，生用。以条长外皮色、质坚实者为佳；切片以片大、片面粉白色者为佳。

【性味归经】辛、咸，温。归膀胱经。

【功效】祛风湿，通经络，止痹痛。

【主治】风湿痹痛，肢体麻木，筋脉拘挛，屈伸不利：性味辛温，入膀胱经，为治疗风寒湿邪留滞经络，关节不利之风湿痹痛的要药，凡风寒湿所致诸痹，不问患处在上在下，但凡肢体关节麻木疼痛，屈伸不利，均可投而用之，常配伍桑寄生、羌活、防己等，以增祛除风湿痹痛之功效。

【用法用量】6~10g，煎服。

【使用注意】威灵仙辛散走窜，气血虚弱者慎服。

独活

伞形科植物重齿毛当归Angelica pubescens Maxim.f.biserrata Shan et Yuan的干燥根。主产于四川、湖北、安徽等地。春初苗刚发芽或秋末茎叶枯萎时采挖，除去须根及泥沙，烘至半干，堆置2~3天，发软后再烘至全干。以条粗壮、质坚实、油润、香气浓者为佳。

【性味归经】辛、苦，微温。归肾、膀胱经。

【功效】祛风除湿，通痹止痛。

【主治】

1.风寒湿痹，腰膝疼痛：性味辛散温通，气味雄烈，能宣通百脉，调和经络，通行气血，散风除湿，故有"治诸风，百节痛风无问久新者"之说，为治痹痛之常用药物，凡风寒湿邪闭阻肌肉关节所致痹证疼痛均可应用。其性善下行，故常用于治腰以下酸重疼痛，常与防风、桑寄生等药相须为伍，治疗风寒湿痹，腰膝疼痛。

2.少阴伏风头痛：主入肾经，祛风散寒止痛，对于邪伏足少阴肾经，发为头痛之伏风，能善搜而治之，故用治少阴头痛，痛连齿颊，见风即痛之症。

3.风寒夹湿头痛：辛温苦燥，入足太阳膀胱经，其辛散苦燥之功，既可发散在肌表的风寒，又可除外感之湿邪，故常用治感受风寒湿所致之风寒夹湿表证，见有恶寒发热，无汗，头痛身重诸症者，常配伍羌活、细辛、藁本等药同用。又能发散郁火，治疗风牙肿痛诸证。

【用法用量】3~10g，煎服。

【使用注意】阴虚血燥者慎服。

川乌

毛茛科植物乌头Aconitum carmichaeliDebx.的干燥母根。主产于四川、云南、陕西、湖南等地。6月下旬至8月上旬采挖，除去子根、须根及泥沙，晒干，生用。

【性味归经】辛，苦，热；有大毒。归心、肝、肾、脾经。

【功效】祛风除湿，温经止痛。

【主治】

1.风寒湿痹，关节疼痛，肢体麻木，半身不遂：味辛性热，散寒除湿止痛力强悍，为治疗风痹半身不遂，引经之要药。本品最善除寒湿，散风邪，故可用治寒湿痹证日久，关节疼痛不可屈伸、中风手足不仁、痹证筋脉挛痛及跌打瘀痛，常配伍麻黄、羌活等使用。

2.心腹冷痛，寒疝作痛，头风头痛，跌打瘀痛及麻醉止痛：能温养脏腑，散寒止痛，温里止痛，故可用于心腹冷痛、头风头痛、寒疝腹痛等。

【用法用量】3~10g，煎服。

【使用注意】

1.孕妇忌用。

2.不宜与半夏、瓜蒌、瓜蒌子、天花粉、川贝母、浙贝母、白及同用。

3.内服一般应炮制用，生品内服宜慎；酒浸、酒煎服易致中毒，应慎用。

草乌

毛茛科植物北乌头Aconitum kusnezoffii Reichb.的干燥块根。主产于东北、华北。秋季茎叶枯萎时采挖，除去须根及泥沙，干燥。以根肥状、质坚实、断面白色、粉质多、残基及须根少者为佳。

【性味归经】辛、苦，热；有大毒。归心、肝、肾、脾经。

【功效】祛风除湿，温经止痛。

【主治】风寒湿痹，关节疼痛，肢体麻木，半身不遂，心腹冷痛，寒疝作痛，头风头痛，跌打瘀痛及麻醉止痛：味辛性热，其功效与川乌相似，温经散寒止痛之力较强，长于祛寒胜湿，逐痰消肿，常用治风寒湿痹，顽痹，寒痰阴疽，及心腹冷痛、疝痛、冷痢等症。

【用法用量】一般炮制后用。

【使用注意】

1.生品内服宜慎。

2.孕妇禁用。

3.不宜与半夏、瓜蒌、天花粉、川贝母、浙贝母、白蔹、白及同用。

乌梢蛇

游蛇科动物乌梢蛇zaocys dhumnades（Cantor）的干燥体。全中国大部分地区有分布。多于夏、秋二季捕捉，剖开蛇腹或先剥去蛇皮留头尾，除去内脏，干燥。去头及鳞片，切段生用、酒炙，或黄酒闷透，去皮骨用。以头尾齐全、肉色黄白、体坚实者为佳。

【性味归经】甘，平。归肝经。

【功效】祛风，通络，止痉。

【主治】

1.风湿顽痹，麻木拘挛，中风口眼㖞斜，半身不遂：味甘气厚，性平无毒，善行走窜。《本草分经》谓其"内走脏腑，外彻皮肤，透骨搜风，截惊定搐"，常配伍搜风止痉的蕲蛇，全蝎，用于治疗中风瘫痪、半身不遂、破伤风等顽症。

2.抽搐痉挛，破伤风，麻风，疥癣：有祛风通络、除湿杀虫之效，长于祛肌肉皮肤之风，故凡风痹、风瘫及干湿癣、疥疮、瘰疬、流注、骨疽等均可选用，常配伍散风热止痒的蝉蜕使用。

【用法用量】9~12g，煎服。

【使用注意】血虚生风者慎服。

木瓜

蔷薇科植物贴梗海棠Chaenomeles speciosa（Sweet）Nakai的干燥近成熟果实。习称皱皮木瓜。主产于安徽、四川、湖北、浙江等地。安徽宣城产者称宣木瓜，质量较好。夏秋二季果实绿黄时采收，置沸水中烫至外皮灰白色，对半纵剖，晒干。切片，生用。以外皮抽皱、肉厚、内外紫红、质坚实、味酸者为佳。

【性味归经】酸，温。归肝、脾经。

【功效】舒筋活络，和胃化湿。

【主治】

1.湿痹腰膝关节酸重疼痛：性温味酸，酸入肝，能柔肝缓急而舒筋；温可祛湿通络，故有舒筋活络，除痹止痛之功，为治风湿痹痛之常用药，尤以湿痹腰脚疼重，筋脉拘挛，不能屈伸者更为适宜，常配伍秦艽、蚕沙、五加皮等祛风湿药使用。

2.暑湿吐泻，转筋挛痛，脚气水肿：气味芳香，入足太阴脾经，能理脾和胃，除湿浊、化饮食、止吐泻而敛气阴，故霍乱吐泻、痢疾腹痛等均可选用；常配伍白芍、木香、薏苡仁等药，以增强其祛风湿，舒筋脉，调营卫，止疼痛，可用于寒湿壅滞所致脚气肿痛，上冲胸腹等。

【用法用量】6～9g，煎服。

【使用注意】

1.内有郁热，小便短赤者忌服。

2.精血亏虚、真阴不足引起的腰膝无力者不宜用。

3.伤食脾胃未虚、积滞多者不宜用。

伸筋草

石松科植物石松Lycopodium japonicum Thunb.的干燥全草。主产于东北、华北、华中、西南各省。夏秋二季茎叶茂盛时采收，除去杂质，晒干。切段，生用。以色绿、身干、无泥、不碎者为佳。

【性味归经】微苦、辛，温。归肝、脾、肾经。

【功效】祛风除湿，舒筋活络

【主治】

1.风湿痹病，关节酸痛：辛温善行，走而不守，功能活血通络，尤以擅长舒缓筋急而得名。恒为治疗久风顽痹、筋脉拘急之要药。常用于治疗风湿阻络肢节筋脉拘急，伸展不利，麻痹酸痛以及久风顽痹，肌肉顽麻不仁者。

2.筋脉挛急，屈伸不利：舒缓肢节筋脉，与木瓜等药配伍，也可用于腿足转筋及跌打损伤之筋络不利。

【用法用量】3～12g，煎服。

【使用注意】孕妇及出血过多者慎用。

徐长卿

萝摩科植物徐长卿Cynanchum paniculatum（Bge.）的干燥根及根茎。夏秋二季采挖，除去杂质，阴干。以根粗长、色棕黄、香气浓者为佳。

【性味归经】辛，温。归肝、胃经。

【功效】祛风，化湿，止痛，止痒。

【主治】

1.风湿痹痛，胃痛胀满，牙痛，腰痛，跌扑伤痛：辛散温通，入肝、胃二经，能祛筋骨间风寒湿邪，功擅止痛，与威灵仙相须配伍，可用治风湿痹痛、胃痛胀满，牙痛，腰痛，跌打瘀肿等多种痛证。

2.风疹、湿疹：功能祛风化湿，而风疹、湿疹等，非风即湿为祟，借其能祛肌肤中风邪而止痒之效用，常用治此类瘙痒病症，为增其效，常伍用苦参、地肤子、白鲜皮等清利湿热之品。

【用法用量】3～12g，煎服，后下。

【使用注意】

1.徐长卿芳香，入煎剂不宜久煎。

2.体弱者慎服。

海风藤

胡椒科植物风藤Piper kadsura（Choisy）Ohwi的干燥藤茎。主产于广东、福建、台湾等地。夏秋二季采割，除去根、叶，晒干。切厚片，生用。以茎条粗壮、均匀、有香气者为佳。

【性味归经】辛、苦，微温。归肝经。

【功效】祛风湿，通经络，止痹痛。

【主治】

1.风寒湿痹，肢节疼痛，筋脉拘挛，屈伸不利：辛苦微温，长于祛风湿，行经络，和血脉，止疼痛，为祛风通络止痛的要药。故用于风寒湿痹，肢节酸痛，关节不利，筋脉拘挛等。《滇南本草》记载海风藤"治寒湿痹伤筋，祛风，筋骨疼痛"，常与羌活、独活、当归等药配伍。

2.跌打肿痛：辛温能活血通络，舒筋止痛，故可用于跌打损伤，局部肿痛等，与三七、没药、大血藤等药配伍使用。

【用法用量】6～12g，煎服。

【使用注意】无特殊禁忌。

雪上一枝蒿

毛茛科植物短柄乌头Aconitum brachypodum Diels.、展毛短柄乌头A.brachypodum Diels var.laxiflorum Fletcher et Lauener、曲毛短柄乌头A.brachypodum Diels var.crispulum W.T.Wang、宣威乌头A.nagarum Stapf var.lasiandrum W. T.Wang、小白撑A.nagurum Stapf var.heterotrichum Fletcher et Lauener、铁棒锤A.pendulum Busch.、伏毛铁棒锤A.flavum Hand.-Mazz.等的块根。主产于云南、四川等地。夏末秋初采挖，晒干。经水泡或童尿制后，漂净，切片用。以质坚实、断面色白、粉性足者为佳。

【性味归经】苦、辛，温。有大毒。归肝经。

【功效】祛风除湿，通络定痛。

【主治】

1.风湿痹痛：辛散温通，性猛善走，能祛风湿，活血脉，尤擅止痛，为治疗多种疼痛的良药。常用于风湿痹痛、神经痛、牙痛、跌打伤痛、术后疼痛及癌肿疼痛等。可单用研末服，或泡酒外擦，或制成注射剂用。

2.跌打伤痛：有大毒，能以毒攻毒，活血通络，俾"通则不痛"而痹痛伤痛得止，可单用泡酒外擦，治疮疡肿毒，毒虫及毒蛇咬伤等。

【用法用量】常用量，口服，一次0.025~0.05g。极量，一次0.07g。

【使用注意】

1.雪上一枝蒿有剧毒，未经炮制不宜内服。

2.孕妇、老弱、小儿及心脏病、溃疡病患者禁用。

路路通

金缕梅科植物枫香树Liquidambar formosana Hance的干燥成熟果序。中国大部分地区有产。冬季果实成熟后采收，除去杂质，干燥。生用。以个大、色黄、无杂质、无果柄者为佳。

【性味归经】苦，平。归肝、肾经。

【功效】祛风活络，利水消肿，下乳通经。

【主治】

1.关节痹痛，麻木拘挛，水肿胀满：性平味苦，能通行十二经脉，善祛除留于肌肉、筋骨、关节、经络的风寒湿诸邪，故风寒湿痹，筋脉拘挛，周身骨节疼痛宜用。因其能行血通脉，故气血瘀滞，脉络闭阻所致半身不遂以及跌打损伤、瘀血肿痛等亦能取效。

2.乳少，经闭：主归肝经，除祛风活络外兼能利水通经，具有疏肝理气解郁，祛瘀通经下乳之功，故妇人肝气郁结所致经闭、产后乳汁不通或乳房胀痛等常选用。《金匮要略》谓："血不利则为水"，路路通能通行十二经脉，调理一身气机，气机畅通则水肿能消，用于水肿、小便不利等。

【用法用量】5~9g，煎服。

【使用注意】

1.虚寒血崩者勿服。

2.月经过多者忌用。

蕲蛇

蝰科动物五步蛇Agkistrodon acutus（Güenther）的干燥体。主产于湖北、江西、浙江等地。多于夏秋二季捕捉，剖开蛇腹，除去内脏，洗净，干燥。去头、鳞，切段生用、酒炙，或黄酒润透，去骨用。以条大、头尾齐全、花纹斑明显、腹内洁白、每条在100克以上者为佳。

【性味归经】甘、咸，温；有毒。归肝经。

【功效】祛风，通络，止痉。

【主治】

1.风湿顽痹，麻木拘挛，中风口眼㖞斜，半身不遂：甘、温，性善走窜，为风药中之猛剂。可引诸祛风药至病所，内走脏腑，外彻皮肤，自脏腑而达皮毛，其透骨通络，搜风胜湿之力较强，适用于风湿痹痛，筋脉拘挛，麻木瘫痪及中风口眼歪斜，半身不遂等，尤宜于病邪较深，顽固难愈的风湿痹痛。

2.抽搐痉挛，破伤风，麻风，疥癣：主入肝经，能息肝风，止痉定惊，尤以搜风见长，凡风毒侵犯肌肤筋骨或肝动内风所致之惊搐均适用，如破伤风、小儿急（慢）惊风所致痉挛抽搐、项背强直、角弓反张等；蕲蛇可以毒攻毒，祛风止痒，疗恶疮，除疥癣，是治疗癣癞恶疮的要药，故常用治内外风毒壅于血分而致皮肤瘙痒难耐或发为瘰疬、恶疮、梅毒等。

【用法用量】3~9g，煎服；研末吞服，一次1~1.5g，一日2~3次。

【使用注意】阴虚内热者忌服。

蚕沙

蚕蛾科昆虫家蚕Bombyx mori L.幼虫的粪便。育蚕地区皆产，以江苏、浙江、四川等地产量最多。6~8月收集，以二眠到三眠时的粪便为主，收集后晒干，簸净泥土及桑叶碎屑。生用。以粒大、色黑者为佳。

【性味归经】甘、辛，温。归肝、脾、胃经。

【功效】祛风除湿，和胃化湿。

【主治】

1.风寒湿痹、半身不遂：性味甘辛而气温，药性温和，既可散又可通，长于祛风燥湿，为治风湿之专药，无论风痹、湿痹、寒痹，均可应用；与防己相伍，亦可用于中风瘫痪，半身不遂。

2.吐泻转筋：既能祛筋骨肌肤之风湿，舒筋急而止挛痛；又可化肠胃之湿浊，和中而止吐泻。故用于湿盛之吐泻腹痛，胸闷脘痞等，效果较好，尤常用于霍乱吐泻过度所致转筋，可配伍薏苡仁等药。

3.风疹湿疹瘙痒：性温微燥，能祛风止痒，可用于治疗多种风疹瘙痒。

4.遗精、白浊：可燥湿化浊，用治湿热所致遗精、白浊等。

5.蚕沙味辛性温，属温散之品，可疏风除湿，升清降浊，可用于伤风夹湿表证，风扰清窍，湿浊蒙蔽，浊阴不降，致头身重痛、迎风流泪等。

【用法用量】5~15克，煎服，宜布包入煎。外用适量。

【使用注意】不宜用于肝肾亏损、血虚失于荣养的腰膝酸软冷痛。

寻骨风

马兜铃科植物绵毛马兜铃Aristolochia mollissima Hance的根茎或全草。主产于河南、江苏、江西等地。夏秋二季采收，晒干。切段，生用。以根茎红棕色者为佳。

【性味归经】辛，苦，平。归肝经。

【功效】祛风湿，通络止痛。

【主治】

1.风湿痹痛：辛开苦降，芳香善行，外达四肢经络，内行脏腑肠胃，功善祛风湿，利筋骨，通经脉，止疼痛。故可用治风湿痹痛，肢体麻木，筋脉拘挛，重着顽麻者，常与威灵仙配伍使用。

2.跌打损伤，胃脘痛，牙痛，痈肿：善祛风通络，活血化瘀，消肿止痛，可用于跌打损伤，瘀肿疼痛等，气则血行，气滞则血瘀，故可常与行气药配伍，以增效力。寻骨风入肝经，通络行滞止痛，俾肝木条达而中土和顺，故可用治肝胃不调或脾胃不和所致胃脘疼痛，肝脉瘀阻所致疝气、牙痛等。

【用法用量】10～15克，煎服。外用适量。

【使用注意】阴虚内热者忌用。

第二节　祛风湿热药

祛风湿热药以祛风除湿、通络止痛、清热消肿为主要作用，用于风湿热痹，症见关节红肿热痛等。多辛苦寒，辛则行散，苦能降泄，寒可清热。经配伍亦可用于风寒湿痹。

临床常用的祛风湿热药有秦艽、防己、丝瓜络、络石藤、桑枝、雷公藤、豨莶草、海桐皮等。

秦艽

龙胆科植物秦艽Gentiana macrophylla Pall.麻花秦艽Gentiana straminea Maxim.粗茎秦艽Gentiana crassicaulis Duthie ex Burk.或小秦艽Gentiana dahurica Fisch.的干燥根。前3种按性状不同分别习称"秦艽"和"麻花艽"，后一种习称"小秦艽"。主产于甘肃、青海、内蒙古。春秋二季采挖，除去泥沙；秦艽及麻花艽晒软，堆置"发汗"至表面呈红黄色或灰黄色时，摊开晒干，或不经"发汗"直接晒干；小秦艽趁鲜时搓去黑皮，晒干。切片，生用。

【性味归经】辛、苦，平。归胃、肝、胆经。

【功效】祛风湿，清湿热，止痹痛，退虚热。

【主治】

1.风湿痹痛，中风半身不遂，筋脉拘挛，骨节酸痛：辛散苦泄，辛以疏风，苦以燥湿，能散厥阴肝经之风，泄阳明胃腑之湿，为散风除湿，舒筋通络的常用药。其质地滋润，药性平和，前人有"风药中之润剂，散药中之补剂"之称，强调其虽为风药，但祛风除湿而不燥，凡风湿痹痛，无问新久，偏寒偏热，均可应用，因其性微寒，故对发热、关节红肿热痛者尤为适宜。又长于舒筋，对风中经络所致手足不用、半身不遂等亦可用之。

2.骨蒸潮热，小儿疳积发热：质润而不燥，能退虚热而无损阴津，故骨蒸劳热、妇人胎热、小儿疳积发热都可应用。

3.湿热黄疸：外行于关节，内达于下焦，可宣通诸腑，利小便，引导湿热下行，可用于湿热黄疸。

【用法用量】3～10g，煎服。

【使用注意】无特殊禁忌。

防己

防己科植物粉防己Stephania tetrandra S.Moore的干燥根。主产于浙江、江西、安徽。秋季采挖，洗净，除去粗皮，晒至半干。切段，个大者再纵切，干燥，生用。

【性味归经】苦，寒。归膀胱、肺经。

【功效】祛风止痛，利水消肿。

【主治】

1.风湿痹痛：味苦性寒，苦以燥湿，寒能清热，善走下行。可外散风邪，内清湿热，并以除湿见长，专泻下焦湿热，故对风湿热邪阻滞经络所致的关节红肿疼痛尤为适宜。

2.水肿脚气，小便不利，湿疹疮毒：苦寒降泄，能利水道，善祛下焦水湿，为疗风水水肿之要药，水湿停留或湿热蕴结下半身所致的水肿，腹水，脚气，小便不利等亦常用。

【用法用量】5～10g，煎服。

【使用注意】无特殊禁忌。

丝瓜络

葫芦科植物丝瓜Luffa cylindrica（L.）Roem.的干燥成熟果实的维管束。主产于江苏、浙江。夏秋二季果实成熟、果皮变黄、内部干枯时采摘，除去外皮及果肉，洗净，晒干，除去种子。切段，生用或炒用。

【性味归经】甘，平。归肺、胃、肝经。

【功效】祛风，通络，活血，下乳。

【主治】

1.痹痛拘挛：甘平，入肺胃肝经。药力平和，能通经络，和血脉，长于祛风通络，可用治风湿痹痛，筋脉拘挛。

2.胸胁胀痛，乳汁不通，乳痈肿痛：体轻通利，善通乳络，下乳汁，解毒消肿，故妇人产后气血壅滞，乳汁不通，乳痈肿痛亦常用。

【用法用量】5~12g，煎服。

【使用注意】无特殊禁忌。

桑枝

桑科植物桑Morus alba L.的干燥嫩枝。主产于江苏、浙江。春末夏初采收。去叶晒干切片，或趁鲜切片晒干。生用，或炒至微黄用。也可鲜用。

【性味归经】微苦，平。归肝经。

【功效】祛风湿，利关节。

【主治】风湿痹证，肩臂、关节酸痛麻木：桑枝味苦燥湿，性平偏凉，通行善走，功专祛风湿、通经络、利关节，常用治风湿痹痛、四肢拘挛，作用偏于上肢，尤宜于上肢风湿热痹，肩臂关节疼痛拘挛。

【用法用量】9~15g，煎服。

【使用注意】无特殊禁忌。

豨莶草

菊科植物豨莶Siegesbeckia orientalis L.腺梗豨莶Siegesbeckia pubescens Makino或毛梗豨莶Siegesbeckia glabrescens Makino的干燥地上部分。中国大部分地区均产。夏秋二季花开前及花期均可采割。晒干。切段，生用，或加黄酒蒸制用。

【性味归经】辛、苦，寒。归肝、肾经。

【功效】祛风湿，利关节，解毒。

【主治】

1.风湿痹痛，筋骨无力，腰膝酸软，四肢麻痹，半身不遂：辛散苦燥，入肝、肾经。善祛筋骨间风湿且能行痹止痛，生用性寒，善化湿热，故风湿痹痛偏湿热者用之尤宜。酒蒸后其性转甘温，泻中有补，于祛风湿中寓有补肝肾、强筋骨之功，适用于风湿日久，肝肾亏虚所致的腰膝酸软、肢体麻木、中风手足不遂等。

2.风疹湿疮：生用尚有祛风止痒之功，用于皮肤风疹、湿疮等。

【用法用量】9~12g，煎服。治风湿痹痛、半身不遂宜制用，治风疹湿疮、疮痈宜生用。

【使用注意】无特殊禁忌。

雷公藤

卫矛科植物雷公藤Tripterygium wilfordii Hook.f.干燥根的木质部。主产于浙江、安徽、福建。秋季采挖。去皮晒干，切段，生用。

【性味归经】苦、辛，寒；有大毒。归肝、肾经。

【功效】祛风除湿，活血通络，消肿定痛，杀虫解毒。

【主治】

1.风湿痹痛，关节僵硬，屈伸不利，腰膝疼痛：性味苦寒，清热力强，消肿止痛功效显著，治疗顽痹有独特疗效。对风湿痹证，日久不愈，关节红肿热痛，肿胀难消，晨僵，功能受限，甚至关节变形者尤为适宜。

2.疥疮，顽癣，疮疡：雷公藤苦寒有大毒，有攻毒杀虫止痒之功，用治疥疮、顽癣等皮肤瘙痒顽症。另有消肿之功，兼治热毒疔疮、带状疱疹、脓疱疮等。

【用法用量】1~5g，煎服。本品有毒，宜先煎。

【使用注意】

1.孕妇禁用。

2.心、肝、肾功能不全和白细胞减少者均慎用。

海桐皮

豆科植物刺桐Erythrina variegata L.var.orientalis（L.）Merr.或乔木刺桐Erythrina arborescens Roxb.的干皮或根皮。主产于广西、云南、湖北等地。夏秋二季剥取树皮，晒干。切丝，生用。

【性味归经】苦、辛，平。归肝经。

【功效】祛风湿，通络止痛，杀虫止痒。

【主治】

1.风湿痹痛，四肢拘挛，腰膝酸痛，麻痹不仁：辛散苦泄，专归肝经，性平不偏。能祛风湿、通经络，直达病所，用治风湿痹痛、四肢拘挛。

2.疥癣，风疹，湿疹：还能祛风杀虫而止痒，以治疥癣、风疹及湿疹瘙痒。

【用法用量】5~15g。

【使用注意】无特殊禁忌。

第三节 祛风湿强筋骨药

以祛风除湿、补肝肾、强筋骨为主要作用，主治风湿日久，肝肾虚损所致的腰膝酸软，脚弱无力。多甘苦温，主入肝肾经，甘味补益，肝主筋，肾主骨。风湿日久，易损肝肾，肝肾虚损，风寒湿邪又易犯腰膝部位。此类药物有扶正祛邪、标本兼顾的作用，亦可用于肾虚腰痛，骨痿，软弱无力者。

临床常用的祛风湿强筋骨药有五加皮、桑寄生、狗脊、千年健等。

五加皮

五加科植物细柱五加Acanthopanax gracilistylus W.W.Smith的干燥根皮。主产于湖北、河南、安徽。夏秋季采挖。洗净，剥取根皮，晒干。切厚片，生用。

【性味归经】辛、苦，温。归肝、肾经。

【功效】祛风除湿，补益肝肾，强筋壮骨，利水消肿。

【主治】

1.风湿痹痛，筋骨痿软、小儿行迟、体虚乏力：味辛苦性温，入肝肾经。辛则气顺而行散，苦则坚骨而益精，温则祛风而胜湿。功善祛风湿、通经络，又能温补肝肾，强筋坚骨，故适用于肝肾不足之风湿痹痛，筋骨痿软，关节不利；以及小儿行迟。

2.水肿，脚气：辛散水气、苦燥祛湿，尚能利水消肿，用于皮肤水肿、脚气浮肿等。

【用法用量】5～10g，煎服。

【使用注意】无特殊禁忌。

桑寄生

桑寄生科植物桑寄生Taxillus chinensis（DC.）Danser的干燥带叶茎枝。主产于广西、广东、云南。冬季至次春采割，除去粗茎，切段，干燥，或蒸后干燥。生用。

【性味归经】苦、甘，平。归肝、肾经。

【功效】祛风湿，补肝肾，强筋骨，安胎元。

【主治】

1.风湿痹痛，腰膝酸软，筋骨无力：甘平，不寒不热，归肝肾经。既能祛风除湿，又能益血补肝肾，为祛风补血要药。故对肝肾不足，营血亏虚之风湿痹痛，或痹痛日久，伤及肝肾，筋骨失其荣养所致筋骨痿弱无力、腰膝酸软等尤为适宜。

2.崩漏经多，妊娠漏血，胎动不安，头晕目眩：益精养血而有固冲任、安胎之效，常用于肝肾不足，冲任不固所致的胎动不安、胎漏下血以及崩漏经多等。

【用法用量】9～15g，煎服。

【使用注意】无特殊禁忌。

狗脊

蚌壳蕨科植物金毛狗脊Cibotium barometz（L.）J.Sm.的干燥根茎。主产于云南、浙江、广西。秋冬二季采挖。切厚片，干燥；或蒸后切厚片，干燥。

【性味归经】苦、甘，温。归肝、肾经。

【功效】祛风湿，补肝肾，强腰膝。

【主治】风湿痹痛，腰膝酸软，下肢无力：狗脊苦甘性温，苦能燥湿，甘温补益，为能补而能走之药，入肝肾经，既能补肝肾、强腰脊、坚筋骨，又能祛除风寒湿邪。善治风湿兼肾虚之腰脊强痛、不能俯仰，又可治肾虚之腰膝软弱。

【用法用量】6～12g，煎服。

【使用注意】无特殊禁忌。

千年健

天南星科植物千年健Homalomena occulta（Lour.）Schott的干燥根茎。主产于广西、云南。春、秋季采挖。洗净，除去外皮，晒干。切片，生用。

【性味归经】苦、辛，温。归肝、肾经。

【功效】祛风湿，壮筋骨。

【主治】风寒湿痹，腰膝冷痛，拘挛麻木，筋骨痿软：千年健苦燥辛散温通，气味皆厚，入肝肾经。走窜之性较强，故能宣通经络，祛风逐痹，其祛风湿、通经络、强筋骨之力强，止痛之功亦佳，既善治风寒湿客体之痹痛麻木，又可治肝肾亏虚之筋骨无力，最宜于风湿痹痛兼肝肾亏虚者。

【用法用量】5～10g，煎服。

【使用注意】无特殊禁忌。

（梁丽娜）

第十章　化湿药

化湿药是以化湿运脾为主要作用，主治湿阻中焦证的药物。

化湿药多辛香温燥，入脾、胃经。辛香通气，温燥祛湿，能除湿解脾困，使中焦舒畅，运化如常。前人亦谓之"醒脾"或"醒脾化湿"。此外，部分药还兼有解暑、辟秽、截疟等作用。化湿药主要用治脘腹胀满，食少体倦，呕恶泄泻，口甘多涎、舌苔白腻之湿阻中焦证。其中某些化湿药尚可用治湿温、暑湿、疟疾等证。

使用化湿药，应根据湿困的不同情况及兼证而进行适当的配伍应用。如湿阻气滞，脘腹胀满痞闷者，常与行气药物配伍；如湿阻而偏于寒湿，脘腹冷痛者，可配伍温中祛寒药；如脾虚湿阻，脘痞纳呆，神疲乏力者，常配伍补气健脾药同用；如用于湿温、湿热、暑湿者，常与清热燥湿、利湿、解暑之品同用。

常用的化湿药有藿香、佩兰、苍术、厚朴、砂仁、豆蔻、草豆蔻、草果等。

藿香

唇形科植物广藿香Pogostemon cablin（Blanco）Benth.的干燥地上部分。主产于广东、海南等地。枝叶茂盛时采割，日晒夜闷，反复至干。除去残根和杂质，先抖下叶，筛净另放；茎洗净，润透，切段，晒干，再与阴干的叶混匀。生用或趁鲜用。

【性味归经】辛，微温。归脾、胃、肺经。

【功效】芳香化浊，和中止呕，发表解暑。

【主治】

1.湿浊中阻，脘痞呕恶：辛散温通，芳香化浊，入脾、胃经，善治寒湿困脾，中气不运，常与佩兰、苍术、厚朴等相须为用。

2.暑湿表证，湿温初起，发热倦怠，胸闷不舒，寒湿闭暑：辛散发表，微温不峻，善治暑月外感风寒、内伤生冷而致恶寒发热，头痛脘闷，呕恶吐泻暑湿证者，常配伍紫苏、厚朴、半夏等同用；若湿温病初起，湿热并重者，多与黄芩、滑石、茵陈等同用。

3.腹痛吐泻：藿香能化浊和中，善治多种呕吐。以湿浊中阻所引起的呕吐最宜，单用有效，常与半夏、丁香等同用，加强降逆止呕作用；湿热呕吐，可配黄连、竹茹等；妊娠呕吐，配砂仁、苏梗等；脾胃虚弱者，配党参、白术等。

【用法用量】3~10g，煎服。鲜品加倍。

【使用注意】阴虚血燥者不宜用。

佩兰

菊科植物佩兰Eupotorium fortunei Turcz.的干燥地上部分。主产于江苏、浙江、河北等地。夏秋二季分两次采割。切段生用，或鲜用。

【性味归经】辛，平。归脾、胃、肺经。

【功效】芳香化湿，醒脾开胃，发表解暑。

【主治】

1.湿浊中阻，脘痞呕恶，口中甜腻，口臭：芳香，有化湿浊，去陈腐作用，用于湿阻中焦之证，常与藿香、苍术、厚朴、豆蔻等相须为用，以增强芳香化湿之功。

2.暑湿表证，湿温初起，发热倦怠，胸闷不舒：化湿兼解暑，治暑湿证常与藿香、荷叶、青蒿等配伍；湿温初起，可与滑石、薏苡仁、藿香等同用。

【用法用量】3~10g，煎服。鲜品加倍。

【使用注意】无特别禁忌。

苍术

菊科植物茅苍术Atractylodes lancea（Thunb.）DC.或北苍术 Atractylodes chinensis（DC.）Koidz.的干燥根茎。前者主产于江苏、湖北、河南等地，以产于江苏茅山一带者质量最好，故名茅苍术。后者主产于内蒙古、山西、辽宁等地。春秋二季采挖，晒干，撞去须根。生用或麸炒用。

【性味归经】燥湿健脾，祛风散寒，明目。

【功效】辛，苦，温。归脾、胃、肝经。

【主治】

1.湿阻中焦，脘腹胀满，泄泻，水肿：苍术苦温燥烈，最善祛湿健脾，可用于治湿阻中焦，脾失健运而致脘腹胀闷，呕恶食少，吐泻乏力，舌苔白腻等症，常以为君药。多与厚朴、陈皮等配伍。治脾虚湿停的痰饮或外溢的水肿，常与茯苓、泽泻、猪苓等利水渗湿药配伍。治湿热或暑湿证，则可与清热燥湿药同用。

2.风湿痹痛：辛散苦燥，长于祛湿，宜用治风湿痹证之偏湿胜者，可与薏苡仁、独活等祛风湿药同用。治湿热痹痛，可配石膏、知母等清热泻火药；治湿热痿证，可与黄柏、薏苡仁、牛膝等药合用。治下部湿浊带下、湿疮、湿疹等，多与龙胆草、黄芩、栀子等配伍。

3.风寒感冒：辛香温燥，能开肌腠而发汗，祛肌表之风寒表邪，又因其长于胜湿，故以风寒表证夹湿者最为适宜，常与羌活、白芷、防风等同用。

4.夜盲，眼目昏涩：苍术能明目，用于夜盲症及眼目昏涩。可单用，或与羊肝、猪肝蒸煮同食。

【用法用量】3~9g，煎服。

【使用注意】阴虚内热，气虚多汗者忌用。

厚朴

木兰科植物厚朴Magnolia officinalis Rehd.et Wils.或凹叶厚朴Magnolia officinalis Rehd.et Wils.var.biloba Rehd.et Wils.的干燥干皮、根皮及枝皮。主产于四川、湖北、浙江等地。4~6月剥取，根皮及枝皮直接阴干，干皮置沸水中微煮后，堆置阴湿处，"发汗"至内表面变紫褐色或棕褐色时，蒸软取出，卷成筒状，干燥。刮去粗皮，洗净，润透，切丝，干燥。生用或姜炙用。

【性味归经】苦、辛，温。归脾、胃、肺、大肠经。

【功效】燥湿消痰，下气除满。

【主治】

1.湿滞伤中，脘痞吐泻：苦燥辛散，燥湿下气，为消除胀满的要药。治湿阻中焦，脘腹胀满，或有吐泻，常与苍术、陈皮等同用。

2.食积气滞，腹胀便秘：苦降下气，消积导滞，治食积气滞，腹胀便秘，常与大黄、枳实同用；治热结便秘，常与大黄、芒硝、枳实配伍，以达峻下热结，消积导滞之效。

3.痰饮喘咳：能燥湿消痰，下气平喘，治痰饮阻肺，肺气不降，咳喘胸闷者，常与苏子、陈皮、半夏等同用；治寒饮化热，胸闷气喘，喉间痰声漉漉，烦躁不安者，与麻黄、石膏、杏仁等同用。治宿有喘病，因外感风寒而发者，可与桂枝、杏仁等配伍。

4.梅核气：取厚朴燥湿消痰，下气宽中之效，配伍半夏、茯苓、苏叶、生姜等药治七情郁结，痰气互阻，咽中如有物阻，咽之不下，吐之不出的梅核气证。

【用法用量】3~10g，煎服。或入丸散。

【使用注意】厚朴辛苦温燥湿，易耗气伤津，故气虚津亏者及孕妇当慎用。

砂仁

姜科植物阳春砂Amomum villosum Lour.、绿壳砂Amomum villosum Lour. var.xanthioides T.L.Wu et Senjen或海南砂Amomum longiligulare T.L.Wu的干燥成熟果实。阳春砂主产于广东、广西、云南、福建等地；绿壳砂主产于广东、云

南等地；海南砂主产于海南及雷州半岛等地。夏秋二季果实成熟时采收，晒干或低温干燥。生用，用时捣碎。

【性味归经】辛，温。归脾、胃、肾经。

【功效】化湿开胃，温脾止泻，理气安胎。

【主治】

1.湿浊中阻，脘痞不饥：辛散温通，气味芬芳，为醒脾调胃要药。治湿阻中焦者，常与厚朴、陈皮、枳实等同用。治脾胃气滞，可与木香、枳实同用。若脾胃虚弱之证，可与健脾益气之党参、白术、茯苓等配伍。

2.脾胃虚寒，呕吐泄泻：善能温脾暖胃，止呕止泻，治脾胃虚寒吐泻可单用研末吞服，或与干姜、附子等药同用。

3.妊娠恶阻，胎动不安：能行气和中而止呕安胎。若妊娠呕逆不能食，可单用或与苏梗、白术等配伍同用；对于气血不足，胎动不安者，可与人参、白术、熟地等配伍，以益气养血安胎。

【用法用量】3~6g，煎服，入汤剂宜后下。

【使用注意】阴虚血燥者慎用。

豆蔻

姜科植物白豆蔻Amomum kravanh Pierre ex Gagnep.或爪哇白豆蔻Amomum compactum Soland ex Maton的干燥成熟果实。主产于泰国、柬埔寨、越南，中国云南、广东、广西等地亦有栽培；按产地不同分为"原豆蔻"和"印尼白蔻"。秋季果实由绿色转成黄绿色时采收，晒干。除去果皮或不去果皮，生用，用时捣碎。

【性味归经】辛，温。归肺、脾、胃经。

【功效】化湿行气，温中止呕，开胃消食。

【主治】

1.湿浊中阻，不思饮食：辛温，化湿行气之功偏中上焦。治湿阻中焦及脾胃气滞证，常与藿香、陈皮等同用；对脾虚湿阻气滞之胸腹虚胀，食少无力者，可配伍黄芪、白术、人参等同用。治胃寒湿阻气滞呕吐，可研粉单用，或配藿香、半夏等药；若小儿胃寒，吐乳不食者，可与砂仁、甘草等药研细末服用。

2.湿温初起，胸闷不饥：入肺而宣化湿邪，常用于湿温初起，胸闷不饥。若湿邪偏重者，每与薏苡仁、杏仁等配伍；若热重于湿者，又常与黄芩、滑石等同用。

3.寒湿呕逆，胸腹胀痛，食积不消：能行气宽中，温胃止呕。胃寒呕吐者单用即效，也可与木香、砂仁、白术、香附等药同用。

【用法用量】3~6g，煎服，入汤剂宜后下。或研粉吞服。

【使用注意】阴虚血燥者慎用。

草豆蔻

姜科植物草豆蔻Alpinia katsumadai Hayata的干燥近成熟种子。主产于广西、广东等地。夏秋二季采收，晒至九成干，或用开水略烫，晒至半干，除去果皮，取出种子团，晒干。生用，用时捣碎。

【性味归经】辛，温。归脾、胃经。

【功效】燥湿行气，温中止呕。

【主治】

1.寒湿内阻，脘腹胀满冷痛：芳香温燥，专入脾胃。长于燥湿化浊，温中散寒，行气消胀，脾胃寒湿偏重，气机不畅所致脘腹冷痛、嗳气呃逆宜用。常与干姜、厚朴、陈皮等温中行气之品同用。

2.呕吐泄泻：辛可破滞，温能散寒，故善治中焦寒湿气阻之。治呕吐，常与肉桂、高良姜、陈皮等温中止呕药配伍；治泻痢，每与苍术、厚朴、木香等燥湿行气药同用。

【用法用量】3~6g，煎服。入汤剂宜捣碎后下。入散剂较佳。

【使用注意】阴虚血燥者慎用。

草果

姜科植物草果Amomum tsao-ko Crevost et Lemaire的干燥成熟果实。主产于云南、广西、贵州等地。秋季果实成熟时采收，除去杂质，晒干或低温干燥。生用、炒焦或取草果仁姜炙用。

【性味归经】辛，温。归脾、胃经。

【功效】燥湿温中，截疟除痰。

【主治】

1.寒湿内阻，脘腹胀痛，痞满呕吐：辛温燥烈，气浓味厚，其燥湿温中之力强于草豆蔻，用治寒湿偏盛之脘腹冷痛，呕吐泄泻，舌苔浊腻，常与吴茱萸、干姜、砂仁、半夏等药同用。

2.疟疾寒热，瘟疫发热：芳香辟浊，温脾燥湿，除痰截疟。多配常山、知母、槟榔等同用治疗疟疾。

【用法用量】3~6g，煎服。

【使用注意】阴虚血燥者慎用。

（梁丽娜）

第十一章　利水渗湿药

利水渗湿药是以通利小便，排泄水湿为主要作用，治疗水湿内停病证的药物。

利水渗湿药主要用于小便不利、水肿、泄泻、痰饮、淋证、黄疸、带下、湿痹、湿温、暑湿、湿疹、湿疮等水湿所致的多种病证。利水渗湿药大多味淡，具有渗利之性，内服以后能使小便通畅，尿量增多，从而使体内的水湿邪气通过小便排出体外。部分利水渗湿药既能利湿，又兼能清热，使湿热邪气从小便而出，具有清利湿热的功效。前人倡导："治湿不利小便，非其治也。"强调了利水渗湿药在治疗水湿病证中的重要性。

利水渗湿药根据药性及功效主治的不同，可分为利水消肿药、利尿通淋药、利湿退黄药三类。

利水渗湿药在使用时应针对病机进行适当配伍。如湿热淋证应与清热解毒药配伍；湿热黄疸，应与清热疏肝或芳香化湿药配伍；湿温、湿热疮疹，应分别与清热燥湿药、芳香化湿药、清热解毒药配伍；寒湿证，应与温里药、苦温燥湿药配伍；水湿内停而肺气不宣者，宜与开宣肺气药配伍；水湿之证而兼脾肾亏虚者，应与健脾补肾药配伍；湿聚为痰，痰饮壅滞者，应与化痰药配伍；湿与风寒邪气相搏，留滞关节，出现风湿痹痛者，应与祛风湿药配伍。此外，由于气行则水行，气滞则水停，故利水渗湿药还常与行气药配伍应用，以提高疗效。

第一节　利水消肿药

利水消肿药具有利水消肿作用，适用于水湿内停的水肿、小便不利。

利水消肿药多甘淡性平，或为寒性，主要归肾、膀胱、小肠经。因为这类药甘淡渗泄，内服后能使小便排泄畅利，尿量增多，将停蓄于体内的水湿邪气排出体外，以消退水肿；又能利小便、实大便以及消痰饮，故又治泄泻、痰饮等证。

临床常用的利水消肿药有茯苓、猪苓、薏苡仁、泽泻、冬瓜皮、玉米须、赤小豆、泽漆、荠菜等。

茯苓

多孔菌科真菌茯苓Poria cocos（Schw.）Wolf的干燥菌核。多寄生于松科植物赤松或马尾松等树根上。主产于安徽、云南、湖北。多于7~9月采挖。生用。

【性味归经】甘、淡，平。归心、肺、脾、肾经。

【功效】利水渗湿，健脾，宁心。

【主治】

1.水肿尿少，痰饮眩悸：茯苓味甘淡性平，入脾、肾经，其药性平和、不偏寒热，甘能补脾，淡能渗湿，既可祛邪，又可扶正，利水而不伤正气，为利水消肿的要药，可用治寒热虚实各种水肿，常配伍猪苓、白术、泽泻等药同用，以增强利水消肿之功。脾失健运，则水湿内停，积聚而为痰饮，茯苓甘补淡渗，既健脾又渗湿，使湿无所聚，痰无由生。对于痰饮停于胸胁，症见胸胁胀满，目眩心悸者，常与桂枝、白术等温阳利水之品同用；若饮停于胃而呕吐者，则常与半夏、生姜等降逆止呕之品同用。

2.脾虚食少，便溏泄泻：味甘入脾经，能健脾补中，故可用治脾虚诸证，然药性平和，作用和缓，宜与补气健脾之品配伍同用。因其补脾之中又能渗利水湿而止泻，故尤宜于脾虚湿盛的久泻，常与人参、白术、山药、扁豆等健脾祛湿止泻之品同用。

3.心神不安，惊悸失眠：入心、脾、肾经，能益心脾、宁心安神定志，可用于心脾两虚，气血不足的惊悸、失眠、健忘等，多与人参、黄芪、当归、远志等健脾益气，养血安神药配伍。

【用法用量】10~15g，煎服。

【使用注意】虚寒精滑者忌服。

附

1.茯苓皮：茯苓菌核的黑色外皮。味甘、淡，性平。归心、肺、脾、肾经。功能利水消肿。适用于水肿，小便不利。用量15~30g。

2.茯神：茯苓菌核中间带有松根的部分。茯苓皮性平，味甘、淡。归心、肺、脾、肾经。可宁心安神，适用于心神不安、惊悸、健忘等。用量10~15g。

猪苓

多孔菌科真菌猪苓Polyporus umbellatus（Pers.）Fries 的干燥菌核。主产于陕西、山西、河北、云南、河南。春秋二季采挖，除去泥沙，干燥。切厚片，生用。

【性味归经】甘、淡，平。归肾、膀胱经。

【功效】利水渗湿。

【主治】水肿，小便不利，泄泻、淋浊、带下：甘淡渗泄，药性沉降，入肾、膀胱经，功专通水道，利小便，祛水湿，其作用较茯苓为强，故凡是水湿滞留，水肿胀满、淋浊尿闭、泄泻不止、带下过多、脚气浮肿者均可选用，常与泽泻、茯苓等渗利之品同用，以增强渗泄水湿之效。

【用法用量】6~12g，煎服。

【使用注意】无特殊禁忌。

薏苡仁

本品为禾本科植物薏苡的干燥成熟种仁，主产于福建、河北、辽宁。秋季果实成熟时采集种仁。以粒大、饱满、色白者为佳。生用或炒用。

【性味归经】甘、淡、凉，归脾、胃、肺经。

【功效】利水渗湿，健脾止泻，除痹，排脓，解毒散结

【主治】

1.水肿，小便不利：薏苡仁淡能渗湿，甘能健脾，可用于脾虚湿盛的水肿腹胀，小便不利，多与茯苓、白术、黄芪配伍使用。

2.脾虚泄泻：薏苡仁能健脾止泻，常用于脾虚湿盛的泄泻，与人参、茯苓、白术合用。

3.湿痹：薏苡仁能渗湿除痹，缓和拘挛。用于湿痹而筋脉挛急疼痛，可与独活、苍术、防风同用。

4.肺痈，肠痈：能清肺肠之热，排脓消痈，用于肺痈胸痛、咳吐浓痰。

5.赘疣，癌肿：能解毒散结，用于赘疣、癌肿。

【用法用量】9~30克。清热利湿生用，健脾止泻炒用。

【使用注意】孕妇慎用。

泽泻

泽泻科植物泽泻Alisma orientale（Sam.）Juzep.的干燥块茎。主产于福建、四川。冬季茎叶开始枯萎时采挖，洗净，干燥，除去须根和粗皮，切厚片，晒干。生用或盐水炙用。

【性味归经】甘、淡，寒。归肾、膀胱经。

【功效】利水渗湿，泄热，化浊降脂。

【主治】

1.小便不利，水肿胀满，泄泻尿少，痰饮眩晕：甘淡渗利，入膀胱经，善于渗泄水湿，通利小便，具有较强的利水作用。凡是水湿停滞的小便不利、水肿、泄泻、痰饮等均可应用，常与茯苓、猪苓等药同用，以增强利水渗湿之功。

2.热淋涩痛，高脂血症：泽泻药性寒凉，入肾、膀胱经，既能渗湿，又能

泄肾与膀胱之热，尤宜于下焦湿热证。治湿热淋浊、带下，常与车前子、木通等清热利湿药同用。治湿热下注，扰动精室，或肾阴不足，相火偏亢的遗精，常与黄柏、知母等清热燥湿、利湿或滋肾阴、泻相火等药同用。此外，现代研究和应用证实，泽泻具有降血脂作用，临床用治高脂血症具有较好的疗效，常与决明子、山楂、大黄等同用。

【用法用量】5~10g，煎服。

【使用注意】无特殊禁忌。

冬瓜皮

葫芦科植物冬瓜Benincasa hispida（Thunb.）Cogn.的干燥外层果皮。中国各地均有栽培。夏末秋初果实成熟时采收。食用冬瓜时，洗净，削取外层的果皮，切块或宽丝，晒干。生用。

【性味归经】甘，凉。归脾、小肠经。

【功效】利尿消肿。

【主治】

1.水肿胀满，小便不利：甘淡渗湿，药性平和，善于利水消肿，故适用于水肿胀满，小便不利之证。然其药力薄弱，常与猪苓、泽泻等利水消肿药同用。

2.暑热口渴，小便短赤：性凉，有清解暑热作用。用治暑热烦渴，小便短赤，常与西瓜翠衣、绿豆等清解暑热之品同用。

【用法用量】9~30g，煎服。

【使用注意】无特殊禁忌。

附

冬瓜仁为冬瓜的种子。性味甘，凉。归脾、小肠经。能清肺化痰，利湿排脓。适用于肺热咳嗽、肺痈、肠痈、带下、白浊等。用量10~15g。

玉米须

禾本科植物玉蜀黍Zea mays L.的花柱及柱头。中国各地均有栽培。玉米上浆时即可采收，但常在秋后剥取玉米时收集。除去杂质，鲜用或晒干生用。

【性味归经】甘，平。归膀胱、肝、胆经。

【功效】利水消肿，利尿通淋，利湿退黄。

【主治】

1.水肿：甘淡渗泄，能通利小便，使尿量增多，有消退水肿之功，宜用于水湿停蓄的肢体浮肿，小便不利，可单用本品煎服；也常与薏苡仁、茯苓、赤小豆等利水消肿药同用。

2.淋证：入膀胱经，能清利膀胱的湿热，以利尿通淋，亦可用治湿热淋证，常与车前子、金钱草、滑石等药同用，以增强利尿通淋之功。

3.黄疸：能利湿退黄，还可用治黄疸。因其药性平和，故无论阳黄或阴黄均可选用，而临床多用于阳黄。常与茵陈、栀子、金钱草等清利湿热退黄之品同用。

【用法用量】30~60g，煎服。鲜品加倍。

【使用注意】无特殊禁忌。

赤小豆

豆科植物赤小豆Vigna umbeuata Ohwi et Ohashi或赤豆Vigna angularis Ohwi et Ohashi的干燥成熟种子。秋季果实成熟而未开裂时拔取全株，晒干，打下种子，除去杂质，再晒干。生用。

【性味归经】甘、酸，平。归心、小肠经。

【功效】利水消肿，解毒排脓。

【主治】

1.水肿胀满，脚气浮肿：性善下行，能通利水道，使水湿下泄以退肿。用治水肿胀满，脚气浮肿，常与薏苡仁、白茅根、桑白皮等利水消肿之品同用。

2.黄疸尿赤，风湿热痹：性平偏凉，既能利水，又能清小肠之火，可使湿热之邪从小便排出。用治黄疸，常与茵陈、栀子等清热利湿退黄之品同用；用治风湿热痹，常与防己、秦艽、薏苡仁等祛风湿清热药同用。

3.痈肿疮毒，肠痈腹痛：有清热解毒，消痈排脓之功。故用治热毒疮痈、丹毒、痄腮等，可单味煎汤内服或煎汤外洗或取生品研末外敷。用治肠痈腹痛，常与薏苡仁、桃仁、冬瓜仁等同用，以清热排脓、活血消痈。

【用法用量】9~30g，煎服。外用适量，研末调敷。

【使用注意】阴虚津亏者慎用。

泽漆

大戟科植物泽漆Euphorbia helioscopia L.的干燥全草。中国大部分地区均产。4~5月开花时采收，除去根及泥沙，晒干，生用。

【性味归经】辛、苦，微寒，有毒。归肺、大肠、小肠经。

【功效】利水消肿，化痰止咳，解毒杀虫。

【主治】

1.水肿证：苦寒泄降，有较强的利水消肿作用。故用治大腹水肿，四肢、面目浮肿，常与茯苓、赤小豆、白术等同用，以增强疗效。

2.咳喘证：辛宣苦降，有宣肺降逆、化痰止咳平喘之功。用治咳喘痰多气急，常与半夏、白前、甘草等燥湿化痰、止咳平喘之品同用。

3.瘰疬，癣疮：化痰散结，解毒消肿。用治瘰疬痰核，可单味熬膏内服或外敷；亦常与牡蛎、夏枯草、浙贝母等软坚散结之品同用。用治癣疮瘙痒，可单味为末，油调外搽。

【用法用量】5～10g，煎服。

【使用注意】

1.泽漆苦寒泄降，易伤脾胃，脾胃虚寒者及孕妇慎用。

2.泽漆有毒，不宜过量或长期使用。

荠菜

十字花科植物荠菜Capsella bursa-pastoris（L.）Medic.的带根干燥全草。中国各地均有分布。3～5月采集，洗净，切段，晒干，生用。

【性味归经】甘，凉。归肝、胃经。

【功效】利水消肿，明目，止血。

【主治】

1.水肿，泄泻：甘淡渗泄，能利水便，祛水湿，以消肿、止泻，故用治水湿停滞的水肿、小便不利、泄泻等，可与茯苓、泽泻、车前子等通利小便药同用。

2.肝热目赤：性凉，入肝经，能清肝明目、退翳，适宜于肝热目赤肿痛、目生翳膜等，可用本品根部，捣绞取汁点入目中；或与菊花、决明子、蝉蜕等药同用，以增强药力。

3.血热出血：还能凉血止血，又可用治血热妄行的吐血、便血、月经过多、崩漏等出血证，可与白茅根、地榆、仙鹤草等凉血止血药同用。

【用法用量】15～30g，煎服。鲜品加倍。外用适量。

【使用注意】无特殊禁忌。

第二节　利尿通淋药

利尿通淋药是以利尿通淋为主要作用，主要用于小便短赤、热淋、血淋、石淋及膏淋的药物。利尿通淋药多味苦性寒或甘淡而寒。苦能降泄，寒能清热，走下焦，尤能清利下焦湿热。

临床常用的利尿通淋药有车前子、滑石、通草、木通、川木通、车前草、石韦、地肤子、灯心草、海金沙、、滑石粉、萹蓄、瞿麦等。

车前子

车前科植物车前Plantago asiatica L.或平车前Plantago depressa Willd.的干燥成熟种子。前者中国各地均产，后者主产于黑龙江、辽宁、河北。夏秋二季种子成熟时采收果穗。晒干，搓出种子，除去杂质。炒用，或盐水炒用。

【性味归经】甘，寒。归肝、肾、肺、小肠经。

【功效】清热利尿通淋，渗湿止泻，明目，祛痰。

【主治】

1.热淋涩痛，水肿胀满：甘淡渗利，气寒清热，性专降泄滑利，有行水道，疏利膀胱湿热，导湿热下行从小便而出之功。湿热内蕴之水肿胀满、小便不利等均可用，对湿热下注而致热淋涩痛者尤为适宜。

2.暑湿泄泻，目赤肿痛：归小肠经，泌清浊利小便以实大便而止泻，用治湿盛于大肠而小便不利之暑湿泄泻。

3.痰热咳嗽：入肝走肾，能行气疏肝，其善清肝热而能明目，故用治目赤肿痛。

4.入肺经，能清肺热，化痰浊，止咳嗽，用治肺热咳嗽痰多。

【用法用量】9~15g，煎服，宜包煎。

【使用注意】凡内伤劳倦，阳气下陷，肾虚精滑及内无湿热者慎服。

滑石

硅酸盐类矿物滑石族滑石，主含含水硅酸镁$[Mg_3 \cdot (Si_4O_{10}) \cdot (OH)_2]$，主产于山东、江西、山西等地。全年可采。采挖后，除去泥沙及杂石，洗净，砸成碎块，研粉用，或水飞晾干用。

【性味归经】甘、淡，寒。归膀胱、肺、胃经。

【功效】利尿通淋，清热解暑，外用祛湿敛疮。

【主治】

1.热淋，石淋，尿热湿痛：淡以渗湿，滑能利窍通壅滞，气寒质重，功专清热降泄滑利，用于小便不利，淋沥涩痛。能清膀胱湿热，通利水道，是治湿热淋证常用药。

2.暑湿烦渴，湿热水泻：味甘能和胃气止烦渴，性寒能散积热，既能利水通淋，又能解暑清热，是治暑湿的常用药。故暑热烦渴，小便短赤以及湿温胸闷，气机不畅等均宜用之。滑石能燥湿，分水道，实大肠，利小便而实大便，用治暑湿泄泻等。

3.外治湿疹，湿疮，痱子：外用有清热祛湿敛疮之功，是湿疹、湿疮、痱毒必用之药。

【用法用量】10~20g，煎服。宜包煎。先煎，外用适量。

【使用注意】脾虚、热病伤津及孕妇忌用。

木通

木通科植物木通Akebia quinata（Thunb.）Decne.、三叶木通Akebia trifoliata（Thunb.）Koidz.或白木通过Akebia trifoliata（Thunb.）Koidz.var.australis（Diels）Rehd.的干燥藤茎。木通主产于陕西、山东、江苏、安徽等地；三叶木通主产于河北、山西、山东等地；白木通主产于西南各省。秋季采收，截取茎部，除去细枝，阴干即得，洗净润透，切片，晒干，生用。

【性味归经】苦、寒。归心、小肠、膀胱经。

【功效】利尿通淋，清心除烦，通经下乳。

【主治】

1.淋证，水肿，心烦尿赤，口舌生疮：木通味苦性寒，性通利而清降，能上清心肺之火，下导小肠膀胱之湿，使湿热火邪下行从小便排出，有降火利尿之功。故用治心火上炎所致口舌生疮，或心火下移小肠而致的心烦尿赤，以及膀胱湿热，小便短赤，淋漓涩痛，脚气肿胀，小便不利等。

2.经闭乳少，湿热痹痛：既能除脾胃湿热，又能通利九窍血脉关节，有通经下乳，活血通痹之效。常用治乳汁短少或不通、血热瘀血经闭、湿热痹痛等。

【用法用量】3~6g，煎服。

【使用注意】

1.不宜过量服或久服。

2.孕妇忌服。

3.内无湿热者、儿童与年老体弱者慎用。

通草

五加科植物通脱木Tetrapanax papyrifer（Hook.）K.Koch的干燥茎髓。主产于贵州、云南、四川、台湾、广西等地。秋季割取茎。裁成段，趁鲜时取出髓部，理直，晒干，切片，生用。

【性味归经】甘、淡，微寒。归肺、胃经。

【功效】清热利尿，通气下乳。

【主治】

1.湿热淋证，水肿尿少：甘淡气寒，渗湿清降，入肺经能开泄水之上源而通调水道，引热下行利小便，泄降之力缓而无峻利之弊，为滑利通导的常用药。常用治淋证水肿，湿温初起，尿赤不利。

2.乳汁不下：入胃经，能通气上达升提胃气而下乳汁，具有既降又升的特点，适用于产后乳汁不下或不畅。

【用法用量】3~5g，煎服。

【使用注意】本品通经下乳，气阴两虚，内无湿热者及孕妇慎用。

瞿麦

石竹科植物瞿麦Dianthus superbus L.和石竹Dianthus chinensis L.的干燥地上部分。主产于河北、辽宁、江苏等地。夏秋二季花果期采割，除去杂质，晒干，切段，生用。

【性味归经】苦，寒。归心、小肠经。

【功效】利尿通淋，活血通经。

【主治】

1.热淋、血淋、石淋、小便不通，淋沥涩痛：苦寒泄降，其性滑利，善清心与小肠火，入小肠经能导热通下窍，有利尿通淋之功，为治淋要药。尤以热淋、血淋最为适宜。用于多种淋证，小便不利，淋漓涩痛均可应用。

2.经闭瘀阻：入心经，走血分，能活血散结通经。血热瘀阻之经闭或月经不调尤为适宜。

【用法用量】9～15g，煎服。

【使用注意】孕妇慎用。

萹蓄

蓼科植物萹蓄Polygonum aviculare L.的干燥地上部分。主产于河南、四川、浙江等地。夏季叶茂盛时采收。割取地上部分，除去杂质，切断，晒干，生用。

【性味归经】苦，微寒。归膀胱经。

【功效】利尿通淋，杀虫，止痒。

【主治】

1.热淋涩痛，小便短赤：苦寒沉降下行，专入膀胱经，善清膀胱湿热而利尿通淋。故对于小便短赤、淋沥涩痛甚为有效。

2.虫积腹痛，皮肤湿疹，阴痒带下：以清热利湿见长，既能清下焦湿热解热毒，又善杀虫止痒。故皮肤湿疹，湿疮，阴痒，带下均为适用，还可用治蛔虫腹痛等。

【用法用量】9～15g，煎服。鲜者加倍。外用适量，煎洗患处。

【使用注意】脾虚者慎用。

地肤子

藜科植物地肤Kochia scoparia（L.）Schrad.的干燥成熟果实。中国大部分省均产。秋季果实成熟时，采收植株，晒干，打下果实，除去杂质，生用。

【性味归经】辛、苦、寒。归肾、膀胱经。

【功效】清热利湿，祛风止痒。

【主治】

1.小便涩痛：味辛苦气寒，性清利而疏散，入膀胱经，能清利下焦湿热而利尿通淋，故用于膀胱湿热，小便不利，淋沥涩痛之证。

2.阴痒带下，风疹，湿疹，皮肤瘙痒：既能内清湿热，又能走表外散肌肤之风而止痒，故风湿侵袭肌表所致皮肤瘙痒，风疹湿疮，妇女阴痒等均可应用。

【用法用量】9~15g，煎服。外用适量，煎汤熏洗。

【使用注意】无特殊禁忌。

海金沙

海金沙科植物海金沙Lygodium japonicum（Thunb.）Sw.的干燥成熟孢子。主产于广东、浙江。秋季孢子未脱落时采割藤叶，晒干，搓揉或打下孢子，除去藤叶，生用。

【性味归经】甘、咸，寒。归膀胱、小肠经。

【功效】清利湿热，通淋止痛。

【主治】

1.热淋，石淋，血淋，膏淋，尿道涩痛：甘淡利尿，寒能清热，其性下降，善清小肠、膀胱二经血分湿热而通利水道，功专利尿通淋止痛，尤善止尿道疼痛，为治诸淋涩痛之要药。治诸般淋证，尤适用于石淋。

2.湿热肿胀喘满、湿热黄疸：能利水消肿，尤以用治湿热肿满为宜。故湿热肿胀喘满及湿热黄疸常选用。

3.海金沙咸可软坚散结，故咽喉肿痛、疟腮常可选用。

【用法用量】6~15g，煎服。宜包煎。

【使用注意】肾亏虚者慎服。

石韦

水龙骨科植物庐山石韦Pyrrosia sheareri（Bak.）Ching、石韦Pyrrosia lingua（Thunb.）Farwell或有柄石韦Pyrrosia petiolosa（Christ）Ching的干燥叶。主产于浙江、湖北、河北。全年均可采收。除去根茎及根，拣去杂质，洗去泥沙，晒干或阴干，切段，生用。

【性味归经】甘、苦，微寒。归肺、膀胱经。

【功效】利尿通淋，清肺止咳，凉血止血。

【主治】

1.热淋、血淋、石淋，小便不通，淋沥涩痛：甘苦微寒，甘淡渗利，苦寒能上清肺热，下利膀胱，肺为水之上源，清源洁流，故为清热利尿通淋要药。

用治癃闭淋沥，热淋血淋涩痛尤宜。

2.肺热喘咳：性寒又善于清肺止咳平喘，用于肺热咳嗽气喘证。

3.吐血、衄血、尿血，崩漏：能凉血止血，用于血热妄行所致吐衄、崩漏等。

【用法用量】6～12g，煎服。

【使用注意】无特殊禁忌。

灯心草

灯心草科植物灯心草Juncus effusus L.的干燥茎髓。主产于江苏、四川、云南、贵州等地。野生或栽培。夏末至秋季割取茎，晒干，取出茎髓，理直，扎成小把，剪段，晒干，生用或制用。

【性味归经】甘、淡，微寒。归心、肺、小肠经。

【功效】清心火，利小便。

【主治】

1.心烦失眠：甘淡微寒，气味俱轻，上行心肺，下行小肠，淡能利窍，使上部心肺郁热下行，通调水道，下输膀胱而从小便泄热。故有清心除烦，渗湿利尿之功，对于小便不利，淋沥涩痛，心中烦热，失眠等证适用。

2.尿少涩痛，失眠、口舌生疮：质轻上浮，善于清降心火而除烦，故用于心烦不眠，小儿夜啼，惊痫。取其清火泄热之功，还可用治喉痹肿痛等。

【用法用量】1～3g，煎服。外用适量。

【使用注意】无特殊禁忌。

第三节　利湿退黄药

利湿退黄药以利湿退黄为主要作用，主要用于湿热黄疸，症见目黄、身黄、小便黄。多性味苦寒，主入脾、胃、肝经。苦寒则能清泄湿热。部分药物还可用于湿疮痈肿等证。临证可根据湿热寒湿偏重不同，选择适当配伍治疗。临床常用的利湿退黄药有茵陈、金钱草、虎杖等。

茵陈

菊科植物滨蒿Artemisia scoparia Waldst.et Kit.或茵陈蒿Artemisia capillaris Thunb.的干燥地上部分。主产于陕西、山西、安徽。春季幼苗高6～10cm时采收或秋季花蕾长成时采割。春季采收的习称"绵茵陈"，秋季采割的称"花茵陈"。除去杂质及老茎，晒干。生用。

【性味归经】苦、辛，微寒。归脾、胃、肝、胆经。

【功效】清利湿热，利疸退黄。

【主治】

1.黄疸尿少：苦泄下降，微寒清热，其气清芬，功专发陈致新，清热利湿退黄，乃治脾胃二家湿热之专药，善清利脾胃肝胆湿热，使之从小便出，故为治黄疸要药。身目发黄，小便短赤之阳黄证，或脾胃寒湿郁滞，阳气不得宣运之阴黄，均可配伍应用。

2.湿温暑湿：气香苦降，能发散肌肤邪热，治湿温暑湿。

3.湿疮瘙痒：外可祛风止痒，内泻肝胆，燥脾湿而和中养血，故亦可用于风湿凝聚所致湿疮瘙痒等。

【用法用量】6~15g，煎服。外用适量。煎汤熏洗。

【使用注意】蓄血发黄者及血虚萎黄者慎用。

金钱草

报春花科植物过路黄Lysimachia christinae Hance的干燥全草。江南各省均产。夏秋二季采收。除去杂质，晒干，切段生用。

【性味归经】甘、咸，微寒。归肝、胆、肾、膀胱经。

【功效】利湿退黄，利尿通淋，解毒消肿。

【主治】

1.湿热黄疸，胆胀胁痛，石淋，热淋，小便涩痛：甘淡渗利，咸能软坚，微寒清热，善清肝胆之火，又能除下焦湿热，有清热利湿退黄，利尿排石之效，尤为排石要药，适用于石淋热淋，尿涩作痛，胆道结石，湿热黄疸等。

2.痈肿疔疮，蛇虫咬伤：咸可软坚，性寒清热，能清热解毒，消肿止痛，可用治恶疮肿毒，毒蛇咬伤，水火烫伤等。

【用法用量】15~60g，煎服。鲜品加倍。外用适量。

【使用注意】无特殊禁忌。

虎杖

蓼科植物虎杖Polygonum cuspidatum Sieb.et Zucc.的干燥根茎和根。主产于江苏，江西、山东。春秋二季采挖，除去须根，洗净，趁新鲜切短段或厚片，晒干。生用或鲜用。

【性味归经】微苦，微寒。归肝、胆、肺经。

【功效】利湿退黄，清热解毒，散瘀止痛，化痰止咳。

【主治】

1.湿热黄疸，淋浊，带下：苦寒，有清热利湿之功，治湿热黄疸，湿热蕴结膀胱之小便涩痛，淋浊带下等。

2.水火烫伤、毒蛇咬伤：虎杖入血分，有凉血清热解毒作用。用于水火烫伤，湿毒蕴结肌肤所致痈肿疮毒及毒蛇咬伤。

3.各种血瘀证：虎杖有活血散瘀止痛之功，常治经闭、痛经，癥瘕，风湿痹痛，跌打损伤疼痛。

4.肺热咳嗽、热解便秘：虎杖既能苦降泄热，又能化痰止咳，治肺热咳嗽；还有泻热通便作用，可用于热结便秘。

【用法用量】9～15g，煎服。外用适量，制成煎液或油膏涂敷。

【使用注意】孕妇忌服。

（梁丽娜）

第十二章　温里药

以温里祛寒为主要作用，治疗里寒证的药物。温里药味辛而性温热，味辛能行能散，性温热能祛寒，善入里，偏走脏腑，能温散在里之寒邪，通行经脉寒滞而达温里祛寒、温经止痛之功，主治里寒证。温里药因其主要归经不同而有多种功效，主入脾胃经者，能温中散寒止痛；主入肺经者，能温肺化饮；主入肝经者，能暖肝散寒止痛；主入肾经者，能温肾助阳；主入心、肾二经者，能温阳通脉、回阳救逆等。

温里药的配伍规律如下：外寒内侵兼有表证者，须配发散风寒药；寒凝经脉、气滞血瘀者，宜配伍行气活血之品；寒湿内阻者，宜与芳香化湿之品同用；脾肾阳虚者，宜配温补脾肾药；气虚欲脱者，宜配大补元气、复脉固脱之品。

温里药多辛热燥烈，易伤阴、助火、动血，故热证、阴虚火旺证、津血亏虚证、真热假寒证忌用。孕妇慎用。夏季应减少用量。

附子

毛茛科植物乌头Aconitum carmichaelii Debx.的子根的加工品。主产于四川、湖北、湖南等地。6月下旬至8月上旬采挖，除去母根、须根及泥沙，习称"泥附子"。入药多加工炮制成盐附子、黑顺片、白附片后使用。

【性味归经】辛、甘，大热；有毒。归心、肾、脾经。

【功效】回阳救逆，补火助阳，散寒止痛。

【主治】

1.亡阳虚脱，肢冷脉微；肾阳虚衰，阳痿宫冷：附子辛甘大热，为燥烈纯阳之品，能逐退在里之阴寒，急回外越之阳气，且效力强、作用快，故为回阳救逆第一要药，用于阳气衰微，阴寒内盛或因大汗、大吐、大泻而致四肢厥逆、冷汗自出、脉微欲绝之亡阳证，常配伍干姜，以增强回阳救逆之功；若治久病气虚欲脱，或大失血，气随血脱等阳气暴脱证，可与大补元气的人参同用，以回阳固脱。

2.多种阳虚证：附子辛甘温煦，能温一身之阳气，上助心阳以通脉，中温脾阳以健运，下补肾阳以益火，外固卫阳以散寒，有补火助阳之功，凡肾、脾、心诸脏阳气衰弱之证均可使用。治疗肾阳不足，命门火衰所致畏寒肢冷、腰膝酸软或冷痛、阳痿滑精、宫冷不孕、夜尿频多，常与肉桂、山茱萸、熟地黄等温补肾阳之品同用；治疗寒邪内侵，脾阳被困而见脘腹冷痛、大便溏泄，可配伍党参、白术、干姜等，以温中助阳散寒；治脾肾阳虚，水气内停，见小便不利、水肿者，常配伍茯苓、白术等，以温肾助阳、健脾利水；治心阳衰弱，胸阳痹阻之胸痹心痛、心悸气短，可与人参、桂枝、甘草等药同用，以温通心阳；治疗阳虚兼外感风寒，可配伍麻黄、细辛等发散风寒药，以助阳解表。

3.阳虚外感：气雄性悍，走而不守，能温经通络，逐经络中之风寒湿邪，有较强的散寒止痛作用。

4.寒湿痹痛：凡风寒湿痹，周身骨节疼痛者均可用之，尤善治寒痹疼痛剧烈者，常配伍桂枝、白术、甘草等，以温经散寒，除湿止痛。

【用法用量】3～15g，煎服，宜先煎、久煎，至口尝无麻辣感为度，以降低毒性。

【使用注意】

1.不宜与半夏、瓜蒌、天花粉、川贝母、浙贝母、白蔹、白及同用。

2.本品辛热燥烈，易伤阴动火，故热证、阴虚阳亢者忌用。孕妇慎用。内服须用炮制品。

干姜

姜科植物姜Zingiber officinale Rosc.的干燥根茎。主产于四川、贵州、湖北等地。冬季采挖，除去须根和泥沙，净制后切片晒干或低温烘干。生用。

【性味归经】辛，热。归脾、胃、肾、心、肺经。

【功效】温中散寒，回阳通脉，温肺化饮。

【主治】

1.脘腹冷痛，呕吐泄泻：干姜辛热燥烈，主归脾、胃经，既能祛脾胃之寒邪，又能温运脾胃之阳气，为温暖中焦之主药。适用于外寒内侵或脾胃虚寒引起的脘腹冷痛，呕吐泄泻。常与党参、白术、高良姜等同用。

2.肢冷脉微：入心、肾经，有回阳通脉之功，用于心肾阳虚，阴寒内盛之亡阳厥逆，脉微欲绝，常与附子同用以增强回阳救逆之功，故有"附子无姜不热"之说。

3.寒饮喘咳：上入肺经能温肺散寒以化饮，中入脾经能温脾运水以绝痰，治疗寒饮喘咳、形寒畏冷、痰多清稀之证，常与细辛、五味子、麻黄等温肺止咳药同用。

【用法用量】3～10g，煎服。

【使用注意】

1.本品辛热燥烈，阴虚内热，血热妄行者忌用。

2.孕妇慎用。

肉桂

樟科植物肉桂Cinnamomum cassia Presl的干燥树皮。主产于广东、广西、海南等地。多于秋季剥取，刮去栓皮，阴干。生用。

【**性味归经**】辛、甘，大热。归肾、脾、心、肝经。

【**功效**】补火助阳，引火归元，散寒止痛，温通经脉。

【**主治**】

1.命门火衰证：肉桂辛甘大热，主归肾经，长于温补命门之火而益阳消阴，作用温和而持久，为治下元虚冷，命门火衰之要药。治肾阳不足、命门火衰的阳痿宫冷、腰膝冷痛、夜尿频多、滑精遗尿，常配伍附子、熟地黄、山茱萸等。

2.肾虚作喘，虚阳上浮：甘热入肾经，能温补肾阳，使因下元虚衰所致上浮之虚阳回归本元，治疗阴寒内盛于下，虚阳浮越于上的上热下寒证，症见面色浮红、眩晕目赤、口舌糜烂、腰脚发凉、脉虚无根及虚喘、汗出、心悸失眠等，常与熟地黄、五味子、牡蛎等同用。

3.心腹冷痛，虚寒吐泻：药性温热，善去沉寒痼冷而止痛，用治寒邪内侵的心腹冷痛、虚寒吐泻，可单用或配干姜、高良姜等；治疗寒疝腹痛，可与吴茱萸、小茴香等温中散寒药配伍。

4.寒疝腹痛，痛经经闭：肉桂辛香温暖，善入血分而温通经脉，促进血行，又能散寒止痛，故为治疗寒凝经脉、气血郁滞不通诸痛证之良药。治冲任虚寒、寒凝血滞的痛经经闭，多配伍当归、川芎、小茴香等；治疗风寒湿痹，尤为寒痹腰痛多用，可配伍独活、桑寄生、杜仲等；治疗阳虚寒凝、血滞痰阻的阴疽流注，可与鹿角胶、熟地黄、麻黄等同用。

5.久病虚证：久病体虚气血不足者，在补益气血方中加入少量肉桂，有温阳化气，鼓舞气血生长之效。

【**用法用量**】1~5g，煎服，后下。研末冲服，每次0.5~1.5g。外用适量，研末，调敷；浸酒，涂搽。

【**使用注意**】

1.不宜与赤石脂同用。

2.本品辛热，易耗阴动血，故阴虚火旺，有出血倾向者忌用。

3.孕妇慎用。

吴茱萸

芸香科植物吴茱萸Euodia rutaecarpa（Juss.）Benth.、石虎Euodia rutaecarpa

（Juss.）Benth.var.officinalis（Dode）Huang或疏毛吴茱萸Euodia rutaecarpa（Juss.）Benth.var.bodinieri（Dode）Huang的干燥近成熟果实。主产于贵州、广西、湖南等地。8～11月果实尚未开裂时采集，除去枝、叶、果梗等杂质，晒干或低温干燥。生用或甘草汤制过后使用。

【性味归经】辛、苦，热；有小毒。归肝、脾、胃、肾经。

【功效】散寒止痛，降逆止呕，助阳止泻。

【主治】

1.厥阴头痛，寒疝腹痛，寒湿脚气，经行腹痛，脘腹胀痛：辛散苦泄，性热祛寒，主入足厥阴肝经，既散肝经之寒邪，又疏肝气之郁滞，并能止痛，故为治寒凝肝脉诸痛之要药。治厥阴头痛，呕吐涎沫，每与人参、生姜同用；治寒疝腹痛，常与小茴香、川楝子等配伍；治寒湿脚气肿痛，可与木瓜、紫苏叶、槟榔等配伍；治冲任虚寒，瘀血阻滞之经行腹痛，可与桂枝、当归、川芎等同用。

2.呕吐吞酸：辛散苦泄，性热祛寒，入肝胃经，长于暖肝温胃，降逆止呕。治疗寒凝气滞，脘腹胀痛，可与丁香、小茴香等散寒理气药同用；治外寒内侵、胃失和降之呕吐，可与半夏、生姜等降逆止呕之品同用；治肝郁化火、肝胃不和之胁痛口苦、呕吐吞酸，多与黄连配伍。

3.五更泄泻：性热，能暖脾温肾，助阳止泻，为治脾肾阳虚、五更泄泻之常用药，多与补骨脂、肉豆蔻、五味子等同用。

【用法用量】2～5g，煎服。外用适量。

【使用注意】

1.本品有小毒，用量不宜过大。

2.本品辛热燥烈，易耗气动火，不宜久服。

3.阴虚有热者忌用。

4.孕妇慎用。

小·茴香

伞形科植物茴香Foeniculum vulgare Mill.的干燥成熟果实。中国各地均有栽培，秋季果实初熟时采割植株，晒干，打下果实，除去杂质。生用或盐水炙用。

【性味归经】辛，温。归肝、肾、脾、胃经。

【功效】散寒止痛，理气和胃。

【主治】

1.寒疝腹痛，睾丸偏坠胀痛：小茴香辛温，入肝、肾经，能温肾暖肝，散寒止痛。用治寒疝腹痛，可单味炒热，布包裹后温熨腹部，亦可与乌药、高良姜等配伍；治肝气郁滞，睾丸偏坠胀痛，可与橘核、山楂等同用；治冲任虚寒之痛经或肝经受寒之少腹冷痛，可与肉桂、当归、川芎等同用。

2.痛经，少腹冷痛，脘腹胀痛，食少吐泻：辛能行气，温能散寒，入脾胃经，善理脾胃之气而开胃、止呕。治胃寒气滞，脘腹胀痛，可与高良姜、香附等同用；治脾胃虚寒，食少吐泻，可配白术、陈皮等。

【用法用量】3~6g，煎服。外用适量。

【使用注意】本品辛散温燥，阴虚火旺者慎用。

丁香

桃金娘科植物丁香Eugenia caryophyllata Thunb.的干燥花蕾。习称"公丁香"。主产于桑给巴尔、马达加斯加、斯里兰卡，中国广东、海南、广西等地也有栽培。通常于9月至次年3月，花蕾由绿转红时采收，晒干。生用。

【性味归经】辛，温。归脾、胃、肺、肾经。

【功效】温中降逆，补肾助阳。

【主治】

1.脾胃虚寒，呃逆呕吐，食少吐泻，心腹冷痛：丁香辛温气香，长于温中散寒，尤善降逆而止呕、止呃，为治胃寒呕吐、呃逆之要药。治胃寒停饮呕吐，多配伍陈皮、半夏以化饮降逆止呕；治虚寒呃逆，常与柿蒂、人参、生姜配伍；治心腹冷痛，可与附子、薤白、川芎等同用。

2.肾虚阳痿：入肾经，有温肾助阳起痿之功，用治肾阳不足所致阳痿精冷、宫冷不孕，可与附子、肉桂、淫羊藿等配伍。

【用法用量】1~3g，煎服。外用适量。

【使用注意】

1.不宜与郁金同用。

2.热证及阴虚内热者忌用。

高良姜

姜科植物高良姜Alpinia officinarum Hance的干燥根茎。主产于广东、广西、海南等地。夏末秋初采挖，除去须根及残留的鳞片，洗净，切段，晒干。生用。

【性味归经】辛，热。归脾、胃经。

【功效】温胃止呕，散寒止痛。

【主治】

1.脘腹冷痛：高良姜辛散温通，入脾胃经，长于温散脾胃寒邪而有良好的止痛作用，为治胃寒脘腹冷痛之常用药，多与炮姜同用，以加强温胃散寒止痛之功；治胃寒肝郁，脘腹胀痛，多配伍香附以疏肝解郁，散寒止痛。

2.胃寒呕吐，嗳气吞酸：高良姜性热，能温散寒邪，和胃止呕。治疗胃寒呕吐，嗳气吞酸，多与半夏、生姜同用，加强温中止呕之功。

【用法用量】3~6g，煎服。

【使用注意】阴虚有热者忌用。

胡椒

胡椒科植物胡椒Piper nigrum L.的干燥近成熟或成熟果实。主产于海南、广东、广西、云南等地。秋末至次春果实呈暗绿色时采收，晒干，为黑胡椒；果实变红时采收，用水浸渍数日，擦去外果皮，晒干，为白胡椒。生用，用时粉碎成细粉。

【性味归经】辛，热。归胃、大肠经。

【功效】温中散寒，下气，消痰。

【主治】

1.胃寒呕吐，腹痛泄泻，食欲不振：胡椒辛热，能温中散寒止痛，用治胃寒脘腹冷痛、呕吐泄泻、食欲不振，多与高良姜、荜茇等同用。

2.癫痫痰多：胡椒辛散温通，能下气行滞、消痰，可治疗痰气郁滞，蒙蔽清窍的癫痫痰多。

【用法用量】每次0.6~1.5g，研粉吞服。外用适量。

【使用注意】阴虚有热者忌用。

花椒

芸香科植物青椒Zanthoxylum schinifolium Sieb.et Zucc.或花椒Zanthoxylum bungeanum Maxim.的干燥成熟果皮。中国大部分地区有分布，但以四川产者为佳，又名川椒、蜀椒。秋季采收成熟果实，晒干，除去种子及杂质。生用或炒用。

【性味归经】辛、温。归脾、胃、肾经。

【功效】温中止痛，杀虫止痒。

【主治】

1.脘腹冷痛，呕吐泄泻：花椒辛散温燥，入脾胃经，长于温中燥湿，散寒止痛，止呕止泻。无论外寒内侵，或脾胃虚寒，脘腹冷痛、呕吐、不思饮食等均可使用。亦可用于夏伤湿冷，寒湿吐泻。

2.虫积腹痛：有驱蛔杀虫之功，治疗虫积腹痛，手足厥冷，烦闷吐蛔，可配伍乌梅、干姜、黄连等。

3.外治湿疹，阴痒：外用有燥湿杀虫止痒之效，治疗湿疹瘙痒及妇人阴痒，多配伍苦参、蛇床子、地肤子等，煎汤熏洗。

【用法用量】3~6g，煎服。外用适量，煎汤熏洗。

【使用注意】

1.阴虚内热者慎用。

2.皮肤溃破者，不宜外用。

椒目

芸香科植物青椒Zanthoxylum schinifolium Sieb.et Zucc.或花椒Zanthoxylum bungeanum Maxim.的种子。中国大部分地区有分布，但以四川产者为佳，故又名川椒目。秋季采收成熟果实，晒干，取出种子，炒出汗（油）用。

【性味归经】苦、寒，有毒。归肺、肾、膀胱经。

【功效】利水消肿，降气平喘。

【主治】

1.水肿胀满：椒目苦寒，性善降泄下行，入肾、膀胱经，能利水消肿，用于水肿胀满，多与防己、葶苈子、大黄同用。

2.痰饮咳喘：入肺经，有降气平喘之功，治疗咳喘，可单味炒为末，开水冲服，或与桑白皮、枇杷叶同用。

【用法用量】3~10g。

【使用注意】阴虚火旺者忌服。

荜茇

胡椒科植物荜茇Piper longum L.的干燥近成熟或成熟果穗。主产于云南、广东等地。9~10月间果穗由绿变黑时采收。除去杂质，晒干。生用。

【性味归经】辛，热。归胃、大肠经。

【功效】温中散寒，下气止痛。

【主治】

1.脘腹冷痛，呕吐，泄泻：荜茇辛热，主入胃、大肠经，能温中散寒止痛，降胃气，止呕呃。治胃寒脘腹冷痛、呃逆、呕吐泄泻等，常与干姜、白术、附子等配伍，以加强温中止痛之功。

2.胸痹心痛，头痛，牙痛：能散寒止痛，可用治寒凝气滞，胸痹心痛，单味或配伍沉香、薤白同用；治疗风寒头痛，多与川芎、细辛、白芷等同用。此外，取荜茇的温通止痛之功，治疗龋齿疼痛，可与胡椒等份研末，填塞龋齿孔中。

【用法用量】1~3g，煎服。外用适量。

【使用注意】阴虚有热者忌用。

（梁丽娜）

第十三章　行气药

行气药是以疏理气机为主要作用，治疗气滞或气逆证为主的药物。行气药性味多辛苦温而芳香，其味辛能行，味苦能泄，芳香以走窜，温性以通行，故有疏理气机即行气、降气、解郁、散结的作用。并可通过畅达气机、消除气滞而达到除满、消胀、止痛之效，即《素问》所谓"木郁达之"之意。因此类药物主归脾、胃、肝、肺经，以其性能与归经的不同，而分别具有理气健脾、疏肝解郁、理气宽胸、行气止痛、破气散结等功效。

行气药主要用于治疗脾胃气滞所致的脘腹胀痛、嗳气吞酸、恶心呕吐、腹泻或便秘等；肝气郁滞所致的胁肋胀痛、抑郁不乐、疝气疼痛、乳房胀痛、月经不调等；肺气壅滞所致的胸闷胸痛、咳嗽气喘等。

行气药的配伍规律如下：如脾胃气滞者，当与消导药同用；脾胃气虚者，配以补中益气药。湿热阻滞者，宜配清热燥湿药；因于寒湿困脾者，宜配苦温燥湿药。肝气郁滞因于肝血不足者，宜与养血柔肝药同用；因于肝经受寒者，配伍暖肝散寒药。肺气壅滞因于外邪客肺者，配伍宣肺解表药；因于痰饮阻肺者，配伍祛痰化饮药。由于气与血具有"血为气之母，气为血之帅"的密切关系，使用理气药时，无论有无瘀血阻滞，常适当的与活血祛瘀药配伍应用。

行气药多辛温香燥，易耗气伤阴，故气阴不足者慎用；破气药对于孕妇应当忌用。行气药多含挥发性成分，故入汤剂不宜久煎。

陈皮

芸香科植物橘Citrus reticulata Blanco及其栽培变种的干燥成熟果皮。药材分为"陈皮"和"广陈皮"。采摘成熟果实，剥取果皮，晒干或低温干燥。主产于广东、四川、湖南等地。

【性味归经】苦、辛，温。归肺、脾经。

【功效】理气健脾，燥湿化痰。

【主治】

1.脘腹胀满，食少吐泻：陈皮辛散苦降性温，芳香醒脾，长于理气健脾燥湿，调中快膈，降逆止呕，有行气止痛、健脾和中之功，因其苦温而燥，故寒湿阻中之气滞最宜。治疗中焦寒湿脾胃气滞所致之脘腹胀痛、恶心呕吐、泄泻等，常与燥湿行气药同用。若食积气滞，脘腹胀痛等，可配消食药等。若外感风寒，内伤食滞之腹痛、呕吐、泄泻，可与发散风寒药同用。因脾虚气滞所致之腹痛喜按、不思饮食、食后腹胀、便溏舌淡者，可与健脾益气药同用。

2.咳嗽痰多：陈皮辛散温通，能行能降，燥湿化痰，善行肺经气滞，且辛行苦泄而能宣肺止咳，为治痰之要药。治咳嗽痰多色白，胸膈胀满，恶心呕吐之湿痰咳嗽，常配伍化痰健脾药。若治寒痰咳嗽，多与温化寒痰药同用。若脾虚失运而致痰湿犯肺者，可配健脾益气药。

3.呕吐、呃逆：辛香而行，善疏理气机、调畅中焦而使之升降有序，可配伍降逆止呕药治疗呕吐、呃逆。

4.胸痹胸中气塞短气：陈皮辛散温通、入肺走胸，长于理气调中、燥湿化痰，而能行气通痹止痛，可与宽胸逐痰药同用，治疗胸痹胸闷。

【用法用量】3~10g，煎服。

【使用注意】陈皮苦燥性温，易伤津助热，舌赤少津，内有实热，阴虚燥咳，及咯血、吐血者慎用。

青皮

芸香科植物Citrus reticulata Blanco及其栽培变种的幼果或未成熟果实的干燥果皮。主产于广东、福建、四川等地。5~6月间收集自落的幼果，晒干，称为"个青皮"，7~8月间采收未成熟的果实，在果皮上纵剖成四瓣至基部，除去瓤肉，晒干。生用或醋炙用。

【性味归经】苦、辛，温。归肝、胆、胃经。

【功效】疏肝破气，消积化滞。

【主治】

1.胸胁胀痛，疝气疼痛，乳癖，乳痈：青皮辛散温通，苦泄下行，其性峻烈，入肝胆经，有疏肝胆、破气滞、散结止痛之效，尤宜于肝郁气滞之胸胁胀痛、疝气疼痛、乳房肿痛。治肝郁胸胁胀痛，配柴胡、郁金等；治寒疝腹痛，配乌药、小茴香；乳房胀痛、结块、乳痈肿痛，配柴胡、浙贝母、瓜蒌等。

2.食积气滞：青皮辛行苦降温通，入胃能行气止痛、消积化滞。善治脘腹胀痛、冷痛、食积气滞等，可与大腹皮、桂枝、山楂等同用。

3.脘腹胀痛：青皮气味峻烈，苦泄力大，辛散温通力强，能破气散结，与三棱、莪术等同用，可治疗气滞血瘀之癥瘕积聚，久疟痞块等。

【用法用量】3~10g，煎服。醋炙疏肝止痛力强。

【使用注意】无特殊禁忌。

枳壳

芸香科植物酸橙Citrus aurantium L.及其栽培变种的干燥未成熟果实。主产于四川、江西、福建等地。7月果皮尚绿时采收，自中部横切为两半，晒干或低温干燥。生用或麸炒用。

【性味归经】辛、苦，酸，微寒。归脾、胃经。

【功效】理气宽中，行滞消胀。

【主治】

1.胸胁气滞，胀满疼痛：枳壳味辛行气消郁，宽胸利膈，治肝郁气滞之脘腹痞满、胸胁胀闷，常配郁金同用。治疗胃肠气滞，脘腹胀满、食积不化、痞闷、吐泻者，常与木香、陈皮等同用；或与大黄、牵牛子等同用，治疗便结不通。

2.食积不化，痰饮内停：枳壳苦降下行，善宽胸利膈，行气消痞，为治气滞胸闷要药。治疗伤寒痞气，胸中痰滞，气塞短气，常配伍桔梗、陈皮等药；或配半夏、官桂以化痰理气，治疗痰饮兼有食积者。

3.脏器下垂：枳壳常与益气升阳之黄芪、升麻等药同用，用于气虚下陷之脱肛、子宫下垂。

【用法用量】3～10g，煎服。

【使用注意】孕妇慎用。

枳实

芸香科植物酸橙Citrus aurantium L.及其栽培变种或甜橙Citrus sinensis Osbeck的干燥幼果。主产于四川、江西、福建等地。5～6月间收集自落的果实，自中部横切为两半，晒干或低温干燥，较小者直接晒干或低温干燥。用时洗净、闷透，切薄片，干燥。生用或麸炒用。

【性味归经】苦、辛，酸，微寒。归脾、胃经。

【功效】破气消积，化痰散痞。

【主治】

1.积滞内停，痞满胀痛，泻痢后重，大便不通：枳实辛行苦降，主入脾胃和大肠经，作用较强，善破气除痞、消积导滞而治胃肠积滞诸证，凡气滞脘腹痞满者，不论寒热虚实均可配伍应用。治食积气滞，脘腹胀痛配消食药；治脾胃虚弱，食后脘腹痞满作胀，配白术等补气健脾药；治胃肠积热、热结便秘，配大黄、芒硝；治湿热痢疾、里急后重配黄连等清热燥湿药。

2.痰滞气阻：枳实辛行苦泄，能化痰以消痞，破气除满而止痛。善治胸阳不振、痰阻胸痹，痰热结胸，心下痞满、食欲不振，可与薤白、瓜蒌、半夏等同用。

3.胸痹，结胸：善破气行滞而止痛，可用治气血阻滞之胸胁疼痛，常与川芎同用；若属寒凝气滞，可配桂枝。

4.脏器下垂：行气以助活血而通经止痛，用于产后气血瘀滞腹痛，配芍药、益母草等。此外，枳实与补气药、升阳药同用，可治疗胃扩张、胃下垂、子宫脱垂、脱肛等脏器下垂病证。

【用法用量】3～10g，大量可用至30g，煎服。炒后性较平和。

【使用注意】孕妇慎用。

大腹皮

棕榈科植物槟榔Areca catechu L.的干燥果皮。冬季至次春采收未成熟的果实，煮后干燥，纵剖两瓣，剥取果皮，习称"大腹皮"；春末至秋初采收成熟果实，煮后干燥，剥取果皮，打松，晒干，习称"大腹毛"。主产于海南、云南、广西等地。

【性味归经】辛、微温。归脾、胃、大肠、小肠经。

【功效】行气宽中，利水消肿。

【主治】

1.湿阻气滞，脘腹胀闷，大便不爽：辛能行散，主入脾胃经，能行气导滞，为宽中利气之捷药。可用治食积气滞之脘腹痞胀、嗳气吞酸、大便秘结或泻而不爽；亦可治湿阻气滞之脘腹胀满。

2.水肿胀满，脚气浮肿，小便不利：大腹皮辛散温通，上可开宣肺气而通利水道，下能通畅胃肠壅滞之气，行上下留阻之水湿，有行水消肿之功。用于治疗脾失运化，水湿外溢之皮水，四肢头面悉肿，按之没指，不恶风，其腹如鼓，不喘、不渴、脉浮者；若阳水实证，通身浮肿、胸腹胀满、喘呼气急、烦躁多渴、二便不利者，可与逐水退肿药同用；若治脚气肿痛、二便不通，可与利水药同用。

【用法用量】5～10g，煎服。

【使用注意】

1.孕妇慎用。

2.气虚体弱者慎用。

3.大腹皮一般情况下使用，无明显毒副作用，曾有过敏反应的报道；严重者可出现胸闷，恶心，心慌，烦躁不安，面色、口唇苍白，冷汗，四肢冰冷，血压下降等过敏性休克的症状。

川楝子

楝科植物川楝Melia toosendan Sieb.et Zucc.的干燥成熟果实。冬季果实成熟时采收，除去杂质，干燥。主产于四川等地。

【性味归经】苦，寒；有小毒。归肝、小肠、膀胱经。

【功效】疏肝泄热，行气止痛，杀虫。

【主治】

1.肝郁化火，胸胁、脘腹胀痛：川楝子苦寒泄降，能清肝火、泄郁热、行气止痛。常用于肝郁气滞或肝郁化火胸腹诸痛。

2.疝气疼痛：入肝经性寒，能疏肝郁、除热气、行郁滞、止疼痛，可治疝气疼痛属肝经有热者。若与暖肝散寒药合用，可治疗寒滞肝脉、痛引少腹的寒疝证。

3.虫积腹痛：川楝子苦寒泄降，有小毒，既能杀虫，又能行气止痛，常用治小儿虫积腹痛，发作有时，口吐清水者。此外，川楝子味苦性寒，寒能清热，苦能燥湿，外用具有杀虫疗癣止痒之功，故可用治疥癣瘙痒。

【用法用量】5～10g，煎服。

【使用注意】

1.本品苦寒败胃，脾胃虚寒者忌用。

2.孕妇慎用。

苦楝子

楝科植物楝Melia azedarach L.的干燥成熟果实。秋冬两季果实成熟呈黄色时采收，或收集落下的果实。晒干、阴干或烘干。主产于四川、湖南、河北等地。

【性味归经】苦、寒；有小毒。归肝、小肠、膀胱经。

【功效】疏肝泄热，行气止痛，杀虫。

【主治】

1.胸胁、脘腹胀痛：苦楝子苦寒泄降，能清肝火、泄郁热、行气止痛。常用于肝郁化火胸腹诸痛。

2.疝气疼痛：入肝经性寒，能疏肝郁、除热气、行郁滞、止疼痛，可治疝气疼痛属肝经有热者。

3.虫积腹痛：苦楝子苦寒泄降，有小毒，既能杀虫，又能行气止痛，常用治虫积腹痛。此外，苦楝子味苦性寒，寒能清热，苦能燥湿，外用具有杀虫疗癣止痒之功，故可用治疥癣瘙痒。

【用法用量】5～10g，煎服。

【使用注意】孕妇慎用。

乌药

樟科植物乌药Lindera aggregata（Sims）Kosterm.的干燥块根。全年均可挖采，除去细根，洗净，趁鲜切片，晒干，或直接晒干。主产于湖南、安徽、浙江等地。

【性味归经】辛,温。归肺、脾、肾、膀胱经。

【功效】行气止痛,温肾散寒。

【主治】

1.寒凝气滞,胸腹胀痛:乌药辛开温通,上走肺,中行脾,顺气降逆,散寒止痛,向下达于肾与膀胱,以温下元,调下焦冷气。它能通理上下诸气,可广泛用于由气滞、气逆引起的腹胀、腹痛,尤以下腹疼痛者疗效更佳。

2.气逆喘急:能顺气降逆,宽中快膈,用于七情气逆或体虚气逆而致上气喘急,胸膈满闷,妨碍饮食者。

3.膀胱虚冷,遗尿尿频:乌药温通行气,下达肾与膀胱,具有温肾散寒,除膀胱冷气之功。用治肾阳不足、膀胱虚冷之小便频数、小儿遗尿。

4.疝气疼痛,经寒腹痛:能理气散寒,行气止痛,用于治疗寒疝疼痛、睾丸肿痛,经行腹痛诸证。

5.乌药可顺气消痰,用于七情抑郁、风气攻痰而致遍身顽麻,口眼歪斜,喉中气急有痰者。

【用法用量】6～10g,煎服。

【使用注意】

1.孕妇及体虚者慎服。

2.气虚及内热患者禁服。

木香

菊科植物木香Aucklandia lappa Decne.的干燥根。秋冬二季采挖,除去泥沙和须根,切段,大的再纵剖成瓣,干燥后撞去粗皮。主产于云南、广东、湖南等地。

【性味归经】辛、苦,温。归脾、胃、大肠、三焦、胆经。

【功效】行气止痛,健脾消食。

【主治】

1.胸胁、脘腹胀痛:木香辛行苦泄温通,芳香气烈而味厚,善行脾胃之气滞,既为行气止痛之要药,又为健脾消食之佳品,主治脾胃气滞,脘腹胀痛。若用于脾胃气虚所致气行不畅,脘腹胀满,食少便溏,可与健脾益气药同用。

2.泻痢后重,食积不消,不思饮食:木香辛行苦降,善行大肠之滞气,为治湿热泻痢、里急后重之要药。常与清热解毒止痢药同用于各种湿热泻痢以里急后重为主要表现者。还可与行气导滞药同用,治疗饮食积滞之脘腹胀满、大便秘结或泻而不爽。

3.泄泻腹痛：煨木香实肠止泻，煨用，缓其峻烈之性，增其实肠止泻之功，可用于泄泻腹痛。木香气香醒脾，味辛能行，味苦主泄，走三焦和胆经，故既能行气健脾又能疏肝利胆，用治脾失运化、肝失疏泄而致湿热郁蒸、气机阻滞之脘腹胀痛、胁痛、黄疸。还可与散寒理气药同用，治疗寒疝腹痛及睾丸偏坠疼痛。

4.胸痛：木香辛行苦泄，性温通行，能通畅气机，气行则血行，故可止痛，用以治疗寒凝气滞胸痛。

5.木香气芳香能醒脾开胃，故在补益方剂中用之，能减轻补益药的腻胃和滞气之弊，有助于消化吸收。

【用法用量】3～6g。后下。

【使用注意】木香辛温香燥，易伤阴血，故阴虚、津亏、火旺者慎用。

佛手

芸香科植物佛手Citrus medica L.var.sarcodactylis Swingle的干燥果实。秋季果实尚未变黄或变黄时采收，纵切成薄片，晒干或低温干燥。主产于广东、浙江、四川等地。

【性味归经】辛、苦、酸，温。归肝、脾、胃、肺经。

【功效】疏肝理气，和胃止痛，燥湿化痰。

【主治】

1.肝胃气滞，胸胁胀痛：佛手辛行苦泄，善疏肝解郁、行气止痛，用治肝郁气滞及肝胃不和之胸胁胀痛，脘腹痞满，常与疏肝解郁药同用。

2.胃脘痞满，食少呕吐：佛手辛行苦泄，气味芳香，能醒脾理气，和中导滞，用治脾胃气滞之脘腹胀痛、呕恶食少等。

3.咳嗽痰多：佛手芳香醒脾，苦温燥湿而善健脾消痰，辛行苦泄又能疏肝理气，用治咳嗽日久痰多，胸膺作痛者。

【用法用量】3～10g，煎服。

【使用注意】阴虚有热、气虚无滞者慎用。

沉香

瑞香科植物白木香Aquilaria sinensis（Lour.）Gilg含有树脂的木材。全年均可采收，割取含树脂的木材，除去不含树脂的部分，阴干。主产于海南、广西、广东等地。

【性味归经】辛、苦，微温。归脾、胃、肾经。

【功效】行气止痛，温中止呕，纳气平喘。

【主治】

1.胸腹胀闷疼痛：沉香气芳香走窜，味辛行散，性温祛寒，善温散胸腹阴寒，行气止痛，用治寒凝气滞之胸腹胀痛，脾胃虚寒之脘腹冷痛。

2.胃寒呕吐呃逆：沉香辛温散寒，味苦降泄，善温胃散寒、降逆止呕，治寒邪犯胃，呕吐清水，胃寒久呃。

3.肾虚气逆喘急：沉香辛温入肾，苦降下气，能温肾纳气，降逆平喘，用治下元虚冷，肾不纳气之虚喘证。

【用法用量】1~5g，煎服，后下。

【使用注意】

1.沉香辛温助热，故阴虚火旺者慎用。

2.气虚下陷者也应慎用。

玫瑰花

蔷薇科植物玫瑰Rosa rugosa Thunb.的干燥花蕾。主产于江苏、浙江、福建等地。春末夏初花将开放时分批采摘，及时低温干燥。生用。

【性味归经】甘、微苦，温。归肝、脾经。

【功效】行气解郁，和血，止痛。

【主治】

1.肝胃气痛，食少呕恶：玫瑰花芳香行气，苦而疏泄，有疏肝解郁、醒脾和胃、止痛之功，用治肝郁犯胃的胸胁脘腹胀痛，呕恶食少，可与香附、佛手同用。

2.月经不调，跌仆伤痛：疏肝解郁而调经，治肝气郁滞之月经不调，经前乳房胀痛，常配当归、川芎。

3.味苦疏泄，性温通行，能活血散瘀以止痛。与当归、川芎等同用治疗跌打损伤。

【用法用量】3~6g，煎服。

【使用注意】无特殊禁忌。

柿蒂

柿树科植物柿Diospyros kaki Thunb.的干燥宿萼。主产于四川、广东、广西等地。冬季果实成熟时采摘或食用时收集，洗净、去柄，干燥或打碎。生用。

【性味归经】苦、涩，平。归胃经。

【功效】降逆止呃。

【主治】柿蒂味苦降泄，性平和，专入胃经，降胃气而止呃逆，凡胃气上逆所致各种呃逆均可以应用。胃寒呃逆，配丁香、生姜；脾胃虚寒呃逆，与人参同用；胃热呃逆，配黄连、竹茹；痰浊呃逆，配半夏、厚朴；命门火衰，元气暴脱，上逆作呃，则配伍附子、人参等。

【用法用量】5~10g，煎服。

【使用注意】无特殊禁忌。

荔枝核

无患子科植物荔枝Litchi chinensis Sonn.的干燥成熟种子。主产于福建、广东、广西等地。夏季采摘成熟果实，除去果皮及肉质假种皮，洗净，晒干。用时捣碎，生用或盐水炙用。

【性味归经】甘、微苦，温。归肝、肾经。

【功效】行气散结，祛寒止痛。

【主治】

1.寒疝腹痛：荔枝核主入肝经，辛行苦泄，性温祛寒，能疏肝理气、散结祛寒止痛。用治寒凝气滞之疝气痛，配小茴香、橘核；睾丸肿痛属湿热者，可配龙胆草、川楝子等。

2.睾丸肿痛：荔枝核入肝胃经，能疏肝和胃，理气止痛。善治肝气郁结、肝胃不和之胃脘久痛，与木香同用；用治肝郁气滞血瘀之痛经、产后腹痛，配香附、川芎等。

【用法用量】5~10g，煎服。或入丸散剂。

【使用注意】无特殊禁忌。

香附

莎草科植物莎草Cyperus rotundus L.的干燥根茎。中国大部分地区均产，主产于广东、河南、四川等地。秋季采挖，燎去毛须，置沸水中略煮或蒸透后晒干，或燎后直接晒干。生用或醋炙。用时碾碎。

【性味归经】辛、微苦、微甘，平。归肝、脾、三焦经。

【功效】疏肝解郁，理气宽中，调经止痛。

【主治】

1.肝郁气滞，胸胁胀痛，疝气疼痛：香附入肝经，芳香辛行，善散肝气之郁结，为疏肝解郁、行气止痛要药。善治肝郁气滞之胁肋胀痛，常配柴胡、川芎；肝气犯胃之胃脘疼痛，配高良姜；寒疝腹痛多与小茴香同用；气、血、痰、火、湿、食六郁所致胸膈痞满、脘腹胀痛配川芎、苍术等。

2.脾胃气滞，脘腹痞闷，胀满疼痛：辛行长于止痛，不仅疏肝解郁，且能入脾经宽中、消食下气，常用于脾胃气滞证。配砂仁可治疗脘腹胀痛、胸膈噎塞、嗳气吞酸。

3.月经不调，经闭痛经：香附辛行苦泄，尤善疏肝理气，调经止痛，为妇科调经要药。与疏肝行气、活血调经药配伍治疗月经不调、痛经、乳房胀痛、胎动不安等。

4.瘰疬、痈肿、跌打肿痛：香附还能疏通气血，有行气活血之功。配消痈散结、活血行气之品，可用于瘰疬、痈肿等。

【用法用量】6～10g，煎服。醋炙止痛力增强。

【使用注意】无特殊禁忌。

薤白

百合科植物小根蒜Allium macrostemon Bge.或薤Allium chinense G.Don的干燥鳞茎。主产于江苏、浙江等地。夏秋两季采挖，洗净，除去须根，蒸透或置沸水中烫透，晒干。生用或炒用。

【性味归经】辛、苦，温。归心、肺、胃、大肠经。

【功效】通阳散结，行气导滞。

【主治】

1.胸痹心痛：薤白辛散苦泄，入心经而温通心阳，能散阴寒之凝滞，通胸阳之闭结，为治胸痹要药。配瓜蒌、半夏、丹参等化痰宽胸、理气活血之品可广泛用于寒痰阻滞、胸阳不振或痰瘀所致的胸痹证。

2.脘腹痞满胀痛：薤白性温滑利，入肺经而能宣壅滞、降痰浊而达下气导滞、止咳平喘之功，用于外感风寒，肺失宣畅，咳喘气急，胸部胀满，痰多稀薄者。

3.泻痢后重：辛行苦降，入大肠经，有行气导滞、消胀止痛之功，治疗大肠气滞之腹胀痞满、泻痢后重、赤白下痢，单用有效或配伍木香、黄柏；胃寒气滞之脘腹胀痛，可与高良姜、砂仁同用。

4.薤白还可用于咽喉肿痛、疮疖痈肿等。

【用法用量】5～10g，煎服。

【使用注意】

1.薤白辛散行气，气虚者慎服。

2.滑利之品，无滞者不宜使用。

3.胃弱纳呆及不耐蒜味者不宜服用。

（梁丽娜）

第十四章　消食药

饮食以适量为宜，若暴饮暴食，超过脾胃受纳运化能力，则可导致饮食停滞，形成食积。出现脘腹胀满，嗳气吞酸，恶心呕吐，不思饮食，大便失常等症状。若脾胃虚弱，运化功能减退，虽无过量饮食，亦可出现饮食不消、饮食停滞，形成食积。出现食欲减退、餐后腹胀、嗳气、大便失常等症状。

消食药是以消食化积为主要功效，主治饮食积滞证的药物，主要用于治疗脘腹胀满，嗳气吞酸，恶心呕吐，不思饮食的饮食积滞证，以及脾胃虚弱、消化不良证。有些消食药兼有活血、行气、化痰、清热解毒、涩精止遗等功效，还可用于治疗瘀血证、气滞证、痰多咳喘、热毒证、遗精滑精等。

消食药大多药性缓和，为了增强疗效，可选用多种消食药联合应用；食积重症，可配伍泻下药以攻逐积滞；食积多兼有气滞，故一般配伍理气药，使气行而积消；若积滞化热者，当配苦寒清热、泻下之品；若寒湿困脾或胃有湿浊，当配温燥、芳香化湿之品；若中焦虚寒者，宜配温中健脾之品；对于脾胃素虚，运化无力，食积内停者，不宜单用消食药，当配伍健脾益气之品，以标本兼顾，使消积而不伤正。

消食药虽药性和缓，但仍属消导祛邪之品，部分药物有耗气之弊，故气虚而无积滞者慎用。

临床常用的消食药有山楂、麦芽、鸡内金、神曲、莱菔子等。

山楂

蔷薇科植物山里红Crataegus pinnatifida Bge.var.major N.E.Br.或山楂Crataegus pinnatifida Bge.的干燥成熟果实。主产于山东、河南、河北等地。秋季果实成熟时采收。切片，干燥，生用或炒用。

【性味归经】酸、甘，微温。归脾、胃、肝经。

【功效】消食健胃，行气散瘀，化浊降脂。

【主治】

1.肉食积滞，胃脘胀满，泻痢腹痛：山楂味酸甘，归脾胃经，有健运脾胃、消磨除滞之力，故功善消食化积。山楂能治疗各种饮食积滞所致之脘腹胀满、不思饮食、大便不调，尤为消化油腻肉食积滞之要药。炒用则能止泻止痢，治伤食泄泻、痢疾。

2.瘀血经闭，产后瘀阻、疝气疼痛，高脂血症：焦山楂消食导滞作用增强，用于肉食积滞，泻痢不爽。山楂归肝经入血分，有活血化瘀之功。常用于治疗瘀血阻滞所致的痛经、产后腹痛、胸痹心痛、疝气疼痛诸证，是化瘀行气之良药。临床常与活血行气之品配伍使用。

【用法用量】9~12g，大剂量可用至30g，煎服。

【使用注意】脾胃虚弱而无积滞者或胃酸分泌过多者均慎用。

麦芽

禾本科植物大麦Hordeum vulgare L.的成熟果实经发芽干燥的炮制加工品。中国大部分地区均产。将大麦洗净，浸泡4~6小时，捞出，保持适宜湿度、温度，待幼芽长至0.5cm时，晒干或低温干燥。生用、炒黄或炒焦用。

【性味归经】甘，平。归脾、胃经。

【功效】行气消食，健脾开胃，回乳消胀。

【主治】

1.食积不消，脘腹胀痛，脾虚食少：麦芽入脾胃经，能"消化一切米、面、诸果食积"（《本草纲目》），可单用煎汤或研末服，也常与山楂、神曲、陈皮等配伍，以增强消食除胀之效。

2.乳汁郁积，乳房胀痛，妇女断乳：《滇南本草》中有麦芽"治妇人奶乳不收，乳汁不止"的记载，故常用于断乳或妇女乳汁淤积之乳房胀痛。可单用大剂量煎服。

3.肝郁胁痛，肝胃气痛：麦芽归肝经，"善舒肝气"，故治肝郁气滞或肝胃不和之胁肋、脘腹胀满，可与柴胡、佛手等配伍。

【用法用量】10~15g，煎服；回乳炒用60~120g。生麦芽健脾和胃，疏肝行气，用于脾虚食少，乳汁郁积；炒麦芽行气消食回乳，用于食积不消，妇女断乳。焦麦芽消食化滞，用于食积不消，脘腹胀痛。

【使用注意】哺乳期妇女不宜大量使用。

鸡内金

雉科动物家鸡Gallus gallus domesticus Brisson的干燥沙囊内壁。中国各地均产。杀鸡后，取出鸡肫，趁热剥取内壁，洗净，干燥。生用、炒用或醋制用。

【性味归经】甘，平。归脾、胃、小肠、膀胱经。

【功效】健胃消食，涩精止遗，通淋化石。

【主治】

1.食积不消，呕吐泻痢、小儿食积：鸡内金归脾胃经，能"宽中健脾，消食磨胃"，故为饮食积滞常用之品。其消食健脾作用较强，能广泛用于米面薯芋乳肉食积及疳积。轻者单用研末服即有效，重者常与山楂、麦芽等消食药同用，以增强疗效。

2.遗尿，遗精，石淋涩痛：鸡内金主小便利，遗尿（《名医别录》），故又常用治遗尿、遗精。单用研末服，或与桑螵蛸、菟丝子等配伍以增强疗效。治沙石淋痛，可配金钱草、海金沙；治胆石症，可配金钱草、郁金；治癥瘕，可配三棱、莪术等。

3.有化坚消石、消癥之功，常用治结石、癥瘕积聚、妇女经闭。

【用法用量】3~10g，煎服；研末服，每次1.5~3g。

【使用注意】脾虚无积滞者慎用。

神曲

面粉和其他药物混合后经发酵而成的加工品。中国各地均有生产。其制法是：取较大量面粉或麸皮，与杏仁泥、赤小豆粉以及鲜青蒿、鲜苍耳、鲜辣蓼自然汁，混合拌匀，使干湿适宜，放入筐内，复以麻叶或楮叶，保温发酵一周，长出黄菌丝时取出，切成小块，晒干即成。生用或炒用。

【性味归经】甘、辛，温。归脾、胃经。

【功效】消食和胃。

【主治】

1.饮食积滞证：神曲辛散、甘温和煦，归中焦脾胃，具有消食和胃之功。能"化水谷宿食，癥结积滞，健脾暖胃"。治食积不化，脘腹胀满、泄泻，可配伍麦芽、山楂等炒焦同用，称"焦三仙"；治脾虚食少、食后作胀，可配伍人参、白术、麦芽等。

2.神曲味辛，能散肌表风寒，外感兼食积者尤宜。

【用法用量】6~15g，煎服，消食宜炒焦用。

【使用注意】脾阴不足，胃火盛，及孕妇慎服。

莱菔子

十字花科植物萝卜Raphanus sativus L.的干燥成熟种子。中国各地均产。夏季果实成熟时采收。生用或炒用，用时捣碎。

【性味归经】辛、甘，平。归肺、脾、胃经。

【功效】消食除胀，降气化痰。

【主治】

1.饮食停滞，脘腹胀痛，大便秘结，积滞泻痢：神曲味辛行散，归脾胃经，既能消食化积，又善行气消胀。治食积气滞之脘腹胀满或疼痛，嗳气吞酸，可与山楂、神曲、陈皮等同用；治食积气滞兼脾虚者，配白术、山楂等。

2.痰壅喘咳：《本草纲目》说莱菔子能"下气定喘，治痰"，用治咳喘痰壅，胸闷兼食积者，可单用本品为末服；或与白芥子、苏子等同用，以增强疗效。

【用法用量】5～12g，煎服；炒后性缓，有香气，可避免生品服后恶心的副作用，长于消食、化痰。生用吐风痰。

【使用注意】

1.莱菔子辛散耗气，故气虚及无食积、痰滞者慎服。

2.不宜与人参同用。

（曲佳琳）

第十五章　驱虫药

驱虫药是指以驱除或杀灭人体内寄生虫为主要功效，常用于治疗肠道寄生虫病的药物。

驱虫药主要用治蛔虫、蛲虫、绦虫、钩虫、姜片虫等所致的肠道寄生虫病。因所患虫病不同，患者症状有异。但一般多见脐腹疼痛，腹泻腹胀，不思饮食或多食善饥，嗜食异物，或耳鼻瘙痒、肛门奇痒等；若迁延日久，则见面色萎黄，肌肉消瘦等症。部分症状较轻者，只在大便检查时才被发现。另外，此类药物亦可用治食积气滞、小儿疳积、疥癣瘙痒等病证。

临床对于寄生虫病，应根据寄生虫的种类及病人体质强弱、证情缓急，选用适宜的驱虫药物，并依据兼证进行适当配伍。如大便秘结者，常配伍泻下药；兼有积滞者，常配伍消积导滞药；脾胃虚弱者，常配伍健运脾胃之品；体质虚弱者，须先补后攻或攻补兼施。但驱虫药一般更多与泻下药同用，以利虫体排出体外。

驱虫药药性峻烈或具有毒性，应用时要控制剂量，以防中毒或损伤正气。

临床常用的驱虫药有使君子、苦楝皮、槟榔、南瓜子、雷丸、榧子等。

使君子

使君子科植物使君子Quisqualis indica L.的干燥成熟果实。主产于四川等地。9~10月果皮变紫黑时采收，晒干。去壳，取种仁生用或炒香用。

【性味归经】甘，温。归脾、胃经。

【功效】杀虫消积。

【主治】

1.蛔虫病，蛲虫病，虫积腹痛：使君子味甘气香而不苦，性温入脾胃经，有良好的杀虫作用，尤其擅长驱杀蛔虫，为驱蛔要药。因既可驱杀蛔虫，又具缓和的滑利通肠之性，尤宜于小儿蛔虫病，轻证单用本品炒香嚼服；重证常配伍苦楝皮等驱虫药同用。若治蛲虫病，常配伍百部、槟榔等同用。

2.小儿疳积：使君子甘温略补，温而不燥，还能健脾消疳，用治小儿疳积面色萎黄、形瘦腹大、腹痛有虫者，常配伍槟榔、神曲等药同用。

【用法用量】使君子常用量9~12g，捣碎煎服；使君子仁6~9g，多入丸散或单用，1~2次分服。小儿每岁1~1.5粒，炒香嚼服，一日总量不超过20粒。

【使用注意】无特殊禁忌。

苦楝皮

楝科植物川楝Melia toosendan Sieb.et Zucc.或楝Melia azedarach L.的干燥树皮及根皮。主产于四川、湖北、安徽等地。春秋二季剥取根皮或干皮，或除去粗皮，晒干。切丝，生用。

【性味归经】苦，寒。有毒。归肝、脾、胃经。

【功效】杀虫，疗癣。

【主治】

1.蛔虫病，蛲虫病，虫积腹痛：苦楝皮苦寒有毒，有较强的杀虫作用，可治多种肠道寄生虫，为广谱驱虫中药，尤多用治蛔虫病、蛲虫病。治蛔虫病，可单用或配使君子、槟榔、大黄等驱虫和泻下药；治蛲虫病，常配伍百部、乌梅，保留灌肠用；若治钩虫病，常配石榴皮同用。

2.外用治疗癣瘙痒等：苦寒又能清热燥湿，杀虫止痒，外用治疥疮、头癣、湿疮、湿疹瘙痒等证，单用本品既可。

【用法用量】3~6g，煎服。外用适量，研末，用猪脂调敷患处。

【使用注意】

1.本品有毒，不宜过量或持续久服。

2.孕妇、肝肾功能不全者、严重心脏病、活动性肺结核、贫血、胃溃疡、体质虚弱、脾胃虚寒者均应忌用或慎用。

3.婴幼儿慎用。

槟榔

棕榈科植物槟榔Areca catechu L.的干燥成熟种子。我国主产于广东、云南，国外以菲律宾、印度及印度尼西亚产量最多。春末至秋初采收成熟果实，用水煮后，干燥，除去果皮，取出种子，晒干。浸透切薄片或捣碎，生用、炒黄或炒焦用。

【性味归经】苦、辛，温。归胃、大肠经。

【功效】杀虫，消积，行气，利水，截疟。

【主治】

1.绦虫病，蛔虫病，姜片虫病，虫积腹痛：槟榔苦辛，驱虫谱广，兼可泻下，以泻下驱虫为特点，是临床驱虫的常用药。对绦虫、蛔虫、蛲虫、钩虫、姜片虫等多种肠道寄生虫都有驱杀作用，尤擅治绦虫病。治绦虫病可单用，现代多配南瓜子同用，其驱杀绦虫疗效更佳；若治蛔虫病、蛲虫病，常配伍使君子、苦楝皮等其他驱虫药；若治姜片虫病，则配伍乌梅、甘草等。

2.积滞泻痢，里急后重：槟榔辛散苦泄沉降，入胃、大肠经，善行胃肠之气，消积导滞，兼能缓泻通便。用治食积气滞、腹胀便秘，常配木香、大黄等药以增强行气消积，泻下导滞之功；若治泻痢后重，常配木香、黄连等，以增行气导滞、止痢之效。

3.水肿脚气：槟榔既能利水，又能行气，气行则水运。用治水肿实证，二便不利，常配伍木通、泽泻等利水消肿药同用；用治脚气肿痛，常配伍木瓜、吴茱萸等，以增祛湿消肿，舒筋活络之功。

4.疟疾：本品用治疟疾，常配常山、草果等同用，可增截疟之效。

【用法用量】3~10g，煎服；驱绦虫、姜片虫30~60g。焦槟榔功能消食导滞，用于食积不消，泻痢后重。

【使用注意】

1.下气破积之力较强，故脾虚便溏或气虚下陷者忌用；孕妇慎用。

2.服用剂量过大可见头昏、流涎、恶心等。

南瓜子

葫芦科植物南瓜Cucurbita moschata（Duch.）poiret的种子。主产于浙江、江西、河北等地。秋季果实成熟时采收，取出种子，洗净，晒干。研粉生用，新鲜种子效佳。

【性味归经】甘，平。归胃、大肠经。

【功效】杀虫。

【主治】

绦虫病，血吸虫病：南瓜子甘平，杀虫而不伤正气；主治绦虫病，亦治蛔虫病。主治绦虫病，常与槟榔同用，以增疗效。先用南瓜子60~120g研粉，冷开水调服，两小时后服槟榔60~120g的水煎剂，再过半小时，服玄明粉15g，促使泻下以利虫体排出。亦可单用新鲜南瓜子30~60g，研烂，加水、冰糖或蜂蜜调匀，空腹顿服。此外，南瓜子还治血吸虫病，但需较大剂量（120~200g），长期服用。

【用法用量】研粉，60~120g。冷开水调服。

【使用注意】用量宜大，鲜药尤佳。

雷丸

白蘑科真菌雷丸Omphalia lapidescens Schroet.的干燥菌核。主产于四川、云南、贵州等地。秋季采挖，洗净，晒干，粉碎。生用。

【性味归经】微苦，寒。归胃、大肠经。

【功效】杀虫消积。

【主治】

1.绦虫病，钩虫病，蛔虫病，虫积腹痛：驱虫面广，对多种肠道寄生虫均有驱杀作用，尤以驱杀绦虫效佳。用治绦虫病，可单用研末吞服，每次20g，日服3次，连用3天；若治钩虫病、蛔虫病，常与槟榔、牵牛子、苦楝皮等同用；用治蛲虫病，常与大黄、牵牛子等同用；用治脑囊虫病，则常与半夏、茯苓等同用。

2.小儿疳积：可杀虫消积，主入阳明经以开滞消疳。用治小儿疳积，常配伍使君子、槟榔、苍术等杀虫、消积、健脾药同用。

【用法用量】15~21g，不宜入煎剂，一般研粉服，一次5~7g，饭后用温开水调服，一日3次，连服3天。

【使用注意】

1.不宜入煎剂。

2.因雷丸含蛋白酶，加热60℃左右即易于破坏而失效。

3.脾胃虚寒者慎服。

榧子

红豆杉科植物榧Torreya grandis Fort.的干燥成熟种子。主产于浙江、福建等地。秋季种子成熟时采收，除去肉质假种皮，洗净，晒干，去壳取仁。生用或炒用，用时捣碎。

【性味归经】甘，平。归肺、胃、大肠经。

【功效】杀虫消积，润肺止咳，润燥通便。

【主治】

1.钩虫病，蛔虫病，绦虫病，虫积腹痛：可杀虫消积，润滑肠道，因其缓泻，有利虫体排出；又味甘性平而不伤胃，故可用治钩虫、蛔虫、绦虫等多种肠道寄生虫引起的虫积腹痛，常与使君子、苦楝皮、槟榔同用，以增驱虫之功。

2.肺燥咳嗽：榧子甘润入肺，能润肺燥止咳嗽。因其力较弱，以肺燥咳嗽轻症为宜，或配川贝母、炙桑叶、沙参等养阴润肺止咳药以增药力。

3.大便秘结：榧子甘润平和，入大肠经，有润肠通便之效。用治肠燥便秘、大便秘结，或痔疮便秘，单用炒熟嚼服，或配火麻仁、郁李仁、瓜蒌仁等润肠通便药同用。

【用法用量】9~15g，煎服。

【使用注意】

1.入煎服宜生用。

2.大便溏薄，肺热咳嗽者不宜用。

3.孕妇慎用。

4.服榧子时，不宜食绿豆，以免影响疗效。

（李炜玲）

第十六章　止血药

止血药是以制止体内外出血，治疗各种出血病证为主的药物。止血药入血分，因心主血、肝藏血、脾统血，故此类药物以归心、肝、脾经为主，尤以归心、肝二经者为多。制止体内外出血是此类药物的基本特点，因其药性有寒、温、散、敛之异，故此类药物分别有凉血止血、温经止血、化瘀止血、收敛止血等不同作用，以消除导致血不循经的原因，从而达到止血的目的。

止血药主要用治血液不循常道，或上溢于口鼻诸窍，或下泄于前后二阴，或渗于肌肤所导致的咯血、咳血、衄血、吐血、便血、尿血、崩漏、紫癜以及外伤出血等体内外各种出血病证。西医诊断为肺结核、支气管扩张、胃及十二指肠溃疡、溃疡性结肠炎、痔疮、尿路感染、功能性子宫出血、习惯性或先兆流产、血小板减少性紫癜、外伤及术后出血等出血性疾病，亦可用此类药物治疗。

根据止血药的药性和功效不同，可分为凉血止血药、化瘀止血药、收敛止血药和温经止血药4类。

血热妄行而出血者，宜配清热泻火、清热凉血药同用；阴虚火旺、阴虚阳亢而出血者，宜配滋阴降火、滋阴潜阳的药同用；瘀血内阻而出血者，宜配活血祛瘀药同用；阳虚不能摄血者，宜配温阳益气药同用。根据前贤"下血必升举，吐衄必降气"的用药经验，故对于便血、崩漏等下部出血病证，应适当配伍升举之品；而对于衄血、吐血等上部出血病证，可适当配伍降气之品。

止血药在使用时，应该注意以下问题：出血宜止血，止血易留瘀，这是运用此类药物始终要注意的问题。

第一节　凉血止血药

凉血止血药指既能止血，又能清泄血分之热，适用于热伤血络，迫血妄行所致各种出血病证的药物。

这类药物性多寒凉，味多甘苦，入血分，部分药物尚有清热解毒之功，又可治热毒疮疡、水火烫伤。此类药物性寒凝滞，易凉遏留瘀，一般不宜过量使用，或需配少量的活血散瘀药同用，使之血止而不留瘀。

临床常用的凉血止血药有小蓟、大蓟、地榆、槐花、槐角、侧柏叶、白茅根、苎麻根。

小蓟

菊科植物刺儿菜Cirsium setosum（Willd.）MB.的干燥地上部分。中国大部分地区均产。夏秋二季花开时采收。除去杂质，晒干，生用或炒炭用。

【性味归经】甘、苦，凉。归心、肝经。

【功效】凉血止血，散瘀解毒消痈。

【主治】

1.各类出血：小蓟味甘，性凉，归心肝二经。心主血，肝藏血。本品性凉，走血分，善清血分之热而凉血止血，兼能活血散瘀，有止血而不留瘀之特点。因性凉入心经，长于清心，凉血止血，兼能利尿通淋，故为治尿血、血淋之要药，常与滑石、淡竹叶等清热利尿通淋药同用。

2.痈肿疮毒：小蓟性凉，能活血散瘀，解毒消痈，善"解一切疔疮痈疽肿毒"（《本草纲目拾遗》），适用于热毒疮疡，内服外用皆能奏效，以鲜品为佳。可单用捣敷患处，也可与连翘、蒲公英等清热解毒药同用。

【用法用量】5～12g，煎服。外用鲜品适量，捣烂敷患处。

【使用注意】无特殊禁忌。

大蓟

菊科植物蓟Cirsium japonicum Fisch.ex DC.的干燥地上部分。中国大部分地区均产。夏秋二季花开时采割地上部分，除去杂质，晒干，切段生用。

【性味归经】甘、苦，凉。归心、肝经。

【功效】凉血止血，散瘀解毒消痈。

【主治】

1.各类出血：大蓟性凉，入心、肝经血分，长于凉血止血，兼能散瘀，寓行血于凉血止血之中，凉血可使热清血宁，行血不致凉遏留瘀，诚为凉血止血之佳品。适用于热伤血络，迫血外溢之衄血、吐血、尿血、便血、崩漏，以及外伤出血等多种出血证，尤多用于吐血、咯血及崩漏，可单用，或与小蓟、侧柏叶等凉血止血药同用。

2.痈肿疮毒：大蓟性凉苦泄，有泻火解毒、散瘀消痈之效，大凡内外痈肿皆可用之，尤以血热毒盛者为佳。既可单用内服，亦可外敷，以鲜品为佳，或配金银花、连翘等清热解毒药同用。

【用法用量】9～15g，煎服。

【使用注意】无特殊禁忌。

地榆

蔷薇科植物地榆Sanguisorba officinalis L.或长叶地榆Sanguisorba officinalis

L.var.longifolia（Bert.）Yü et Li的干燥根。前者主产于黑龙江、吉林、辽宁等地，后者习称"绵地榆"，主要产于安徽、浙江、江苏等地。春季将发芽时或秋季植株枯萎后采挖。除去须根，洗净，晒干生用，或炒炭用。

【性味归经】苦、酸、涩，微寒。归肝、大肠经。

【功效】凉血止血，解毒敛疮。

【主治】

1.便血，痔血，血痢，崩漏：地榆苦寒清热，酸涩收敛，主入血分，长于清血分之热以治本，又能涩血妄行以治标，且有"清不虑其过泄，涩亦不虑其或滞"（《本草求真》）之特点，故为凉血止血之要药。大凡血热妄行之出血诸证，得此则热清血安，络固血凝。因其性沉降下行，善走下焦，故尤宜于便血、痔血、血痢、崩漏等下部出血之证，可单用或同醋煎服，也可与槐花相须为用。

2.水火烫伤：苦寒能泻火解毒，味酸涩能敛疮生肌，既能解诸热毒痈，用治疮疡痈肿初起或湿疮溃烂；又能调敷汤火伤，促进创面愈合，故为治水火烫伤之要药。

3.痈肿疮毒：治疮疡痈肿初起，可与金银花、连翘等清热解毒药配伍；治湿疮溃烂，可与煅石膏、枯矾研末外掺；治水火烫伤，可单用研末麻油调敷。

【用法用量】9~15g，煎服。外用适量，研末涂敷患处。

【使用注意】

1.地榆性寒酸涩，凡虚寒性便血、下痢、崩漏及出血有瘀者慎用。

2.对于大面积烧伤病人，不宜使用地榆制剂外涂，以防其所含鞣质被大量吸收而引起中毒性肝炎。

槐花

豆科植物槐Sophora japonica L.的干燥花及花蕾。中国大部分地区均产。夏季花开放或花蕾形成时采收，及时干燥，除去枝、梗及杂质，前者习称"槐花"，后者习称"槐米"。生用、炒用或炒炭用。

【性味归经】苦，微寒。归肝、大肠经。

【功效】凉血止血，清肝泻火。

【主治】

1.便血，痔血，血痢，崩漏，吐血，衄血：槐花味苦，性属寒凉，善清泄血分之热，有凉血止血之效，适用于血热出血诸证。因其味厚而沉，偏走下焦，"凉血之功独在大肠"（《药品化义》），故以凉大肠、清血热见长，对大肠火盛或湿热蕴结所致的痔血、便血最为适宜，常与地榆、栀子等清热泻火、凉血止血药同用。

2.肝热目赤，头痛眩晕：槐花苦能清泄，寒能胜热，入肝经，长于清泄肝火。适用于肝火上炎所致的头痛、目赤、眩晕等证，可单用煎汤代茶饮，或与菊花、夏枯草等清肝泻火药同用。

【用法用量】5～10g，煎服。

【使用注意】脾胃虚寒及阴虚发热而无实火者慎用。

槐角

豆科植物槐Sophora japonica L.的干燥成熟果实。中国大部分地区均产。冬季采收，除去杂质，干燥。生用或蜜炙用。

【性味归经】苦，寒。归肝、大肠经。

【功效】清热泻火，凉血止血。

【主治】

1.肠热便血，痔肿出血：槐角苦寒，能入血清热，凉血止血，止血作用不及槐花，但清降泄热之力较强，又因其质地滋润，兼能润肠，主治痔血、便血，尤多用于痔疮肿痛出血，常与地榆、黄芩等清热止血药同用。

2.肝热头痛，眩晕目赤：槐角苦寒沉降，主入肝经，长于清泄肝胆之火，故凡头痛、眩晕、目赤等属肝家血热者用之最宜。常与菊花、夏枯草等清肝泻火药同用。

【用法用量】6～9g，煎服。

【使用注意】无特殊禁忌。

侧柏叶

柏科植物侧柏Platycladus orientalis（L.）Franco的干燥枝梢和叶。中国各地均有产。多在夏秋二季采收，除去粗梗及杂质，阴干，生用或炒炭用。

【性味归经】苦、涩，寒。归肺、肝、脾经。

【功效】凉血止血，化痰止咳，生发乌发。

【主治】

1.吐血，衄血，咯血，便血，崩漏下血：侧柏叶苦涩性寒，入血分。既能凉血清热以制血动之由，又能固涩宁络以止血溢于外，使热清则血不妄行，络固则血自归经，为凉血、收敛止血之佳品，大凡吐血、衄血、咯血、便血、崩漏下血等出血诸证，因血分有热所致者皆宜。单用有效，或与生地、荷叶等凉血清热药同用。

2.肺热咳喘：苦能泄降，寒能清热，又入肺经，故能清降肺气，化痰止咳。适用于肺热咳喘，痰黄稠黏，咯之不爽者。可单用，或与贝母、瓜蒌等清热化痰药同用。

3.血热脱发，须发早白：侧柏叶苦寒，入肝经。肝为风木之脏，主藏血，发乃血之余。本品能凉血祛风而"重生发鬓须眉""黑润鬓发"，有生发乌发之效，适用于血热脱发或须发早白。

【用法用量】6~12g，煎服。外用适量。止血多炒炭用，化痰止咳宜生用。

【使用注意】无特殊禁忌。

白茅根

禾本科植物白茅Imperata cylindrica Beauv. var. major (Nees)C. E. Hubb.的干燥根茎。中国大部分地区均产。春、秋二季采挖，除去须根及膜质叶鞘，洗净，晒干，切段生用。

【性味归经】甘，寒。归肺、胃、膀胱经。

【功效】凉血止血，清热利尿。

【主治】

1.血热吐血，衄血，尿血：寒凉而味甚甘，能清血分之热而不伤于燥；又不黏腻，故凉血而不虑其积淤，为凉血止血常用之品。适用于吐血，衄血，尿血等多种血热出血之证。可单用煎汁或鲜品捣汁服用，或与小蓟、大蓟等清热凉血药同用。

2.水肿尿少，热淋涩痛，湿热黄疸：性寒下降，入膀胱经，功能清热利尿，导湿热下行，用治湿热下注膀胱，水肿，小便不利，热淋涩痛，有利水消肿、利尿通淋之效；用治湿热熏蒸肝胆，身目发黄如橘子色者，有利湿退黄之用。前者可与车前子、滑石等清热利尿通淋药同用，后者可与茵陈、栀子等利湿退黄药同用。

3.热病烦渴：能入胃滋阴以生津止渴，适用于热病烦渴，胃热呕吐，常配石斛、天花粉等以增强清热生津止渴之功。

【用法用量】9~30g，煎服。

【使用注意】无特殊禁忌。

苎麻根

荨麻科植物苎麻Boehmeria nivea（L.）Gaud.的干燥根及根茎。主产于江苏、浙江、安徽等地。冬、春季采挖，洗净，晒干，切段生用。

【性味归经】甘，寒。归心、肝、肾经。

【功效】凉血止血，安胎，解毒。

【主治】

1.尿血，胎漏下血：苎麻根性寒而入血分，功能凉血止血，凡血分有热，络损血溢之诸出血证，皆可应用。因其入膀胱经，兼能利尿，故对于热盛下焦，脉络受损，迫血妄行之尿血、血淋最为适宜，常与白茅根、车前子等凉血止血、利尿通淋药同用。

2.胎动不安：既能凉血止血，又入肝经，能清肝热而安胎，历来视为安胎之要药。大凡胎动因于血热者多见，故用本品可达清热安胎之效，适用于胎漏，胎热不安，常与阿胶、当归等养血安胎药同用。

3.外治痈肿初起：性寒，能清热解毒，故可用治热毒痈肿，多以外用为主，常以鲜品捣敷患处。

【用法用量】9～30g，煎服；外用适量，捣烂敷患处。

【使用注意】无特殊禁忌。

第二节 化瘀止血药

化瘀止血药既能止血，又能化瘀，具有止血而不留瘀的特点，适用于瘀血内阻，血不循经之出血病证，部分药物尚能消肿、止痛，还可用治跌打损伤、经闭、瘀滞心腹疼痛等。此类药物中行散之力较强者，孕妇当慎用。

临床常用的化瘀止血药有三七、茜草、蒲黄等。

三七

五加科植物三七Panax notoginseng（Burk.）F.H.Chen的根。主产于广西、云南等地。夏末秋初开花前或冬季种子成熟后采收。挖取其根，拣尽杂质，捣碎研末或晒干。生用。

【性味归经】甘、微苦，温。归肝、胃经。

【功效】散瘀止血，消肿定痛。

【主治】

1.咯血，吐血，衄血，便血，崩漏：三七味甘微苦性温，入肝经血分，既能止血妄行，又能活血散瘀，有止血不留瘀、化瘀不伤正的特点。凡血液不循常道，溢出脉外所致的咯血、吐血、衄血、便血、崩漏、外伤出血等全身各部的出血证，用之皆宜。因其善"能于血分化其血瘀"（《本草求真》），故对瘀阻络损之体内外出血最宜，单味内服外用均有良效。

2.外伤出血，胸腹刺痛，跌仆肿痛：三七善化瘀血，以通为用，能促进血液运行，使血脉通利，瘀血消散，而达消肿定痛之效，尤以止痛称著，为治瘀血诸痛之佳品，外伤科之要药。凡跌打损伤，瘀血肿痛，或胸腹刺痛，可单用为末，黄酒或白开水送服，或与红花、土鳖虫等活血止痛药同用。对于疮疡初起肿痛者，与大黄末等份，醋调敷，可使肿消痛止。

【用法用量】3~9g，煎服；研粉吞服，一次1~3g。外用适量。

【使用注意】因其"善化瘀血"，孕妇慎用。

茜草

茜草科植物茜草Rubia cordifolia L.的干燥根及根茎。主产于安徽、江苏、山东等地。春秋二季采挖，除去杂质，洗净，润透，切厚片或段，干燥，生用或炒炭用。

【性味归经】凉血，祛瘀，止血，通经。

【功效】苦，寒。归肝经。

【主治】

1.吐血，衄血，崩漏，外伤出血：茜草味苦能泄，寒能清热，入肝经血分，既能清血中之热以止血，又能通壅积之瘀以行血，凉血与行瘀并举，止血而无留瘀之患，行血而无妄行之忧，为"行血凉血之要药"。适用于血热出血诸证，对吐血、衄血、崩漏等出血属血热夹瘀者更宜，常与小蓟、白茅根等凉血止血药同用。本品外用亦有较好的止血作用，可用于外伤出血。

2.瘀阻经闭，关节痹痛，跌仆肿痛：寒凉入血，能通经行瘀，《本草求真》中说它为"除瘀去血之品"。适用于血热瘀阻之经闭，关节痹痛，以及跌打损伤，瘀肿疼痛等，尤为妇科调经要药。《本草纲目》记载："用治女子经水不通，以一两煎酒服之，一日即通，甚效。"

【用法用量】6~10g，煎服。

【使用注意】无特殊禁忌。

蒲黄

香蒲科植物水烛香蒲Typha angustifolia L.、东方香蒲Typha orientalis Presl或同属植物的干燥花粉。主产于浙江、江苏、安徽等地。夏季采收蒲棒上部的黄色雄花序，晒干后碾轧，筛取细粉，生用或炒炭用。

【性味归经】甘，平。归肝、心包经。

【功效】止血，化瘀，通淋。

【主治】

1.吐血，衄血，咯血，崩漏、外伤出血：蒲黄甘缓不峻，性平无寒热之偏，长于收敛止血，又能活血行瘀，止血与行血并行，涩血与散瘀兼备，有止血不留瘀的特点，诚为止血行瘀之良药。广泛用于吐血、衄血、咯血，崩漏、外伤出血等体内外多种出血证，无论属寒属热，有无瘀滞皆可，但以属实夹瘀者尤宜。可单用，或配伍其他止血药同用。

2.经闭痛经，胸腹刺痛，跌仆肿痛：蒲黄入血分，能活血通经，消瘀行滞，凡经闭痛经，胸腹刺痛，跌仆肿痛等瘀血作痛者，每与五灵脂相须为用，可使脉道通畅，瘀祛痛止。

3.血淋涩痛：功能利尿通淋，行瘀止血，适用于尿道瘀阻，血淋涩痛，常与滑石、车前子等利尿通淋药同用。

【用法用量】5～10g，煎服，包煎。外用适量，敷患处。止血多炒用，化瘀、利尿多生用。

【使用注意】孕妇慎用。

第三节　收敛止血药

收敛止血药是以收敛止血为主要作用，治疗出血证的药物。其主入心肝脾经，性多平，血热出血或虚寒性出血均可应用；大多味涩，或为炭类或质黏，故以收敛止血为主要作用。部分药物分别兼有解毒敛疮、止泻止痢止带等功效。其性收涩，多用于吐血、咯血、衄血、尿血、便血、崩漏等出血证而无明显邪气和瘀滞者。某些药物又可用治疮疡、烫伤及泻痢等证。多味涩收敛，易留瘀恋邪，故多配伍化瘀止血药或活血化瘀药使用，使止血而不留瘀。出血证属正气虚衰者，当配伍补虚药，以标本兼治。

此类药物可配入多种止血方剂中，但瘀滞性出血证除外。味涩收敛，有留瘀恋邪之弊，故不宜久服，且用量不宜过大。收敛性较强的收敛止血药，出血有瘀或出血初期邪实者慎用。

临床常用药物：白及、仙鹤草、血余炭、松花粉、藕节。

白及

兰科植物白及Bletilla striata（Thunb.）Reichb.f.的干燥块茎。主产于贵州、四川、湖南、湖北。夏秋二季采挖，除去须根，洗净，置沸水中煮或蒸至无白心，晒至半干，除去外皮，晒干，生用。

【性味归经】苦、甘、涩，微寒。归肺、肝、胃经。

【功效】收敛止血，消肿生肌。

【主治】

1.咯血，吐血，外伤出血：白及味涩收敛，质地黏腻，收敛止血作用较强，可治咯血、吐血、衄血、外伤出血等体内外诸出血证，主入肺、胃经，故善治肺胃出血证。可以单用，或与三七等止血药配伍，以增强止血作用。

2.疮疡肿毒、皮肤皲裂：白及味苦清泄，性寒凉，能消散血热之痈肿；味涩质黏，能敛疮生肌。为治疮疡之常用药，疮疡肿毒初起未溃者，可使之消肿，单用或与金银花等清热解毒消肿药配伍；疮疡已溃久不收口，或皮肤皲裂，可敛疮生肌。

【用法用量】6~15g，煎服；研末吞服3~6g。外用适量。

【使用注意】不宜与川乌、制川乌、草乌、制草乌、附子同用。

仙鹤草

蔷薇科植物龙牙草Agrimonia pilosa Ledeb.的干燥地上部分。主产于浙江、江苏、湖北。夏秋二季茎叶茂盛时采割，除去杂质，干燥，生用或炒炭用。

【性味归经】苦、涩，平。归心、肝经。

【功效】收敛止血，截疟，止痢，解毒，补虚。

【主治】

1.咯血，吐血，崩漏：仙鹤草味涩收敛，长于收敛止血，药性平和，广泛用于咯血、吐血、衄血、尿血、便血、崩漏等全身各部出血之证。无论寒热虚实，皆可应用。治血热出血证，常与生地黄、侧柏叶等凉血止血药配伍；治虚寒性出血证，常与艾叶、党参等温经止血、益气补血药配伍。

2.疟疾，血痢：仙鹤草味苦清泄，有截疟、解毒、杀虫止痒之功，可治疟疾寒热，痈肿疮毒，阴痒带下。

3.痈肿疮毒，阴痒带下：仙鹤草具涩敛之性，能涩肠止泻止痢，兼能补虚，又能止血，故善治慢性泻痢及血痢，常与地榆等收敛之品同用。

4.脱力劳伤：尚有补虚、强壮作用，与大枣同煮用治劳力过度所致之脱力劳伤。

【用法用量】6~12g，煎服。外用适量。

【使用注意】本品具涩敛之性，用治腹泻、痢疾，以慢性泻痢最为适宜。

血余炭

人发制成的炭化物。中国大部分地区均产。取头发，除去杂质，碱水洗去油垢，清水漂净，晒干，焖煅成炭，放凉。

【性味归经】苦，平。归肝、胃经。

【功效】收敛止血，化瘀，利尿。

【主治】

1.吐血，咯血，衄血，血淋，尿血，便血，崩漏，外伤出血：血余炭味苦涩性敛止血，兼能化瘀，有止血而不留瘀的优点。且药性平和，可内服、外用于多种出血之证。既治衄血、咳血等上部出血证，衄血多外用；又治血淋、尿血、崩漏、痔漏等下部出血证，因兼利尿，尤多用于血淋、尿血，血淋可与小蓟、白茅根等止血利尿药配伍。

2.小便不利：血余炭味苦而降，能逐瘀利窍，通利水道，可治小便不利，常与滑石等同用。

3.水火烫伤：外用能生肌敛疮，可用治溃疡不敛，水火烫伤。

【用法用量】5~10g，煎服。

【使用注意】无特殊禁忌。

松花粉

松科植物马尾松Pinus massoniana Lamb.、油松Pinus tabulieformis Carr.或同属数种植物的干燥花粉。主产于云南、浙江、河北、辽宁。春季花刚开时，采摘花穗，晒干，收集花粉，除去杂质。

【性味归经】甘，温。归肝、脾经。

【功效】收敛止血，燥湿敛疮。

【主治】

1.外伤出血：本品外用有较强的收敛止血之功，可用治多种出血，以外伤性出血尤为多用。

2.湿疹，黄水疮，皮肤糜烂，脓水淋漓：松花粉性温燥，善收敛，能燥除水湿而敛疮，可用治湿疹，湿疮等皮肤糜烂，脓水淋漓者，以外用为佳。

【用法用量】外用适量，撒敷患处。

【使用注意】无特殊禁忌。

藕节

睡莲科植物莲Nelumbo nucifera Gaertn.的干燥根茎节部。主产于浙江、安徽、江苏。秋冬二季采挖根茎（藕），切取节部，洗净，晒干，除去须根。生用或炒炭用。

【性味归经】甘、涩，平。归肝、肺、胃经。

【功效】收敛止血，化瘀。

【主治】

吐血，咯血，衄血，尿血，崩漏：藕节味涩收敛，专司止血，兼能化瘀，有"止血而不留瘀"的特点。可用治各种出血之证。其药性平和，主入肺、胃经，故善治吐血、咳血、咯血等上部出血病证。鲜品性偏凉，血分有热更宜；炒炭收敛止血之功更著。本品药性和缓，单用力薄，多作辅药用。血热出血，常与侧柏叶等凉血止血药配伍；瘀血阻滞者，常与茜草等化瘀止血药配伍。

【用法用量】9~15g，煎服。

【使用注意】无特殊禁忌。

第四节　温经止血药

温经止血药药性温热，是具有温内脏，益脾阳而止血作用的药物。能温内脏，益脾阳，固冲脉而统摄血液，以达温经止血之效。因其性温热，尚能温里散寒，或温中止呕止泻，或温经散寒调经。温经止血药主治脾不统血，冲脉失固之虚寒性出血病证，如便血、崩漏、衄血等，出血日久，颜色暗淡。或又可用治脾胃虚寒之呕吐、泄泻、腹痛，及下焦虚寒之腹痛、痛经、月经不调等证。出血因脾不统血所致者，配伍补脾气温阳药同用；属肾虚冲脉失固者，应与益肾暖宫之品同用，以标本兼顾。温经止血药多炒炭用以增止血之效。此类药物性温热，热盛火旺之出血证忌用。

临床常用药物为艾叶、炮姜和灶心土。

艾叶

菊科植物艾Artemisia argyi Lévl.et Vant.的干燥叶。主产于山东、安徽、湖北、河北。夏季花未开时采摘，除去杂质，晒干，生用、捣绒或炒炭用。

【性味归经】辛、苦，温；有小毒。归肝、脾、肾经。

【功效】温经止血，散寒止痛；外用祛湿止痒。

【主治】

1.吐血，衄血，崩漏，月经过多，胎漏下血：艾叶气香味辛，温可散寒，暖气血而温经脉，温经止血作用较强。善治虚寒性出血证，主入肝、肾经，故尤宜于肝肾不足，下元虚冷，冲任不固所致崩漏、胎漏下血，月经过多，为妇科止血常用药，常与干姜、阿胶等同用，以增强温脾、止血作用。

2.少腹冷痛，经寒不调，宫冷不孕：性温入中焦，温中散寒止痛，可治脾胃虚寒所致的脘腹冷痛。常与干姜等温里药配伍，以增强温中散寒作用；或炒热熨敷脐腹亦可。专入三阴经而直走下焦，温经散寒止痛，暖宫助孕，善治下焦虚寒或寒客胞宫的月经不调，经行腹痛、宫寒不孕及带下清稀等证，常与香附、肉桂等调经、散寒之品同用。

3.外治皮肤瘙痒：艾叶辛温除湿，苦燥杀虫，煎汤外洗，能祛湿止痒，可治湿疹、阴疮等瘙痒性皮肤病，常与地肤子、白鲜皮等燥湿、止痒之品同用。

4.外用于灸法：艾叶捣绒，制成艾条、艾炷等，用以熏灸体表穴位，能温煦气血，透达经络，（《名医别录》中说其"主灸百病"。

【用法用量】3～9g，煎服。醋艾炭温经止血，用于虚寒性出血。外用适量，供灸治或熏洗用。

【使用注意】

1.阴虚血热者慎用。

2.艾叶挥发油可引起皮肤黏膜灼热潮红，口服对胃肠有刺激性，可使中枢神经过度兴奋导致惊厥。

炮姜

干姜的炮制加工品。中国大部分地区均可加工炮制。

【性味归经】辛，热。归脾、胃、肾经。

【功效】温经止血，温中止痛。

【主治】

1.阳虚失血，吐衄崩漏：炮姜性热，主入脾经，能温经止血，善治脾阳不足，脾失统摄之吐血、便血、崩漏等，常与人参、附子等同用，以增强益气助阳、温经止血作用。

2.脾胃虚寒，腹痛吐泻：炮姜性热，善暖脾胃，能温中散寒止痛止泻，为治虚寒性腹痛、腹泻之佳品，可单用研末饮服或与高良姜等配伍应用。

【用法用量】3~9g，煎服。炮姜未成炭者偏于温中散寒，炮姜炭长于温经止血。

【使用注意】本品药性温热，阴虚内热及血热妄行者不宜用。

灶心土

烧木柴或杂草的土灶内底部中心的焦黄土块。中国农村均有。在拆修柴火灶或烧柴火的窑时，将烧结的土块取下，用刀削去焦黑部分及杂质即可。

【性味归经】辛，温。归脾、胃经。

【功效】温中止血，止呕，止泻。

【主治】

1.虚寒性出血：灶心土性温，味辛微涩，专入中焦，温暖脾阳而止血，为温经止血之要药。善治脾气虚寒，不能统血之出血病证，尤宜于虚寒性吐血、便血，常与附子、白术等助阳、健脾之品同用。

2.胃寒呕吐：灶心土性温质重，温中和胃而降逆止呕。善治脾胃虚寒，胃气不降之呕吐，常与干姜、半夏等温中止呕之品同用。

3.脾虚久泻：灶心土性温入脾胃，能温脾暖胃，涩肠止泻，善治脾胃虚寒之脘腹疼痛，脾虚久泻，常与附子、干姜等温里药配伍，以增强温中散寒止痛作用。

【用法用量】15~30g，布包，先煎；或60~120g，煎汤代水。

【使用注意】本品性温，凡阴虚失血及热证呕吐反胃者忌服。

（李炜玲）

第十七章　活血化瘀药

活血化瘀药是以通畅血行，消散瘀血为主要作用，治疗瘀血证的药物。其中活血作用峻猛者，也称破血药。活血化瘀药味多辛苦，"辛以行散"，苦以泄滞"；性多温或平，温可通行血脉，故能使机体血脉通畅，瘀滞消散。另外，通过通畅血行，消散瘀血这一基本作用，还可产生止痛、调经、疗伤、消癥、通痹、消痈等功效。部分药物性偏寒凉，能凉血清热，对血热瘀滞更为适宜。

活血化瘀药适用范围很广，遍及内、外、妇、儿、伤等临床各科。如各种瘀血疼痛，包括头、胸、胁、腹痛，癥瘕积聚，关节痹痛，中风半身不遂，跌仆损伤，痈肿疮疡，月经不调，经闭，痛经，产后腹痛等一切瘀血阻滞者。

活血化瘀药根据其作用特点和临床应用的不同，分为活血止痛药、活血疗伤药、活血调经药和破血消癥药4类。

活血化瘀药物易耗血动血，对于妇女月经过多、出血而无瘀血现象者，以及孕妇均当慎用或忌用。其中破血逐瘀之品，药性峻猛，体虚者更应慎用。

第一节　活血止痛药

活血止痛药是以活血止痛为主要作用的药物。常具有辛行、辛散之性，故多兼行气。主治气滞血瘀所致的痛证，如头痛、胸胁痛、心腹痛、肢体痹痛、痛经、产后腹痛、跌打损伤瘀痛等。亦可用于其他瘀血病证。

但此类药物易耗血动血，妇女月经过多以及出血而无瘀血现象者应慎用，对于孕妇尤当慎用或忌用。

临床常用的活血止痛药有川芎、延胡索、郁金、姜黄、没药、乳香、银杏叶、蓍草、五灵脂等。

川芎

伞形科植物川芎Ligusticumchuanxiong Hort.的干燥根茎。主产于四川。夏季当茎上的节盘显著突出，并略带紫色时采挖。用时切片，生用或酒炙用。

【性味归经】辛，温。归肝、胆、心包经。

【功效】活血行气，祛风止痛。

【主治】

1.胸痹心痛，胸胁疼痛：川芎辛散温通，既活血，又行气，为"血中气药"，广泛用于血瘀气滞所致胸、胁、腹诸痛证。治瘀血痹阻心脉所致的胸痹心痛，常与丹参、桂枝等活血通脉，温通心阳药同用；治肝郁气滞而致血行不畅之胸胁疼痛，常与柴胡、香附等疏肝理气药同用；若偏于瘀血所致胁肋刺痛，常与桃仁、红花等祛瘀止痛药同用。

2.月经不调，闭经，痛经，产后腹痛，跌仆肿痛：川芎善"下调经水"（《本草汇言》），为妇科活血调经要药，治血瘀经闭、痛经、月经不调，常与桃仁、红花等活血调经药同用；治寒凝血瘀之月经不调、痛经，常与桂枝、当归等温经散寒、养血活血药同用；治产后恶露不下，瘀阻腹痛，常与当归、炮姜等养血祛瘀、温经止痛药同用。

3.头痛，风湿痹痛：川芎能"上行头目"，"旁通络脉"。川芎辛温升散，性善疏通，有祛风止痛之功，为治头痛、风湿痹痛之良药，尤善治头痛。治风寒头痛，常与白芷、细辛等祛风散寒止痛药同用；治风热头痛，常与菊花、僵蚕等散风热止痛药同用；治风湿头痛，常与羌活、防风等祛风胜湿药同用；治血虚头痛，常与当归、白芍等养血药同用；治瘀血头痛，常与赤芍、麝香等活血通窍止痛药同用。治风湿痹痛，常与独活、防风等祛风湿药同用。

4.川芎治疗跌打损伤，瘀肿疼痛，常与没药、三七等活血消肿止痛药同用。

【用法用量】3～10g，煎服。

【使用注意】阴虚火旺，多汗，月经过多及孕妇均当慎用。

延胡索

罂粟科植物延胡索Corydalis yanhusuo W.T.Wang 的干燥块茎。主产于浙江。夏初茎叶枯萎时采挖，置沸水中煮至恰无白心时取出，晒干。切厚片或捣碎研粉，生用或醋炙用。

【性味归经】辛、苦，温。归肝、脾经。

【功效】活血，行气，止痛。

【主治】延胡索辛散温通，苦以泄滞。既善活血，又可行气，为止痛之良药，《本草纲目》云其"能行血中气滞，气中血滞，故专治一身上下诸痛"，治各种痛证，皆可配伍应用，尤以治内脏诸痛所常用。

1.胸胁、脘腹疼痛，胸痹心痛：治心血瘀阻之胸痹心痛，常与丹参、川芎等活血止痛药或瓜蒌、薤白等宽胸、通阳药同用。治胃痛，偏气滞者，常与香附、木香等行气止痛药同用；痛及两胁，肝郁化热者，常与川楝子同用，以疏肝泄热，行气止痛，如金铃子散；偏血瘀者，常与丹参、五灵脂等活血止痛药同用；偏寒者，亦可配伍高良姜、桂枝等散寒止痛药同用，如安中散。治寒凝气滞之疝气痛，常与小茴香、吴茱萸等行气散寒止痛药同用。

2.经闭痛经，产后瘀阻，跌仆肿痛：治气滞血瘀之痛经、闭经、产后瘀滞腹痛，常与红花、当归等活血调经止痛药同用。治跌仆肿痛，常与乳香、没药等活血消肿止痛药同用。

【用法用量】3~10g，煎服。研末吞服，每次1.5~3g。醋制后可增强其止痛作用。

【使用注意】孕妇慎用。

郁金

姜科植物温郁金Curcuma wenyujin Y.H.Chen et C.Ling、姜黄Curcuma longa L.、广西莪术Curcuma kwangsiensis S.G.Lee et C.F.Liang或蓬莪术Curcuma phaeocaulis Val.的干燥块根。主产于四川、浙江、广西等地。冬季采挖，蒸或煮至透心，干燥。

【性味归经】辛、苦、寒。归肝、心、肺经。

【功效】活血止痛，行气解郁，清心凉血，利胆退黄。

【主治】

1.胸胁刺痛，胸痹心痛：郁金辛行苦泄，既能活血，又能行气。适用于血瘀气滞之胸胁腹痛，因其性寒，尤宜于血瘀气滞而偏热者。治心血瘀阻之胸闷疼痛，常与丹参、降香等活血行气止痛药同用；治肝郁气滞胁肋胀痛，常与柴胡、香附等疏肝理气药同用。

2.闭经，痛经，乳房胀痛：治肝郁有热，气滞血瘀之痛经，乳房胀痛，常与香附、丹皮等行气活血药同用。

3.热病神昏，癫痫发狂：郁金辛散苦泄，性寒入心能清心热、解郁结、开心窍。治湿温病湿浊蒙蔽心窍所致神志不清，常与石菖蒲、竹沥等化湿豁痰开窍药同用；治痰浊蒙蔽心窍之癫痫发狂，常与白矾同用，以祛痰开窍。

4.血热吐衄：郁金性寒凉血，苦泄以降气，能"降下火气则血不妄行"，故达止血之效。治肝郁化火，气火上逆之吐血、衄血、倒经，常与生地、大蓟等凉血止血药同用。

5.黄疸尿赤：郁金性寒入肝胆，能清利肝胆湿热而退黄、排石。治湿热黄疸，常与茵陈、栀子等清热利湿退黄药同用；治胆石症，常与金钱草、鸡内金等利胆排石药同用。

【用法用量】3~10g，煎服。

【使用注意】不宜与丁香、母丁香同用。

姜黄

姜科植物姜黄Curcuma longa L.的干燥根茎。主产于四川。冬季茎叶枯萎时采挖，煮或蒸至透心，晒干，切片生用。

【性味归经】辛、苦、温。归脾、肝经。

【功效】破血行气，通经止痛。

【主治】

1.血瘀气滞之胸胁刺痛，胸痹心痛：姜黄辛行苦泄温通，能活血行气以止痛，为血中气药，广泛用于血瘀气滞诸痛证，因其性温，尤宜于血瘀寒凝者。治血瘀气滞寒凝之心腹疼痛，常与当归、乌药等活血行气，散寒止痛药同用。

2.痛经，闭经，癥瘕：治血瘀气滞之痛经、闭经、产后腹痛，常与川芎、红花等活血调经止痛药同用。

3.风湿肩臂疼痛：姜黄外散风寒湿邪，内行经脉气血，温以散寒通滞，能通经止痛。治风寒湿痹，尤长于行肢臂而除痹痛，常与羌活、桂枝等祛风湿止痛药同用。

4.跌仆肿痛：治跌打损伤，瘀肿疼痛，常与苏木、乳香等活血消肿止痛药同用。

【用法用量】3~10g，煎服。外用适量。

【使用注意】孕妇忌用。

没药

橄榄科植物地丁树Commiphora myrrha Engl.或哈地丁树Commiphora molmol Engl.的干燥树脂。主产于索马里、埃塞俄比亚。11月至次年2月采收。置干燥通风处保存。生用或制用。

【性味归经】辛、苦、平。归心、肝、脾经。

【功效】散瘀定痛，消肿生肌。

【主治】

1.胸痹心痛，胃脘疼痛：没药辛散苦泄，善入血分而活血止痛。治血瘀胸痹心痛，可单味研末，温酒调服，或配乳香、川芎等活血行气止痛药同用；治血瘀气滞之胃脘疼痛，常与延胡索、五灵脂等活血止痛药同用。

2.痛经，闭经，产后瘀阻：治妇女瘀血痛经、闭经，常与红花、益母草等活血通经药同用。治产后瘀阻腹痛，常与桃仁、益母草等活血止痛药同用。

3.癥瘕腹痛，风湿痹痛，跌打损伤：治癥瘕积聚，常与丹参、土鳖虫等化瘀消癥药同用；治风湿入络，痹阻疼痛，常与乳香、羌活等活血行气、祛风湿止痛药同用；治跌打损伤，瘀肿疼痛，常与乳香、自然铜等活血疗伤药同用。

4.疮痈肿痛或久溃不敛：没药气香走散，内服活血散瘀，消肿止痛，外用生肌敛疮。治疮疡初起，红肿热痛，常与乳香、朱砂等解毒消肿药同用；若疮疡溃破久不收口，常与乳香共研末外敷。

【用法用量】3~5g，煎服，炮制去油，多入丸散用。

【使用注意】孕妇及胃弱者慎用。

乳香

橄榄科植物乳香树Boswelliacarterii Birdw.及同属植物Boswelliabhaw-dajiana Birdw.树皮渗出的树脂。主产于埃塞俄比亚、索马里。春夏季采收。生用或制用。

【性味归经】辛、苦，温。归心、肝、脾经。

【功效】活血行气止痛，消肿生肌。

【主治】

1.胸痹心痛，胃脘疼痛，痛经，闭经，产后瘀阻，癥瘕腹痛，风湿痹痛，筋脉拘挛：乳香辛散温通，既活血行气止痛，又化瘀伸筋蠲痹。治血瘀气滞之疼痛，常与没药相须为用，或配伍他药。如治气血瘀滞之心腹、胃脘疼痛，常与延胡索、丹参等活血止痛药同用；治痛经、闭经、产后瘀阻腹痛，常与桃仁、红花等活血通经药同用；治风寒湿痹，拘挛疼痛，常与羌活、防风等祛风湿止痛药同用。

2.跌打损伤，痈肿疮疡：既能内服活血消肿，又能外用生肌敛疮，为外、伤科要药。治跌打损伤，瘀血肿痛，常与没药、血竭等散瘀定痛药同用；治疮疡初起，红肿热痛，常与金银花、白芷等清热解毒，消痈散结药同用；若溃破久不收口，常与没药同用，研末外敷；治痈疽、瘰疬、痰核坚硬不消，常与麝香、雄黄等解毒散结消肿药同用。

【用法用量】煎服或入丸散，3~5g；外用适量，研末调敷。

【使用注意】孕妇及胃弱者慎用。

银杏叶

银杏科植物银杏Ginkgo bilobaL.的干燥叶。中国大部分地区均产，主产于四川、山东、河南。秋季叶尚绿时采收，及时干燥。

【性味归经】甘、苦、涩，平。归心、肺经。

【功效】活血化瘀，通络止痛，敛肺平喘，化浊降脂。

【主治】

1.瘀血阻络，胸痹心痛，中风偏瘫：银杏叶功善散瘀血，通心脉，止疼痛。治瘀血阻络，胸痹心痛，常与丹参、川芎等活血止痛药同用；治中风偏瘫，常与红花、地龙等活血通络药同用。

2.肺虚咳喘：银杏叶味涩敛肺，能收敛肺气而定喘咳。治肺虚或肺肾两虚之咳喘，可单用或与蛤蚧、核桃仁等药同用，以补肺肾，平喘咳。

3.高脂血症：银杏叶苦泄清脂降浊。现代临床常用于治疗高脂血症。

【用法用量】9~12g，煎服。

【使用注意】有实邪者忌用。

蓍草

菊科植物蓍Achillea alpine L.的干燥地上部分。主产于云南、四川、贵州等地。夏秋季开花时采割。阴干。

【性味归经】苦、酸，平。归肺、脾、膀胱经。

【功效】活血止痛，解毒，利湿。

【主治】

1.跌打损伤：蓍草功善活血止痛。治跌打损伤肿痛，常以单味泡酒涂擦伤处，或配半夏、白芷等消肿止痛药研末内服。

2.肠痈腹痛，乳蛾咽痛，泄泻痢疾：蓍草善活血解毒。治肠痈腹痛，可与大血藤、败酱草等活血消肿排脓药同用；治乳蛾咽痛，可与板蓝根、山豆根等解毒利咽药同用；治泄泻痢疾，可与黄连、木香等清大肠湿热、行气止痛药同用。

3.热淋涩痛，湿热带下，蛇虫咬伤：可解毒利湿。治热淋涩痛，可与车前子、滑石等清热利尿通淋药同用；治湿热带下，可与黄柏、龙胆等清下焦湿热药同用。治蛇虫咬伤，民间常以本品配水慈姑捣烂，或晒干研末，调淘米水敷伤口；亦可单味捣敷患处。

【用法用量】15~45g，煎服；必要时日服二剂。

【使用注意】无特殊禁忌。

五灵脂

鼯鼠科动物复齿鼯鼠Trogopterus xanthipes Milne-Edwards的干燥粪便。主产于河北、山西、甘肃等地。全年均可采收。晒干，生用或醋炙、酒炙用。

【性味归经】苦、咸、甘，温。归肝经。

【功效】活血止痛，化瘀止血。

【主治】

1.瘀血阻滞痛证：五灵脂苦泄温通，专入肝经血分，善活血止痛，为治瘀滞诸痛证之要药，常与蒲黄相须为用，即失笑散。如治胸痹心痛，常与丹参、川芎等活血止痛药同用；治脘腹胁肋刺痛，常与延胡索、香附等活血行气止痛药同用；治痛经、产后腹痛，常与益母草、当归等活血调经药同用；治跌打骨折肿痛，常与乳香、没药等活血消肿止痛药同用。

2.瘀滞出血证：既活血化瘀，又能止血。治瘀血内阻，血不循经之出血，尤多用于妇女血瘀崩漏、月经过多，可单味炒后研末，温酒送服，或配蒲黄、茜草等化瘀止血药同用。

【用法用量】3~10g，煎服，包煎。本品生用有腥臭味，醋炙可增强其化瘀止血作用，酒炙可增强其活血止痛作用。

【使用注意】孕妇慎用。不宜与人参同用。

第二节　活血疗伤药

活血疗伤药是以活血消肿止痛，续筋接骨疗伤为主要作用的药物。主治跌打损伤，骨折筋损，瘀肿疼痛等伤科疾患，部分药物兼止血生肌敛疮，可治金疮出血。此类药也可用于血瘀闭经、月经不调、外科疮疡，及其他瘀血病证。

临床常用的活血疗伤药有土鳖虫、马钱子、自然铜、血竭、儿茶、刘寄奴、苏木、骨碎补等。某些药物因活血峻猛或有毒，孕妇当慎用或忌用。有毒药物用时必须严格掌握剂量、用法。

土鳖虫

鳖蠊科昆虫地鳖Eupolyphagasinensis Walker或冀地鳖Steleophaga Plancyi（Boleny）的雌虫干燥体。中国大部分地区均有，主产于江苏、浙江、湖北等地。夏秋季捕捉，人工饲养的可随时捕捉。捉到后置沸水烫死。晒干或烘干。

【性味归经】咸，寒。有小毒。归肝经。

【功效】破血逐瘀，续筋接骨。

【主治】跌打损伤，筋伤骨折，血瘀闭经，产后瘀滞腹痛，癥瘕痞块：土鳖虫咸寒入血，性善走窜，能活血消肿，续筋接骨，为骨伤科常用药。治骨折伤痛，可单味研末调敷或黄酒冲服，或配自然铜、骨碎补等活血续伤药同用，如接骨紫金丹；骨折筋伤后期筋骨软弱者，常与续断、杜仲等补肝肾强筋骨药同用，如壮筋续骨丸。本品还能破血逐瘀而消癥积，通月经。治血瘀闭经、产后瘀滞腹痛，常与大黄、桃仁等活血通经药同用，如下瘀血汤；治癥瘕积块，常与桃仁、鳖甲等活血消癥、软坚散结药同用，如鳖甲煎丸。

【用法用量】3~10g，煎服；研末服，1~1.5g。外用适量。

【使用注意】孕妇禁用。

马钱子

马钱科植物马钱Strychnos nuxvomica L.的干燥成熟种子。主产于印度、越南、缅甸，现我国云南、广东、海南亦产。冬季采收成熟果实，取出种子，晒干。用砂烫至表面鼓起并显棕褐色或深棕色。

【性味归经】苦，温。有大毒。归肝、脾经。

【功效】通络止痛，散结消肿。

【主治】

1.跌打损伤，骨折肿痛：马钱子苦泄温通，功善通利经络，制止疼痛，为伤科止痛之佳品。治跌打损伤，骨折肿痛，常与乳香、没药等活血止痛药同用，内服或外敷。

2.风湿顽痹，麻木瘫痪：马钱子善活络搜风，《医学衷中参西录》云"其开通经络，透达关节，实远甚于他药也。"为治风湿顽痹、拘挛疼痛之常用药，单用有效，或配羌活、全蝎等祛风湿、通络止痛药同用；治手足麻木，半身不遂，常与乳香、穿山甲等活血通经药同用。

3.痈疽疮毒，咽喉肿痛：马钱子有大毒，可以以毒攻毒，散结消肿。治痈疽疮毒，多外用，单用即效；治喉痹肿痛，可配青木香、山豆根等解毒消肿药等份为末吹喉，如番木鳖散。

【用法用量】内服宜制用，多入丸散，日服0.3~0.6g。外用适量，研末调敷。

【使用注意】

1.孕妇禁用。

2.内服不宜生用及多服久服。

3.本品所含有毒成分能被皮肤吸收，故外用不宜大面积涂敷。

自然铜

硫化物类矿物黄铁矿族黄铁矿。主含二硫化铁（FeS_2）。主产于我国四川、云南、广东等地。全年可采，采挖后，选黄色明亮的入药。砸碎，以火煅透，醋淬，研末或水飞用。

【性味归经】辛，平。归肝经。

【功效】散瘀止痛，续筋接骨。

【主治】跌打损伤，筋骨折伤，瘀肿疼痛：自然铜味辛而散，善活血散瘀止痛，接骨疗伤，促进骨折愈合，为伤科筋伤骨折之要药。外用常与土鳖虫、骨碎补等活血续伤药研末，白蜜调敷患处，用于跌打损伤，骨折筋断，瘀肿疼痛；内服常与乳香、没药等活血消肿生肌药同用。

【用法用量】3~9g，煎服；多入丸散服，若入煎剂宜先煎。外用适量。

【使用注意】

1.孕妇慎用。

2.不宜久服。

血竭

棕榈科植物麒麟竭Daemonorops draco Bl.果实渗出的树脂经加工制成。主产于印度尼西亚、马来西亚。秋季采果实，置蒸笼内蒸煮，使树脂渗出；或将树干割口，使树脂自然流出，凝固而成。打碎研末用。

【性味归经】甘、咸，平。归心、肝经。

【功效】活血定痛，化瘀止血，生肌敛疮。

【主治】

1.跌打损伤，心腹瘀痛：血竭善散瘀止痛，为伤科要药。治跌打损伤，常与乳香、没药等活血消肿止痛药同用，如七厘散；治产后瘀滞腹痛、痛经、闭经，常与桃仁、红花等活血通经药同用；治瘀血阻滞心腹刺痛，常与丹参、川芎等活血止痛药同用。

2.外伤出血：血竭既散瘀，又止血。治外伤出血或其他瘀血阻滞之出血，可单味研末外敷，亦可配儿茶、三七等止血生肌药同用。

3.疮疡不敛：外用可敛疮生肌。治疮疡久溃不敛，可单味研末外敷，亦可配乳香、没药等活血生肌药同用，如血竭散。

【用法用量】研末，1~2g，或入丸剂。外用研末撒或入膏药用。

【使用注意】

1.孕妇慎用。

2.月经期不宜服用。

儿茶

豆科植物儿茶Acacia catechu（L.f.）Willd.的去皮枝、干的干燥煎膏。主产于我国云南。冬季采收枝、干，砍成大块，煎煮，浓缩，干燥。打碎生用。

【性味归经】苦、涩，微寒。归心、肺经。

【功效】活血止痛，止血生肌，收湿敛疮，清肺化痰。

【主治】

1.跌仆伤痛，内外伤出血：既能活血以消肿止痛，又能收敛止血。治跌打肿痛，外伤出血，常与血竭、三七等活血止痛、止血药同用；治内伤出血，如吐血衄血等，可单味内服，或配白及、侧柏叶等止血药同用。

2.疮疡不敛，湿疮：儿茶苦燥兼涩，能收湿敛疮生肌。治疮疡不敛，常与乳香、没药等活血生肌药研末外用；治牙疳口疮，常与硼砂、冰片等清热解毒、防腐生肌药等份为末外搽；治皮肤湿疮、湿疹，常与龙骨、轻粉等药外用，以增强收湿敛疮之功。

3.肺热咳嗽：儿茶性凉苦降，内服还能清肺化痰，可配瓜蒌、贝母等清热化痰药同用，用于肺热咳嗽有痰者。

【用法用量】1~3g，煎服，包煎；多入丸散。外用适量。

【使用注意】无特殊禁忌。

刘寄奴

菊科植物奇蒿Artemisia anomala S.Moore或白苞蒿Artemisia actifioraWall.ex DC.的干燥地上部分。主产于我国江苏、浙江、江西。8~9月花开时割取地上部分。晒干。

【性味归经】苦，温。归心、肝、脾经。

【功效】散瘀止痛，疗伤止血，活血通经，消食化积。

【主治】

1.跌打损伤，外伤出血：刘寄奴苦泄温通，既能活血散瘀而消肿止痛，又可止血而疗伤。治跌打损伤，瘀肿疼痛，可单味研末以酒调服，或配乳香、没药等活血止痛药同用；治外伤出血，亦可以鲜品捣烂外敷，或配三七、白及等止血药同用。

2.血瘀闭经痛经，产后瘀滞腹痛：本品善于行散，能破瘀通经止痛。治瘀血阻滞之闭经、痛经、产后腹痛，常与桃仁、红花等活血通经药同用；常与三棱、莪术等破血消癥药同用，用于癥瘕积聚。

3.食积腹痛：兼入脾经，能消食化积。治食积不化，脘腹胀痛，可单味煎服，或配山楂、青皮等消食、行气药同用。

【用法用量】6~10g，煎服。外用适量，研末外撒或调敷。

【使用注意】孕妇慎用。

苏木

豆科植物苏木Caesalpinia sappan L.的干燥心材。主产于我国广西、广东、台湾等地。多于秋季采伐，除去白色边材，干燥。用时劈成薄片或研成粗粉。

【性味归经】甘、咸，平。归心、肝、脾经。

【功效】活血祛瘀，消肿止痛。

【主治】

1.跌打损伤，骨折筋伤，瘀滞肿痛：苏木功善活血消肿止痛，为骨伤科常用药。治跌打损伤，骨折筋伤，瘀滞肿痛，可单味研末外敷，或与刘寄奴、泽兰等活血消肿止痛药煎汤熏洗患处，内服常与乳香、血竭等活血止痛疗伤药同用。

2.血瘀闭经、痛经、产后瘀阻：苏木有祛瘀通经止痛之功，又为妇科经产及其他瘀滞证常用药。治血瘀闭经、痛经及产后腹痛，常与桃仁、红花等活血通经药同用。

3.胸腹刺痛：治心腹瘀痛，常与丹参、川芎等活血止痛药同用。

4.痈疽肿痛：治痈肿疮毒，常与金银花、连翘等解毒消痈药同用。

【用法用量】3~10g，煎服。外用适量。

【使用注意】孕妇慎用。

骨碎补

水龙骨科植物槲蕨Drynariafortunei（Kunze）J.Sm.的干燥根茎。主产于我国湖北、江西、四川。全年均可采挖，干燥，或燎去茸毛（鳞片）。

【性味归经】苦，温。归肝、肾经。

【功效】活血疗伤止痛，补肾强骨；外用祛风消斑。

【主治】

1.跌仆闪挫，筋伤骨折：骨碎补能行血脉，续筋骨，为伤科常用之品。治跌打损伤，筋伤骨折，瘀肿疼痛，可单味泡酒服，并外敷，或与自然铜、没药等接骨散瘀止痛药同用。

2.肾虚腰痛，筋骨痿软，耳鸣耳聋，牙齿松动，久泻：骨碎补性温入肾，又善补肾阳，强筋骨。治肾虚腰痛脚弱，常与补骨脂、牛膝等补肾强腰药同用；治肾虚耳鸣耳聋、牙齿松动，常与熟地、山茱萸等补肾益精药同用；治肾虚久泻，可单味煎服，或与补骨脂、肉豆蔻等补肾止泻药同用。

3.外治斑秃、白癜风：取祛风消斑之功，配斑蝥、烧酒浸擦患处，可治斑秃。

【用法用量】3~9g，煎服。外用适量。

【使用注意】本品性温助阳，阴虚火旺、血虚风燥者慎用。

第三节 活血调经药

活血调经药多味苦辛散，主入肝经，以活血祛瘀、调经止痛为主要作用，主治瘀血阻滞、血行不畅所致的经闭、痛经、月经不调，以及产后瘀滞腹痛等证。亦治跌打损伤、疮痈肿痛等瘀滞痛证。此类药善行活血，孕妇宜慎用。

临床常用药物有牛膝、丹参、月季花、王不留行、红花、鸡血藤、卷柏、泽兰、凌霄花、桃枝、益母草等。

丹参

唇形科植物丹参Salvia miltiorrhiza Bge.的干燥根和根茎。主产于四川、山东、河北。春秋二季采挖，晒干，生用或酒炙用。

【性味归经】苦，微寒。归心、肝经。

【功效】活血祛瘀，通经止痛，清心除烦，凉血消痈。

【主治】

1.月经不调，痛经经闭，胸痹心痛，脘腹胁痛，癥瘕积聚：丹参味苦性微寒，归心肝二经，主入血分，功擅活血祛瘀，适用于瘀滞诸证。丹参善调经水，其性偏凉，尤为血热瘀滞的月经不调、经闭、痛经之要药，常与川芎、益母草等同用。丹参能通利血脉、祛瘀消癥，治血行不畅、瘀血阻滞所致的胸胁刺痛、脘腹疼痛，常与砂仁、檀香等同用；用于癥瘕积聚，常与三棱、莪术等配伍，以增活血消癥之力；与防风、秦艽等同用，治热痹关节红肿疼痛，具活血凉血、除痹止痛之功。

2.心烦不眠：能凉血清心，兼能养血安神。常与生地、玄参、黄连等配伍，用于热入营血的高热神昏、烦躁不安；与酸枣仁、柏子仁等同用，用于血不养心的心神不安、心悸失眠。

3.疮疡肿痛：既清热凉血，又活血散瘀，用于疮疡肿痛，常与金银花、连翘等同用，以奏凉血清热、活血消痈之功。

【用法用量】10～15g，煎服。活血祛瘀、清心除烦、凉血消痈宜生用；酒炙丹参可增活血之功。

【使用注意】

1.本品与藜芦相反，不宜同用。

2.为活血祛瘀之品，孕妇慎用。

红花

菊科植物红花Carthamus tinctorius L.的干燥花。主产于河南、新疆、四川。夏季花由黄变红时采摘，阴干或晒干，生用。

【性味归经】辛，温。归心、肝经。

【功效】活血通经，散瘀止痛。

【主治】用于经闭，痛经，恶露不行，癥瘕痞块，胸痹心痛，瘀滞胸胁刺痛，跌仆损伤，疮疡肿痛。①辛散温通，入心肝血分，功善活血通经、散瘀止痛，为瘀滞所致诸证要药。擅长通经，用于血滞经闭、痛经，单用有效，亦常与桃仁、川芎、当归等同用，以增活血通经、祛瘀止痛之力；用于产后恶露不行，常与牛膝、川芎等配伍。②又善活血祛瘀、消散癥结，用于癥瘕积聚之证，常与三棱、莪术等破血消癥药同用。③具有活血祛瘀、通脉止痛之功，善治心脉瘀阻之胸痹心痛，常与丹参、郁金、瓜蒌等同用。④红花之活血祛瘀，若用于瘀滞胁肋刺痛，常与柴胡、丹参、香附等同用。尚能活血消肿、散瘀止痛，用于跌仆损伤、瘀肿疼痛，常与苏木、乳香、没药等同用；用于疮疡肿痛，常配伍赤芍、丹皮、蒲公英等同用，有活血消痈之功。

【用法用量】3～10g，煎服。

【使用注意】本品为活血通经之品，月经量多或有出血倾向者及孕妇慎用。

桃仁

蔷薇科植物桃Prunus persica（L.）Batsch或山桃Prunus davidiana（Carr.）Franch.的干燥成熟种子。主产于北京、山东、陕西、河南、辽宁。果实成熟后采收，除去果肉和核壳，取出种子，晒干，生用或炒用。

【性味归经】苦、甘，平。归心、肝、大肠经。

【功效】活血祛瘀，润肠通便，止咳平喘。

【主治】

1.经闭痛经，癥瘕痞块：桃仁苦、甘性平，为心、肝血分之品，功能活血祛瘀且力强，应用范围广泛。桃仁擅长活血通经，用于瘀滞经闭痛经，常与红花、川芎、当归等同用。苦泄滞血，为破血之品，善祛瘀消癥，又为癥瘕积聚多用，常与桂枝、茯苓、丹皮等同用。

2.肺痈肠痈：既泄血滞，又去血热，善治热壅血瘀所致的内痈，有活血消痈、排脓之功，肺痈、肠痈每作为要药。治肺痈，多与芦根、冬瓜仁等同用；治肠痈，常与大黄、丹皮等同用。桃仁活血通利、消肿止痛，用于跌仆损伤、瘀肿疼痛，常与蒲黄、川芎、大黄等同用。

3.肠燥便秘：桃仁甘润性滑，入大肠经，能润肠燥、通积滞、除燥便，多用于年老或血虚津亏的肠燥便秘，常配伍杏仁、柏子仁、郁李仁等同用，以增润肠燥、去燥屎之力。

4.咳嗽气喘：桃仁苦泄下降，具降肺气、止咳喘功效，用于咳嗽气喘，可煮粥服食，或与杏仁等同用。

【用法用量】5～10g，煎服。活血祛瘀、止咳平喘宜生用；血虚便秘宜炒用。

【使用注意】

1.本品活血祛瘀力强，孕妇慎用。

2.不宜过量，可致中毒。

3.性滑利，脾虚便溏者慎用。

益母草

唇形科植物益母草Leonurus japonicus Houtt.的新鲜或干燥地上部分。中国大部分地区均产。夏季茎叶茂盛、花未开或初开时采割，晒干，生用或熬膏用。

【性味归经】苦、辛，微寒。归肝、心包、膀胱经。

【功效】活血调经，利尿消肿，清热解毒。

【主治】

1.月经不调，痛经经闭，恶露不尽：益母草苦泄辛散，药性微寒，入血分功擅活血调经，为妇女经产诸证要药。用于瘀血阻滞之经闭痛经、月经不调，单味水煎或熬膏冲服，具祛瘀生新、调经止痛之功。用于产后瘀滞腹痛、恶露不尽，常与当归、川芎、桃仁等配伍同用。

2.水肿尿少：既活血祛瘀，又利水消肿，多用于水瘀互结之水肿、小便不利等证，可单味应用，或与白茅根、泽兰等配伍同用。

3.疮疡肿毒：药性偏凉，具有清热解毒、活血利湿之功。用于疮疡肿毒或湿热郁于肌肤的皮肤痒疹，可单用鲜品捣敷或干品煎汤外洗。

【用法用量】9～30g，煎服；鲜品12～40g。外用适量，鲜品洗净捣敷，或干品煎汤外洗。

【使用注意】本品辛散活血，孕妇慎用。

泽兰

唇形科植物毛叶地瓜儿苗Lycopus lucidus Turcz.var.hirtus Regel的干燥地上部分。中国大部分地区均产。夏秋二季茎叶茂盛时采割，晒干，生用。

【性味归经】苦、辛，微温。归肝、脾经。

【功效】活血调经，祛瘀消痈，利水消肿。

【主治】

1.月经不调，经闭，痛经，产后瘀血腹痛：泽兰辛散温通，清香苦泄。入肝经血分，疏利悦肝、行而不峻。擅长活血化瘀、调经止痛，为妇科调经要药。用于瘀阻经闭、痛经，常与马鞭草、益母草同用；用于血虚有火、月经不调，常与当归、芍药、甘草等配伍。若产后瘀阻腹痛，常与生地、当归、芍药、生姜等同用。

2.疮痈肿毒：功能活血消痈，用于疮痈，可单味内服，或以鲜草捣敷，亦可与金银花、黄连、赤芍等配伍，以奏清热凉血、活血消痈之功。

3.水肿腹水：泽兰气香入脾，虽能悦脾助运、利水除湿，但利水力弱。用于水肿腹水，常与防己等利水之品配伍，以增利水消肿之力。

【用法用量】6～12g，煎服。外用适量，鲜品捣敷。

【使用注意】本品为活血祛瘀之品，无瘀滞者及孕妇慎用。

鸡血藤

豆科植物密花豆Spatholobus suberectus Dunn的干燥藤茎。主产于广西。秋冬季采收，除去枝叶，晒干，生用。

【性味归经】苦、甘，温。归肝、肾经。

【功效】活血补血，调经止痛，舒筋活络。

【主治】

1.月经不调，痛经，经闭：鸡血藤味苦甘，性偏温，入肝经血分，为苦泄、甘补、温通之品。既活血止痛，又兼补血调经，故血瘀、血虚所致的月经病证均可应用。用于血瘀痛经、经闭，常与益母草、香附、红花等同用；若属血虚所致者，常与当归、熟地黄、白芍等配伍同用。

2.风湿痹痛，麻木瘫痪：鸡血藤守走兼备，具养血活血、舒筋通络之功，为风湿痹痛，麻木瘫痪所常用。用于风湿痹痛、筋脉不利、手足麻木，常与千年健、苍术等同用，以增祛风通络、活血止痛之功。若用于中风半身不遂、肢体瘫痪，常与益气活血通络的黄芪、丹参、地龙等同用。

3.血虚萎黄：鸡血藤甘温补血，补而不滞，用于血虚萎黄，可与黄芪、当归等配伍常服，有益气补血之功。

【用法用量】9～15g，煎服。

【使用注意】无特殊禁忌。

牛膝

苋科植物牛膝Achyranthes bidentata Bl.的干燥根。主产于河南。冬季茎叶枯萎时采挖，晒干，生用或酒炙用。

【性味归经】苦、甘，酸，平。归肝、肾经。

【功效】逐瘀通经，补肝肾，强筋骨，利尿通淋，引血下行。

【主治】

1.经闭，痛经：牛膝苦酸性平，入肝肾二经。入血分，功擅逐瘀通经；性下行，能疏利泄降，尤多用于瘀滞经闭、痛经，常与红花、当归等药配伍，以增活血通经、祛瘀止痛之功。

2.腰膝酸痛，筋骨无力：入肝肾经，功善补肝肾、健腰膝、强筋骨，为肝肾不足或痹证日久所致腰膝酸痛、筋骨无力之要药，常与独活、桑寄生等配伍，以补益肝肾、强筋健骨、祛风除湿。

3.淋证，水肿：牛膝苦泄利窍，善治下窍不利之淋证或水湿停滞之水肿。常与冬葵子、滑石等配伍，用治膀胱湿热内蕴之淋证，以增强清热利尿通淋之功。治水肿、小便不利，常与泽泻、车前子等同用，以渗利水湿、消除水肿。

4.头痛，眩晕，牙痛，口疮：牛膝泄降下行，能折上亢之肝阳，引气血下行，对肝肾阴虚、阴不维阳，以致阳亢风动、气血并走于上之头痛、眩晕，常与赭石、龟甲等配伍，以滋肝阴、平肝阳、息肝风。

吐血，衄血：牛膝善导热下泄，引血下行，以降上炎之火，可治实热壅盛、气火上炎之齿痛口疮、吐血、衄血等症，常与石膏、知母或白茅根、栀子等药配伍同用。

【用法用量】5～12g，煎服。逐瘀通经、利尿通淋、引血下行宜生用；补肝肾、强筋骨宜酒炙用。

【使用注意】本品活血祛瘀力强，且性善下行，故孕妇应慎用。

月季花

蔷薇科植物月季Rosa chinensis Jacq.的干燥花。中国大部分地区均产。全年均可采收，花微开时采摘，阴干或低温干燥，生用。

【性味归经】甘，温。归肝经。

【功效】活血调经，疏肝解郁。

【主治】

1.气滞血瘀，月经不调，痛经，经闭，胸胁胀痛：月季花甘温气香，专入肝经。入血分，能活血祛瘀、调经止痛；入气分，能疏泄肝气、解除肝郁。单味泡服，或与玫瑰花、香附、当归等配伍，用于肝郁气滞、瘀血停滞所致的月经不调、痛经、经闭，以及胸胁胀痛等证。

2.跌仆损伤：月季花有活血止痛、消肿散结功效，鲜品捣烂外敷，可治跌仆伤痛、瘀滞肿胀，疮痈肿毒。

【用法用量】3～6g，煎服。不宜久煎。亦可泡服，或研末服。外用适量，鲜品捣敷。

【使用注意】

1.本品活血，孕妇及月经量多者慎用。

2.多服久服，易致腹泻，脾虚便溏者慎用。

王不留行

石竹科植物麦蓝菜Vaccaria segetalis（Neck.）Garcke的干燥成熟种子。主产于河北、山东、辽宁。夏季果实成熟、果皮未开裂时采割全草，晒干，打下种子，再晒干，生用。

【性味归经】苦，平。归肝、胃经。

【功效】活血通经，下乳消肿，利尿通淋。

【主治】

1.经闭,痛经:王不留行味苦性平,入肝经血分,走而不守,活血通利,常与红花、当归、香附等配伍,用于瘀滞经闭、痛经等证。

2.乳汁不下,乳痈肿痛:王不留行苦泄通利,能行血脉、通乳汁,为下乳之要药。用于产后乳汁不下,或乳汁缺乏者,常与穿山甲配伍,以增通乳之效。用于乳痈初起,常与蒲公英、瓜蒌等同用,以行血脉、消痈肿。

3.淋证涩痛:王不留行味苦泄降,其善下行,具活血利尿通淋之功,常与石韦、瞿麦、滑石等同用,治诸淋涩痛。

【用法用量】5~10g,煎服。

【使用注意】本品活血通利,孕妇慎用。

红曲

曲霉科真菌紫色红曲霉Monascus purpureus Went寄生在禾本科植物稻Oryza sativa L.的种仁上而成的红曲米。主产于福建。生用。

【性味归经】甘,微温。归脾、大肠、肝经。

【功效】活血祛瘀,健脾消食,化浊降脂。

【主治】

1.经闭腹痛,产后瘀阻,跌打损伤:红曲味甘性温,功善活血化瘀。古有红曲治"女人血气痛,及产后恶血不尽"之记载,治瘀滞经闭腹痛、产后恶露不尽,单味水煎,或与益母草、红花等同用。红曲又能活血祛瘀、消肿止痛,常与铁苋菜配伍,治跌打损伤、瘀肿疼痛。

2.饮食积滞:甘温入脾,具健脾消食功效,用于食积不化、脘腹胀满之证,常与麦芽、山楂等同用,以增消食除胀之力。

3.高脂血症:红曲制剂用于痰阻血瘀的高脂血症,具有良效。

【用法用量】6~12g,煎服。

【使用注意】本品性温,脾阴不足、胃火炽盛者慎用。

第四节　破血消癥药

破血消癥药以破血逐瘀、消癥散结为主要作用,主治瘀血停滞程度较重的经闭、产后腹痛、癥瘕积聚等证。破血消癥药性味多辛苦,部分为虫类药,故兼有咸味,主入肝经,善行走,性峻猛。亦用于胸痹作痛、中风偏瘫、跌打损伤、疮痈肿痛等证。

此类药为破血之品,孕妇禁用;药性峻猛,易伤正气,不宜多用久用。

临床常用药物有三棱、莪术、干漆、水红花子、水蛭、穿山甲、虻虫、斑蝥等。

莪术

姜科植物蓬莪术Curcuma phaeocaulis Val.、广西莪术Curcuma kwangsiensis S.G.Lee et C.F.Liang 或温郁金Curcuma wenyujin Y.H.Chen et C.Ling的干燥根茎。后者习称"温莪术"。主产于四川、广西、浙江。冬季茎叶枯萎时采挖，蒸或煮至透心，晒干。

【性味归经】辛、苦，温。归肝、脾经。

【功效】行气破血，消积止痛。

【主治】

1.癥瘕痞块，瘀血经闭，胸痹心痛：莪术辛散苦泄，药性偏温。入血分，功能破血祛瘀；入气分，功善行气止痛。亦为气血兼治之品，功偏破气。用于癥瘕痞块，常与三棱、鳖甲等同用，以破血软坚消癥。用于瘀血经闭，常与桃仁、干漆等配伍，以逐瘀通经。用于胸痹心痛，常与丹参、川芎等同用，以活血止痛。

2.食积胀痛，莪术性刚气峻，破气力强，又消食积。用于食积气滞，脘腹胀痛，常与青皮、槟榔等同用，具有破气滞、消食积之功。

【用法用量】6～9g，煎服。生用或醋炙用。行气消积宜生用，破血逐瘀止痛宜醋炙用。

【使用注意】本品为破血之品，月经过多者及孕妇禁用。本品有耗气伤血之弊，不宜过量、久服。

三棱

黑三棱科植物黑三棱Sparganium stoloniferum Buch.–Ham.的干燥块茎。主产于江苏、河南、山东、江西。冬季至次年春采挖，削去外皮，晒干，生用或醋炙用。

【性味归经】辛、苦，平。归肝、脾经。

【功效】破血行气，消积止痛。

【主治】

1.癥瘕痞块，痛经，瘀血经闭，胸痹心痛：三棱辛开苦泄，入血分能破血逐瘀，入气分能行散气滞，功偏破血，为气血兼治之品，血瘀气滞之重证，每恃为要药。用于癥瘕痞块，常与川芎、大黄等同用，共奏逐瘀之效。用于瘀滞痛经、经闭，常与当归、桃仁等同用，以逐瘀通经、祛瘀止痛。用于胸痹心痛，可与丹参、瓜蒌、郁金等配伍同用，以祛瘀通痹、宽胸利气。

2.食积胀痛：三棱行气、苦泄消积，具有行气消积、除胀止痛的作用，用于食积停滞、气机不畅所致的脘腹胀痛，常与厚朴、枳实、莱菔子等同用，共奏消积行气止痛之功。

【用法用量】5~10g，煎服。破血逐瘀宜醋炙用，行气消积宜生用。

【使用注意】本品破血，孕妇禁用。十九畏中本品不宜与芒硝、玄明粉同用。药性峻猛，易伤正气，不宜久服。

斑蝥

芫青科昆虫南方大斑蝥Mylabris phalerata Pallas或黄黑小斑蝥Mylabris cichorii Linnaeus的干燥体。中国大部分地区均产。夏秋二季捕捉，闷死或烫死，晒干，生用或米炒用。

【性味归经】辛，热；有大毒。归肝、胃、肾经。

【功效】破血逐瘀，散结消癥，攻毒蚀疮。

【主治】

1.癥瘕，经闭：斑蝥味辛性热且有大毒，内服善破血通经、消癥散结，力峻性猛，多用于瘀滞重症。用于经闭腹痛，常与桃仁、大黄等同用，以逐瘀通经。用于癥瘕积聚，常与三棱、莪术、人参、黄芪等配伍，以破血消癥、扶正补虚。

2.顽癣，瘰疬，赘疣，痈疽不溃，恶疮死肌：外用以毒攻毒，具有蚀疮、消肿散结之功。外治顽癣，微炒为末，以蜜调敷，或与甘遂共为细末，醋调外敷；治赘疣，取斑蝥末，用生油调敷；用于瘰疬，配薄荷同用，以乌鸡汁和丸服用；用于疮痈不溃，将斑蝥研末，和蒜捣膏，以少许贴之，脓出即去药。

【用法用量】0.03~0.06g，炮制后多入丸散用。外用适量，研末或浸酒醋，或制油膏涂敷患处，不宜大面积使用。外用攻毒蚀疮宜生用；内服破血逐瘀、散结消癥宜米炒用。

【使用注意】本品有大毒，内服慎用。为破血之品，孕妇禁用。外用可致皮肤起泡，不宜久敷。

穿山甲

鲮鲤科动物穿山甲Manis pentadactyla Linnaeus的鳞甲。主产于广西、广东、贵州、云南。国家级保护动物，收集鳞甲，洗净，晒干，砂烫或醋淬用。

【性味归经】咸，微寒。归肝、胃经。

【功效】活血消癥，通经下乳，消肿排脓，搜风通络。

【主治】

1.经闭癥瘕：穿山甲味咸微寒，入肝经血分，性善走窜，具有行瘀散滞、通经消癥的作用。用于瘀滞经闭，常与当归、红花、桃仁等同用。用于癥瘕积聚，则多与鳖甲、大黄等同用，以破血逐瘀、消癥散结。

2.乳汁不通：穿山甲擅长通经下乳，用于乳汁不下，可单味为末，酒调送服，或与王不留行、黄芪、木通等配伍，可增通乳之功。

3.痈肿疮毒：具有活血消肿、排脓促溃之功，为疡科要药。用于疮疡初起红肿，与金银花、白芷、赤芍等同用，能活血清热、消肿散结；用于疮疡脓成未溃，常与黄芪、皂角刺、当归同用，能促溃排脓。

4.风湿痹痛，中风瘫痪，麻木拘挛：穿山甲能活血通脉、搜风通络。用于风湿痹痛、肢节走注疼痛，常与麻黄、高良姜、石膏等配伍同用。用于中风瘫痪、麻木拘挛，常与川乌等研末调敷。

【用法用量】5～10g，煎服。一般砂烫或醋淬后用。外用适量，研末调敷。

【使用注意】本品活血通经，孕妇慎用。又具促溃穿透之性，疮疡溃破者慎用。

水蛭

水蛭科动物蚂蟥Whitmania pigra Whitman、水蛭Hirudo nipponica Whitman或柳叶蚂蟥Whitmania acranulata Whitman的干燥全体。中国大部分地区均产。夏秋二季捕捉，用沸水烫死，晒干，生用或烫用。

【性味归经】咸、苦，平；有小毒。归肝经。

【功效】破血通经，逐瘀消癥。

【主治】

1.血瘀经闭，癥瘕痞块，跌仆损伤：水蛭味咸苦，药性平，专入肝经血分，为破血通经、逐瘀消癥之品，作用较为峻猛。用于瘀滞经闭或产后瘀滞腹痛，常与虻虫、桃仁等同用，以破血通经。用于癥瘕痞块，多与三棱、莪术、桃仁配伍，以破血消癥。用于跌打损伤、瘀滞肿痛，可单味研末，热酒送服，或配伍乳香、没药等同用，以消肿止痛。

2.中风偏瘫：用于中风偏瘫，经隧不通、血脉阻塞者，可单用；若兼属体虚者，宜与人参等补虚扶正药同用。

【用法用量】1～3g，煎服。破血逐瘀宜生用。用滑石粉烫制后的水蛭，易于粉碎，且药性较生用缓和。

【使用注意】本品为破血之品，孕妇禁用。

虻虫

虻科动物黄绿原虻Atylotus bivittateinus Takahasi、华广原虻Tabanus signatipennis Portsch、指角原虻Tabanus yao Macquart 或三重原虻Tabanus trigeminus Coquillett的干燥雌性全体。中国大部分地区均产。夏秋二季捕捉，用

沸水烫或线穿起，干燥，生用或炒用。

【性味归经】苦，微寒；有小毒。归肝经。

【功效】破血消癥，逐瘀通经。

【主治】

1.癥瘕痞块，蓄血发狂，血瘀经闭：虻虫味苦性凉，直入肝经血分，药力峻猛，具有破血消癥、逐瘀通经之功。用于瘀滞所致的癥瘕积聚，常与土鳖虫、水蛭等逐瘀散结消癥之品同用。用于蓄血发狂，常与水蛭、桃仁、大黄等配伍，以峻逐瘀热。用于瘀滞经闭，可配伍熟地黄、水蛭、桃仁等同用。

2.跌打损伤，血瘀肿痛：用于跌打损伤之瘀肿疼痛，可与牡丹皮同用，或配伍乳香、没药，以增活血消肿止痛之功。

【用法用量】1.5~3g，煎服。焙干研末服0.3~0.6g。生品味腥，多米炒或焙干用。外用适量，研末调敷。

【使用注意】本品破血，药性峻猛，孕妇及体虚无瘀滞者忌用。

（李炜玲）

第十八章　化痰药

化痰药是指能祛痰或消痰，以治疗痰证为主要作用的药物。其中，以制止或减轻咳嗽和喘息为主要作用的药物，称止咳平喘药。化痰药大多味苦、辛，苦可泄、燥，辛能散行。其中性温而燥者，可温化寒痰，燥化湿痰，分别用于寒痰证，痰白质稀；及湿痰证，痰多色白而黏，苔白腻。亦有性寒凉者，能清化热痰，多用于热痰证，痰多色黄，有腥臭味，苔黄腻。其中兼甘味质润者，能润肺燥，化燥痰，适用于燥痰证，痰少而黏或夹血丝，舌红少津；兼味咸者，"咸能软"，可化痰软坚散结，用于痰核、瘰疬、瘿瘤等。

化痰止咳平喘药主治各种痰证，如痰蒙心窍之昏厥、癫痫，痰蒙清阳之眩晕、嗜睡，痰扰心神之失眠、躁动不安，肝风夹痰之中风、惊厥，痰阻经络之肢体麻木、半身不遂、口眼㖞斜，痰火互结之瘰疬、瘿瘤，痰凝肌肉，流注关节之阴疽流注等，以及外感、内伤所致的咳嗽、气喘。"脾为生痰之源"，脾虚则津液不归正化而聚湿生痰，故常配健脾燥湿药同用，以标本兼顾。又因痰易阻滞气机，"气滞则痰凝，气行则痰消"，故常配理气药同用，以加强化痰之功。此外，痰证表现多样，临床常根据病因、病机、病证不同，分别配伍平肝息风、安神、开窍、温阳、清热、滋阴降火之品。

在使用化痰药时应注意，痰中带血等有出血倾向者，慎用温燥之性强烈的刺激性化痰药；麻疹初起有表邪之咳嗽，不宜单投止咳药，尤其是性收敛及温燥之品，当以疏解清宣为主，以免恋邪而致久咳不已或影响麻疹之透发。

第一节　温化寒痰药

温化寒痰药性多温燥，是以温肺祛痰、燥湿化痰为主要作用的药物。主治寒痰、湿痰证，症见咳嗽气喘、痰多色白、苔腻等，以及由寒痰、湿痰所致的眩晕、中风痰壅、惊厥抽搐、肢体麻木、阴疽流注等。此类药物大多温燥或具刺激性，故不宜用于燥痰，或痰中带血，阴虚内热者。

临床常用药物有半夏、制天南星、制白附子、芥子、猪牙皂、旋复花、白前、黄荆子、猫爪草等。

半夏

天南星科植物半夏Pinellia ternata（Thunb.）Breit.的干燥块茎。主产于四川、湖北、河南、安徽等地。夏秋二季茎叶茂盛时采挖，除去外皮及须根。生用。

【性味归经】辛，温；有毒。归脾、胃、肺经。

【功效】燥湿化痰，降逆止呕，消痞散结。

【主治】

1.湿痰寒痰，咳喘痰多，痰饮眩悸，风痰眩晕，痰厥头痛：半夏性温燥，善燥湿而化痰浊，并有止咳作用，为燥湿化痰、温化寒痰要药，尤善治脏腑湿痰。入肺，可燥湿化痰，用治湿痰阻肺，壅滞不宣，咳嗽气逆，痰多色白，常与橘皮同用，以燥化痰湿，理气宣肺。又可温化寒痰冷饮，以治寒饮咳喘，痰多清稀，夹有泡沫，常与温肺化饮之品如细辛、干姜同用。痰饮内停，上犯清阳，或风痰上扰之眩晕、心悸及痰厥头痛之证，亦可与桂枝、茯苓、白术同用，以温化痰饮而奏效。

2.呕吐反胃，胸脘痞闷：半夏入脾胃经，擅燥化中焦痰湿，以助脾胃运化，又能调中和胃，有良好的止呕作用，善治多种呕吐。因其温燥，长于化痰湿，故宜于痰饮或胃寒所致者，多与生姜同用；与清胃止呕之黄连等同用，还可治疗胃热呕吐。其化痰和胃之功，可治痰饮内阻，胃气不和，夜卧不安。辛散温通，化痰散结，燥湿行滞，治痰湿互结，气机不畅，脾胃升降失常，心下痞满不痛，或呕吐下利，常配干姜、黄连、黄芩以苦辛通降，开痞散结；若配瓜蒌、黄连则可治痰热结胸，胸脘痞满，按之则痛。又可用于气滞痰凝之梅核气，咽中哽阻，吐之不出，吞之不下，常配紫苏、厚朴等，以行气化痰，散结降逆。

3.梅核气：半夏内服消痰散结，治瘿瘤痰核，每与软坚散结消肿之昆布、海藻、浙贝母等同用。

4.外治痈肿痰核：半夏外用散结消肿止痛，又可以毒攻毒，故可用于痰滞毒凝所致痈疽发背、无名肿毒初起或毒蛇咬伤等。

【用法用量】3～9g，煎服，内服一般炮制后使用。外用适量，磨汁涂或研末以酒调敷患处。

【使用注意】

1.本品性温燥，阴虚燥咳、津伤口渴、血证及燥痰者禁服。

2.半夏不宜与川乌、草乌、附子同用。

3.生品内服宜谨慎。

天南星

天南星是天南星科植物天南星Arisaema erubescens（Wall.）Schott、异叶天南星Arisaema heterophyllum Bl.或东北天南星Arisaema amurense Maxim.的干燥块茎。天南星主产于河南、河北、四川等地；异叶天南星主产于江苏、浙江等地；东北天南星主产于辽宁、吉林等地。秋冬二季采挖，除去须根及外皮，晒干，即生南星；用姜汁、明矾制过用，为制南星。

【性味归经】苦、辛，温；有毒。归肺、肝、脾经。

【功效】燥湿化痰，祛风止痉。

【主治】

1.顽痰咳嗽，风痰眩晕：天南星苦温，辛烈，温燥之性强，入肺、脾经，能燥湿化痰，利膈通经，"治痰功同半夏"，而甚烈于半夏，善治老痰、顽痰。痰湿壅滞，胶结胸膈而致咳嗽痰白胶黏，胸膈胀闷不爽者，常与温化寒痰的半夏相须为用，以增加燥化痰湿作用。如属痰热结甚，亦可借其燥散之性，与寒性化痰药如浙贝母、瓜蒌等配伍，共奏清化热痰之功。

2.中风口眼㖞斜，半身不遂，癫痫，惊风：天南星苦泄辛散温行，主入肝经，通行经络，既可化湿痰，更善祛风痰，常与化痰开窍的石菖蒲配伍，有息痰祛风、定惊止痉之功，适用于中风痰壅，四肢抽搐，癫痫、破伤风等。与平肝息风之天麻共用，能化痰息风，止眩定痛，适用于风痰上扰，头痛眩晕；若风痰留滞经络所致的手足顽麻，半身不遂，口眼㖞斜，除配伍其他祛风化痰药外，还可配伍息风止痉、通络散结之品如全蝎、蜈蚣。

【用法用量】3～9g，煎服。

【使用注意】孕妇慎用，阴虚燥痰禁服。

制白附子

白附子是天南星科植物独角莲Typhonium giganteum Engl.的干燥块茎。主产于河南、甘肃、湖北等地。秋季采挖，除去残茎、须根外皮。用硫黄熏1～2次，晒干；或用白矾、生姜制后切片。白附子的炮制加工品为制白附子。

【性味归经】辛，温；有毒。归胃、肝经。

【功效】祛风痰，止惊搐，止痛。

【主治】

1.中风口眼㖞斜，语言謇涩：白附子辛温燥烈，入胃、肝经，善祛风痰而解痉止搐，是治疗风痰证的常用药。治中风痰盛，肢节不遂，手足麻木，口眼㖞斜，语言不利，惊风癫痫，常与天南星、半夏、僵蚕等祛风化痰药配伍；兼抽搐者，常配息风止痉的僵蚕、全蝎等同用，以增强息风定惊止痉作用。其祛风止痉作用，又常治破伤风颈急项强、角弓反张，常与息风化痰的制南星相须配伍使用。

2.惊风癫痫、破伤风：白附子辛散温通，性锐上行，善逐头面风痰，又具较强的止痛作用，常用治肝风夹痰上扰所致的偏正头痛、眩晕等头面部诸疾。常与辛散温通，主入足阳明胃经，长于祛风止痛的白芷伍用，相得益彰，共奏祛风化痰止痛之功。

3.痰厥头痛，偏正头痛：治风寒湿所致的偏正头痛，可配伍羌活、细辛等祛风湿散寒止痛药同用，以增强效力。

【用法用量】内服炮制后用，3~6g。

【使用注意】辛温燥烈有毒，易耗气伤阴，阴虚血虚动风或热盛动风者、孕妇均不宜用。

芥子

十字花科植物白芥Sinapis alba L.或芥Brassica juncea（L.）Czern.et Coss.的干燥成熟种子。主产于山西、安徽、河南、四川等地。夏末秋初，果实成熟时割取全株，晒干后打下种子。生用或炒用。

【性味归经】辛，温。归肺、胃经。

【功效】温肺豁痰利气，散结通络止痛。

【主治】

1.寒痰咳嗽：芥子药性辛温，善走散，温通力强，能温肺豁痰，利膈宽胸，适用于湿痰壅肺，气滞不行而致咳喘胸闷，痰多不利者，以及水停胸胁而致咳唾引痛者。老人痰壅气滞，饮食不化，咳嗽气喘，痰多胸痞，食欲不振，常与理气化痰消食的苏子、莱菔子共用，以化痰降气，消食快膈。与温肺化饮之细辛同用，相辅相成，共奏温化寒痰逐饮之功，擅治寒饮壅肺，咳喘痰多清稀；悬饮咳喘，胸闷胁痛之证，则常与行泻经隧水湿的甘遂相配，寒温并施，共奏豁痰逐饮之功。

2.胸胁胀痛，痰滞经络，关节麻木、疼痛，阴疽肿毒：辛能散结消痰，温能散寒通滞。能通经走络，搜剔痰涎，故能散结消肿，通络止痛。用于痰滞经络之肢体疼痛、麻木，筋骨腰背疼痛，常与马钱子同用，加强温通经络，散寒止痛之力；治湿痰阻滞经络引起的阴疽流注肿毒，常配伍温通经脉，运行气血之肉桂，共奏温经通阳，散寒行滞之功。

3.临床亦有用芥子研末调敷穴位发泡，以温经散寒，疏通经络，调整脏腑功能，用治哮喘、风湿痹证、疼痛等。

【用法用量】3~9g，煎服。

【使用注意】

1.辛散性烈，走窜之性强，易耗气助火，非顽疾证实体壮者慎用。孕妇、气虚阴亏及有出血倾向者忌用。

2.芥子油对皮肤有发泡作用，皮肤过敏、破溃者不宜外敷。

3.芥子与水接触后，能释放出硫化氢，刺激肠管蠕动加快，引起腹泻，故内服不宜量大。

猪牙皂

豆科植物皂荚Gleditsia sinensis Lam.的干燥不育果实。主产于四川、河北、陕西、河南等地。秋季采摘成熟果实，晒干，切片生用，或炒用。

【性味归经】辛、咸，温；有小毒。归肺、大肠经。

【功效】祛痰开窍，散结消肿。

【主治】

1.中风口噤，昏迷不醒，癫痫痰盛，关窍不通：猪牙皂味辛而性窜，外用入鼻则嚏，入喉则吐，能祛痰通窍开闭，故凡中风、痰厥、癫痫、喉痹等属痰涎壅盛，关窍阻闭者，均可用此。常配细辛研末，吹鼻取嚏。细辛辛烈香窜，助本品宣散通窍，使肺气通、牙关开，神志苏醒；或配酸苦涌泄而能祛除风痰之明矾同用，研末调灌，取吐，以奏涌吐痰涎，豁痰开窍醒神之效。

2.喉痹痰阻，顽痰喘咳，咯痰不爽：辛能通利气道，咸能软化胶结之痰，顽痰胶阻于肺而见咳逆上气，稠痰难咯，不能平卧者尤宜用之。配枣膏调服，以缓本品峻猛之性，兼顾脾胃，使痰除而正气不伤。证重者还可与宣肺平喘之力甚强的麻黄伍用，以增强化痰平喘之力。

3.外治痈肿：外用有散结消肿之效，用于疮肿未溃。

4.大便燥结：能"通肺及大肠气"，故有通便作用，内服或与蜂蜜制成肛门栓剂外用能治大便燥结。

【用法用量】1～1.5g，多入丸散用。外用适量，研末吹鼻取嚏或研末调敷患处。

【使用注意】

1.辛散走窜之性强，非顽疾证实体壮者慎用。孕妇、气虚阴亏及有咯血、吐血倾向者忌用。

2.性燥峻猛，易伤脾胃，内服量不能过大，以免引起呕吐或腹泻。

旋覆花

菊科植物旋覆花Inula japonica Thunb.或欧亚旋覆花Inula britannica L.的干燥头状花序。主产于河南、河北、江苏、浙江、安徽等地。夏秋二季花开时采收，除去杂质，阴干或晒干。生用或蜜炙用。

【性味归经】苦、辛、咸，微温。归肺、脾、胃、大肠经。

【功效】降气，消痰，行水，止呕。

【主治】

1.风寒咳嗽，痰饮蓄结，胸膈痞闷，喘咯痰多：旋复花味苦辛咸，性微温，苦降辛开，咸能软坚，温能宣通，入肺可降气化痰而平喘咳，消痞行水而除痞满。旋复花用于痰涎壅肺，不论寒证或热证，皆可应用。因其性温，故治痰浊阻肺，肺气不降，咳喘痰黏，胸闷不舒偏寒者尤宜，多与苏子、半夏等配伍，以温化痰湿，降气止咳平喘；若咳嗽痰多色黄，属痰热盛者，则与桑白皮、瓜蒌等同用，以清肺化痰。咳嗽痰多，黏稠难咯者，则宜与味咸软坚之化痰药，如海浮石、海蛤壳等同用。

2.呕吐噫气，心下痞硬：旋复花归脾、胃经，善降胃气，有良好的降气止呕噫作用，常用于痰浊内停，胃气不和所致噫气、呕吐，心下痞满诸证。用于痰浊内伏于中，清气不升，胃气上逆，吐逆不止，头目眩晕，常与温化痰湿，理气和胃之半夏、橘红、干姜等同用，以化痰降逆；中气虚弱，痰浊内阻，心下痞硬，噫气不除者，常与代赭石、人参、半夏等同用，以降逆化痰，益气和胃。

3.胸痞胁痛：旋复花"主结气""通血脉""行痰水"，凡因气血郁滞，痰水内停，胸脘痞闷，两胁胀痛者，每常用之。治肝郁气滞血瘀，胸痞不畅，两胁疼痛，捶击则舒，常与茜草或红花等活血化瘀药同用，以散结气，通肝络而止痛。

【用法用量】3～10g，煎服，包煎。

【使用注意】阴虚劳嗽，津伤燥咳者慎用。又因有绒毛，易刺激咽喉作痒而致呛咳、呕吐，故须布包入煎。

白前

萝摩科植物柳叶白前Cynanchum stauntonii（Decne.）Schltr.ex Lévl.或芫花叶白前Cynanchum glaucescens（Decne.）Hand.–Mazz.的干燥根茎及根。主产于浙江、安徽、江苏、福建、湖北、江西、湖南等地。秋季采挖，洗净，晒干生用或蜜炙用。

【性味归经】辛、苦，微温。归肺经。

【功效】降气，消痰，止咳。

【主治】

肺气壅实，咳嗽痰多，胸满喘急：白前辛、苦，主归肺经，性微温而不燥热，既能降气，又能祛痰止咳，为治疗肺家咳喘之要药。肺气壅滞，痰多而咳嗽不爽，胸满喘急之证，不论寒热，皆可应用。外感风寒，咳嗽痰多之证，常与发表散风之荆芥伍用，一表一里，升降并举，共奏解表宣肺、化痰止咳之功；痰湿内蕴偏寒，胸闷痰多色白者，常与温燥之半夏同用，以增强燥湿化痰功效；肺热壅盛，咳喘痰黄者，常配泻肺平喘的桑白皮共用，既泻肺热，又降气化痰，以平喘咳。

【用法用量】3～9g；或入丸散。蜜炙白前性较缓和，化痰兼能润肺，无耗气伤阴之弊，故可用于肺阴不足，气逆干咳者。

【使用注意】无特殊禁忌。

黄荆子

马鞭草科植物黄荆Vitex negundo L.的果实。产于江苏、浙江、湖南、四川、广西等地。8～9月采摘果实，晾晒干燥。

【性味归经】辛、苦，温。归肺、胃经。

【功效】祛痰止咳平喘，理气和胃止痛。

【主治】

1.咳喘痰多：味苦主降，主入肺经，能祛痰下气，以止喘咳。其性温，故治寒痰所致咳喘痰多色白者为宜，每与半夏、旋复花等温性化痰药同用。与清肺热、涤痰热之品如瓜蒌、贝母等同用，亦可用于痰热壅肺之咳喘证。

2.胃痛，呃逆：《名医别录》中说黄荆子："主通利胃气，止咳逆，下气。"其能辛散温通，又入胃经，能行中焦之气而止痛，多用于寒凝气滞，胃气失和所致的胃脘疼痛，呃逆，多与香附、高良姜等理气温中之品同用，以增强疗效。

【用法用量】6～9g，煎服。

【使用注意】无特殊禁忌。

猫爪草

毛茛科植物小毛茛Ranunculus ternatus Thunb.的干燥块根。主产于长江中下游各地。秋末或早春采挖，除去茎叶及须根，洗净晒干，生用。

【性味归经】甘、辛，温。归肝、肺经。

【功效】化痰散结，解毒消肿。

【主治】

1.瘰疬痰核：味辛行散，能化痰浊，散郁结，可治痰火郁结之瘰疬痰核，内服、外用均可。常与夏枯草配伍，寒温并用，共奏化痰散结消肿之功。

2.疔疮肿毒，蛇虫咬伤：猫爪草有解毒消肿之功，适用于疔疮、蛇虫咬伤，常以鲜品捣敷患处。

【用法用量】15～30g，单味药可用至120g，煎服。

【使用注意】无特殊禁忌。

第二节 清化热痰药

清化热痰药是以清热化痰为主要作用，治疗热痰证的药物。清化热痰药性味多寒凉，用于咳嗽气喘，痰黄质稠者；部分药物质润，兼能润燥，临床痰稠难咯，唇舌干燥之燥痰证，宜选质润之润燥化痰药；其他如痰热癫痫、中风惊厥、瘿瘤、瘰疬痰火等也可用清化热痰药治之。

在应用此类药物时，常与清热泻火、养阴润肺药配伍，以期达到清化热痰、清润燥痰的目的。药性寒凉的清热化痰药、润燥化痰药，寒痰证与湿痰证不宜使用。

临床常用的清化热痰药有川贝母、浙贝母、瓜蒌、瓜蒌子、瓜蒌皮、桔梗、浮海石、竹茹、天竺黄、瓦楞子、前胡、昆布、海藻、黄药子、蛤壳、胖大海、竹沥等。

川贝母

百合科植物川贝母Fritillaria cirrhosa D.Don，暗紫贝母Fritillaria unibracteata Hsiao et K.C.Hsia，甘肃贝母Fritillaria przewalskii Maxim.、梭砂贝母Fritillaria delavayi Franch.太白贝母Fritillaria taipaiensis P.Y.Li或瓦布贝母Fritillaria unibracteata Hsiao et K.C.Hsia var.wabuensis（S.Y.Tang et S.C.Yue）Z.D.Liu，S.Wang et S.C.Chen的干燥鳞茎。按性状不同习称"松贝""青贝""炉贝"和"栽培品"。主产于四川、云南、甘肃等地。夏秋二季采挖，除去须根，去皮，晒干，生用。

【性味归经】苦、甘，微寒。归肺、心经。

【功效】清热化痰，润肺止咳，散结消肿。

【主治】

1.虚劳咳嗽，肺热燥咳：川贝母主归肺经，性寒味微苦，清泄肺热化痰，味甘质润能润肺止咳，尤宜于内伤久咳，燥痰、热痰之证。治肺阴虚劳嗽，久咳有痰者，常配沙参、麦冬等以养阴润肺、化痰止咳；治肺热、肺燥咳嗽，常配知母清肺润燥。

2.瘰疬、乳痈、肺痈：川贝母归心经，清热化痰，散结消肿。治痰火郁结之瘰疬，常配玄参、牡蛎等化痰软坚；治热毒壅结之乳痈、肺痈，常配蒲公英、鱼腥草等以清热解毒，消肿散结。

【用法用量】3~10g；研末服1~2g。

【使用注意】

1.反乌头。

2.脾胃虚寒及有湿痰者不宜用。

浙贝母

百合科植物浙贝母Fritillaria thunbergii Miq.的干燥鳞茎。原产于浙江象山，现主产于浙江鄞县。此外，江苏、安徽等地亦产。初夏植株枯萎时采挖，洗净，擦去外皮，拌以煅过的贝壳粉，吸去浆汁，切厚片或打成碎块。

【性味归经】苦，寒。归肺、心经。

【功效】清热化痰，散结消痈。

【主治】

1.风热或痰热咳嗽：浙贝母功似川贝母而偏苦泄，长于清化热痰，降泄肺气。多用于治疗风热咳嗽，配桑叶、牛蒡子散风热、清化痰热，治痰热郁肺之咳嗽，多配瓜蒌、知母等清肺化痰。

2.肺痈吐脓，瘰疬，瘿瘤，痈肿：苦泄清解热毒，化痰散结消痈，治痰火瘰疬结核，可配玄参、牡蛎等散结；治瘿瘤，配海藻、昆布软坚化痰；治疮毒乳痈，多配连翘、蒲公英等清热消痈；治肺痈咳吐脓血，常配鱼腥草、芦根、桃仁清热排脓。

【用法用量】5~10g，煎服；研末服1~2g。

【使用注意】

1.反乌头。

2.脾胃虚寒及有湿痰者不宜用。

瓜蒌

葫芦科植物栝楼Trichosanthes kirilowii Maxim.或双边栝楼Trichosanthes rosthornii Harms的成熟果实。中国大部分地区均产，主产于河北、河南、安徽、浙江、山东、江苏等地。秋季采收，将壳与种子分别干燥。生用，或以仁制霜用。

【性味归经】甘、微苦，寒。归肺、胃、大肠经。

【功效】清热化痰，宽胸散结，润肠通便。

【主治】

1.肺热咳嗽：瓜蒌甘寒而润，善清肺热，润肺燥而化热痰、燥痰。用治痰热阻肺，咳嗽痰黄，质稠难咳，伴胸膈痞满者，可配黄芩、胆南星、枳实清热化痰。对燥热伤肺，干咳无痰或痰少质黏、咳吐不利者，则配川贝母、天花粉、桔梗润肺排痰。

2.胸痹，结胸：能利气开郁，导痰浊下行而奏宽胸散结之效。治痰气互结，胸阳不通之胸痹疼痛，不得卧者，常配薤白、半夏通阳化痰散结；治痰热结胸，胸膈痞满，按之则痛者，则配黄连、半夏，清热化痰散结。

3.乳痈、肠痈：瓜蒌能清热散结消肿，常配清热解毒药以治痈证，如治肺痈咳吐脓血，配鱼腥草、芦根等清热排脓；治肠痈，可配败酱草、红藤清肠消痈，治乳痈初起，红肿热痛，配当归、乳香、没药清热活血消痈。

4.肠燥便秘：瓜蒌质润，能润肠燥通便，适用于肠燥便秘，常配火麻仁、郁李仁、生地等同用。

【用法用量】9～15g。

【使用注意】

1.不宜与乌头类药材同用。

2.脾虚湿痰不宜用。

桔梗

桔梗科植物桔梗Platycodon grandiflorum（Jacq.）A.DC.的根。中国大部分地区均产。秋季采挖，除去须根，刮去外皮，放清水中浸2～3小时，切片，晒干生用或炒用。

【性味归经】苦、辛，平。归肺经。

【功效】宣肺，祛痰，利咽，排脓。

【主治】

1.喉痹肿痛，咳嗽痰多：桔梗辛散苦泄，开宣肺气，祛痰，无论寒热皆可应用。风寒束肺，配紫苏、杏仁宣肺化痰；风热犯肺，配桑叶、菊花、杏仁清宣化痰；若痰滞胸痞，常配枳壳宣畅肺气化痰。

2.咽痛喑哑：能宣肺泄邪以利咽开音。若外邪犯肺，咽痛失音者，常配甘草、牛蒡子等宣肺利咽。治咽喉肿痛，热毒炽盛者，可配射干、马勃、板蓝根等以清热解毒利咽。

3.肺痈胸痛：桔梗性散上行，善利肺气以排壅肺之脓痰。治肺痈咳嗽胸痛，配甘草、鱼腥草、冬瓜仁等以加强清肺排脓之效。

4.小便癃闭，痢疾里急后重：桔梗宣开肺气，肺气发则腹气通畅，故有间接疏通肠胃的功能，治疗痢疾里急后重，以调气导滞而除后重。桔梗宣开肺气之壅滞，使气化得行，则小便自利。治疗癃闭能起到"提壶揭盖"之效。

【用法用量】3～10g，煎服。

【使用注意】

1.桔梗性升散，凡气机上逆，呕吐、呛咳、眩晕、阴虚火旺咯血等不宜用，胃、十二指肠溃疡者慎服。

2.用量过大易致恶心呕吐。

竹茹

禾本科植物青杆竹Bambusa tuldoides Munro、大头典竹Sinocalamus beecheyanus（Munro）McClure var.pubescens P.F.Li或淡竹Phyllostachys nigra（Lodd.）Munro var.Stapf ex Rendle的茎秆的干燥中间层。主产于长江流域和南方各省。全年均可采制，取新鲜茎，刮去外层青皮，然后将中间层刮成丝状，摊放阴干。生用、炒用或姜汁炙用。

【性味归经】甘，微寒。归肺、胃、心、胆经。

【功效】清热化痰，除烦，止呕。

【主治】

1.肺热咳嗽：竹茹甘寒性润，善清化热痰。治肺热咳嗽，痰黄稠者，常配瓜蒌、桑白皮等清热化痰；治痰火内扰，胸闷痰多，心烦不寐者，常配枳实、半夏、茯苓清心化痰安神。

2.胃热呕吐：竹茹清热降逆止呕，为治热性呕逆之要药。常配黄连、黄芩、生姜等药用；若治胃虚有热之呕吐，可配人参、陈皮、生姜健脾和胃止呕。

3.胎热呕吐：治胎热恶阻呕逆，常配枇杷叶等清热降逆。

4.竹茹还有凉血止血作用，可用于吐血、衄血、崩漏等。

【用法用量】5~10g，煎服。生用清化痰热，姜汁炙用止呕。

【使用注意】无特殊禁忌。

竹沥

禾本科植物青杆竹Bambusa tuldoides Munro、大头典竹Sinocalamus beecheyanus（Munro）McClure var.pubescens P.F.Li或淡竹Phyllostachys nigra（Lodd.）Munro var.Stapf ex Rendle的新鲜竹杆经火烤灼而流出的淡黄色澄清液汁。

【性味归经】甘，寒。归心、肺、肝经。

【功效】清热豁痰，定惊利窍。

【主治】

1.肺热痰壅，中风痰迷：竹沥性寒滑利，祛痰力强。治痰热咳喘，痰稠难咯，顽疾胶结者最宜。常配竹沥半夏、黄芩等加强清化痰热之效。

2.痰热惊痫：竹沥入心肝经，善利窍逐痰泄热而开窍定惊。治中风口噤，配姜汁以加强化痰开噤之功；治小儿惊风，常配胆南星、牛黄清热开窍。

【用法用量】30～50g，冲服。

【使用注意】本品性寒滑，对寒痰及便溏者忌用。

天竺黄

禾本科植物青皮竹Bambusa textilis McClure或华思劳竹Schizostachyum chinense Rendle等杆内分泌液干燥后的块状物。主产于云南、广东、广西等地。秋冬二季采收。砍破竹杆，取出生用。

【性味归经】甘，寒。归心、肝经。

【功效】清热化痰，清心定惊。

【主治】

1.中风痰壅，痰热癫痫：天竺黄既清心、肝之热，又能豁痰利窍，化热痰，其化痰清心、定惊之功与竹沥相似而无寒滑之弊。治中风痰壅、痰热癫痫等，常配黄连、菖蒲、郁金清热化痰等；治热病神昏谵语，可配麝香、牛黄、连翘、竹叶卷心以清心开窍。

2.小儿痰热惊风：治小儿痰热惊风，常配栀子、白僵蚕、郁金等清热化痰定惊。

3.痰热喘咳：天竺黄能清热化痰，与瓜蒌、贝母、桑白皮等配伍用于治疗痰热喘咳重证。

【用法用量】3～6g，煎服；研粉冲服，每次0.6～1g。

【使用注意】无特殊禁忌。

前胡

伞形科植物白花前胡Peucedanum praeruptorum Dunn的干燥根。前者主产于浙江、河南、湖南、四川等地；后者主产于江西、安徽、湖南、浙江等地。秋冬季或早春茎叶枯萎或未抽花茎时采挖，除去须根及泥土，晒干，切片生用或蜜炙用。

【性味归经】苦、辛，微寒。归肺经。

【功效】降气化痰，疏散风热。

【主治】

1.痰浊壅肺喘咳：前胡辛散苦降，性寒清热，善降肺气而祛痰涎，宜于痰热壅肺，肺失宣降之咳喘胸满，咯痰黄稠量多，常配杏仁、桑白皮、贝母清热化痰；因前胡寒性不强，亦可用于湿痰、寒痰证，常与白前相须为用。

2.外感风热咳嗽：味辛性微寒，宣肺而疏散风热，化痰止咳。治外感风热，身热头痛，咳嗽痰多，常配桑叶、牛蒡子、桔梗等同用；配辛温发散，宣肺之品如荆芥、紫苏等同用，也可治风寒咳嗽。

【用法用量】3～10g，煎服；生用治疗外感咳嗽或痰浊壅肺，炙用润肺，用于久咳或燥咳。

【使用注意】无特殊禁忌。

昆布

海带科植物海带Laminaria japonicaAresch.或翅藻科植物昆布EckloniakuromeOkam.的干燥叶状体。主产于山东、辽宁、浙江等地。夏秋二季采捞，除去杂质，漂净，切宽丝，晒干。

【性味归经】咸，寒。归肝、胃、肾经。

【功效】消痰软坚，利水消肿。

【主治】

1.瘿瘤，瘰疬，睾丸肿痛：咸能软坚，且入肝经，消痰散结。治瘿瘤，常配昆布、贝母等消痰软坚；治瘰疬，常与夏枯草、玄参、连翘辛散痰结；治睾丸肿胀疼痛，配橘核、昆布、川楝子等入肝经散郁结。

2.痰饮水肿：有利水消肿之功，多与茯苓、猪苓、泽泻等利湿药同用治疗痰饮水肿，单用者少。

【用法用量】6～12g，煎服。

【使用注意】无特殊禁忌。

海藻

马尾藻科植物海蒿子Sargassumpallidum（Turn.）C.Ag.或羊栖菜Sargassumfusiforme.（Harv.）Setch.的藻体。主产于辽宁、山东、福建等沿海地区。夏秋二季采捞，除去杂质，淡水洗净，切段晒干用。

【性味归经】苦、咸，寒。归肝、胃、肾经。

【功效】消痰软坚，利水消肿。

【主治】

1.瘿瘤瘰疬，脚气浮肿：咸能软坚，消痰散结。治瘿瘤，常配昆布、贝母消痰软坚；治瘰疬，常与夏枯草、玄参、连翘等辛散痰结；治睾丸肿胀疼痛，配橘核、昆布、川楝子等入肝经散郁结。

2.水肿：海藻有利水消肿之功，但单用力薄，多与茯苓、猪苓、泽泻等利湿药同用，治疗痰饮水肿。

【用法用量】6～12g，煎服。

【使用注意】传统认为反甘草。

黄药子

薯蓣科植物黄独Dioscorea Bulbifera L.的块茎。主产于湖北、湖南、江苏等地。秋冬两季采挖。除去根叶及须根，洗净，切片晒干生用。

【性味归经】 苦，寒；有毒。归肺、肝经。

【功效】 化痰散结消瘿，清热解毒。

【主治】

1.瘿瘤结肿，疮疡肿毒：能化痰软坚，散结消瘿，治项下气瘿结肿，单以本品浸酒饮；亦可与海藻、牡蛎同用消痰软坚。

2.咽喉肿痛，毒蛇咬伤：能清热解毒，可单用或配其他清热解毒药同用，治疗疮疡肿毒，咽喉肿痛，毒蛇咬伤。

3.黄药子有凉血止血作用，可用于血热引起的吐血、衄血、咯血等。

4.黄药子还有止咳平喘作用，可用于咳嗽、气喘、百日咳等。

【用法用量】 5～15g，煎服；研末服，1～2g。

【使用注意】 本品有毒，不宜过量。如多服、久服可引起吐泻腹痛等消化道反应，并对肝肾有一定损害，故脾胃虚弱及肝肾功能损害者慎用。

瓦楞子

蚶科动物毛蚶Arca subcrenata Lischke、泥蚶Arca granosa Linnaeus或魁蚶Arca inflata Reeve的贝壳。产于各地沿海地区。全年捕捞，洗净，置沸水中略煮，去肉，晒干，生用或煅用，用时打碎。

【性味归经】 咸，平。归肺、胃、肝经。

【功效】 消痰软坚，化瘀散结，制酸止痛。

【主治】

1.瘰疬，瘿瘤：咸能软坚，消痰散结，常与海藻、昆布等配伍治疗瘰疬，瘿瘤。有化瘀散结之功，适用于气滞血瘀及痰积所致的癥瘕痞块，可单用，也常与三棱、莪术、鳖甲等行气活血、消癥软坚药配伍。

2.胃酸过多：煅用可制酸止痛，用于肝胃不和，胃痛吐酸。

【用法用量】 9～15g，煎服；研末服，每次1～3g。生用消痰散结，宜打碎先煎；煅用制酸止痛。

【使用注意】 无特殊禁忌。

海浮石

胞孔科动物脊突苔虫Costazia aculeala Canu et Bassler瘤苔虫Costazia costazii Audouim的骨骼，俗称石花；或火山喷出的岩浆形成的多孔状石块，又称大浮海石或小浮海石。前者主产于浙江、江苏、福建沿海，夏秋季捞起，清水洗去盐质及泥沙，晒干；后者主产于辽宁、山东、广东沿海。全年可采，捞出洗净晒干，捣碎或水飞用。

【性味归经】咸，寒。归肺、肾经。

【功效】清肺化痰，软坚散结，利尿通淋。

【主治】

1.痰热咳嗽，肺热久咳：性寒能清肺降火，咸能软坚化痰。治痰热壅肺，咳喘咯痰黄稠者，可与瓜蒌、贝母、胆星等同用清肺化痰；若肝火灼肺，久咳痰中带血者，可配青黛、山栀、瓜蒌等药，以泻肝清肺，化痰止血。

2.瘰疬结核：味咸软坚散结，清火化痰。常配牡蛎、贝母、海藻等同用，治疗瘰疬，瘿瘤。

【用法用量】10~15g，煎服。打碎先煎。

【使用注意】无特殊禁忌。

蛤壳

帘蛤科动物文蛤Meretrix meretrix Linnaeus和青蛤Cyclina sinensis Gmelin的贝壳，产于各地沿海地区。夏秋二季自海滩泥沙中淘取，去肉，洗净。生用或煅用，捣末或水飞用。

【性味归经】苦、咸，寒。归肺、胃经。

【功效】清热化痰，软坚散结。

【主治】

1.痰热咳嗽，痰火郁结：蛤壳性寒，以清肺热而化痰清火，用治热痰咳喘，痰稠色黄，与瓜蒌仁、海浮石等同用以清化痰热；用于肝火犯肺，痰火内郁，灼伤肺络之胸胁疼痛咯吐痰血，常配青黛清肝化痰。

2.瘰疬痰核，瘿瘤：蛤壳味咸，能软坚散结，常与海藻、昆布等同用化痰软坚，治疗瘿瘤、痰核等。此外，蛤壳有利尿、制酸之功，可用于水气浮肿，小便不利及胃痛反酸之证。

3.研末外用，可收涩敛疮，治湿疮、烫伤。

【用法用量】6~15g；蛤粉宜包煎。生用清肺化痰，软坚散结；煅用制酸止痛。

【使用注意】本品性寒，总以治热邪痰结为主，故凡肺虚有寒、中阳不足者忌用。

（李炜玲）

第十九章　止咳平喘药

止咳平喘药是以制止或减轻咳嗽和喘息为主要作用的药物。主归肺经，味苦或辛或酸；性寒或温，但偏性不明显。可宣、降肺气，以奏止咳平喘之功，兼可润肺燥，化痰湿，清肺热，敛肺气，散肺寒，以适应不同病因、病机所致的咳嗽、气喘。

咳喘的病因、病机复杂，有内伤外感之别，寒热虚实之异。临床上应用时应审证求因，随证选用止咳平喘药。又因咳喘每多夹痰，痰多易发咳喘，如金代刘完素称："治咳嗽者，治痰为先；治痰者，下气为上。"故化痰、止咳、平喘药三者常配伍而用。

止咳平喘药应根据病情需要，配伍解表、清热、温肺散寒、补益、收敛等药物。

应该注意的是，痰中带血等有出血倾向者，慎用温燥之性强烈的刺激性化痰止咳喘药；麻疹初起有表邪之咳嗽，不宜单投止咳药，尤其是收敛性及温燥之品，当以疏解清宣为主，以免恋邪而致久咳不已或影响麻疹之透发。

苦杏仁

蔷薇科植物山杏Prunus armeniaca L.var.ansu Maxim.、西伯利亚杏Prunus sibirica L.、东北杏Prunus mandshurica（Maxim.）Koehne或杏Prunus armeniaca L.的干燥成熟种子。主产于山西、河北、内蒙古等地。夏季采收成熟果实，除去果肉及核壳，晾干，生用或炒、燀用。

【性味归经】苦，微温；有小毒。归肺、大肠经。

【功效】降气止咳平喘，润肠通便。

【主治】

1.咳嗽气喘，胸满痰多：苦杏仁主入肺经，味苦降泄，兼能宣散，多脂质润，温而不燥，肃降兼宣发肺气而能止咳平喘，为治咳喘之要药，凡咳喘诸证，无论新久、寒热，随证配伍均可应用。如风寒咳喘，胸闷气逆，配麻黄、甘草，以散风寒宣肺平喘；风热咳嗽，发热汗出，配桑叶、菊花，以散风热宣肺止咳；燥热咳嗽，痰少难咯，配桑叶、贝母、沙参，以清肺润燥止咳；肺热咳喘，配石膏等以清肺泄热、宣肺平喘等。

2.肠燥便秘：苦杏仁质润多脂，入于大肠，味苦降气，而有降气润肠，通利大便之功。用治肠燥便秘，常与柏子仁、郁李仁等润肠之品同用。

【用法用量】5~10g，煎服。宜打碎入煎。生品入煎剂后下。

【使用注意】

1.本品性温，又能润肠，故阴虚咳喘及大便溏泄者忌用。

2.有小毒，用量不宜过大；婴儿慎用。

苏子

蔷薇科植物杏Prunus armeniaca L的干燥成熟的甜味种子。主产于河北、甘肃、新疆等地。夏季采收成熟果实，除去果肉及核壳，晾干，生用。

【性味归经】甘，平。归肺、大肠经。

【功效】润肺止咳平喘，润肠通便。

【主治】

1.虚劳咳喘：苏子味甘性平，入于肺经，功效与苦杏仁类似但药力较缓，且偏于润肺止咳。主要用于虚劳咳嗽。

2.肠燥便秘：苏子质润含油，入于大肠，有润肠通便之功。可用治肠燥便秘，其味甘甜，各供果食。

【用法用量】5~10g，煎服。外用，捣敷。

【使用注意】苏子味甘滋润，故痰湿咳嗽和风寒咳嗽之人忌食，腹泻便溏者不宜。

百部

百部科植物直立百部Stemona sessilifolia（Miq.）Miq.、蔓生百部Stemona japonica（Bl.）Miq.或对叶百部Stemona tuberosa Lour.的干燥块根。主产于安徽、江苏、山东等地。春秋二季采挖，除去须根，洗净，置沸水中略烫或蒸至无白心，取出，晒干，切厚片生用，或蜜炙用。

【性味归经】甘，苦，微温。归肺经。

【功效】润肺下气止咳，杀虫灭虱。

【主治】

1.新久咳嗽，肺痨咳嗽，顿咳：百部甘润苦降，微温不燥，主入肺经，功专润肺止咳，无论外感、内伤、暴咳、久嗽，皆可用之。可单用或配伍应用。治风寒咳嗽，配荆芥、桔梗、紫菀等，以发散风寒，宣肺止咳；久咳不已，气阴两虚者，则配黄芪、沙参、麦冬等益气养阴药；治肺痨咳嗽，阴虚者，常配沙参、麦冬、川贝母等，以养阴润肺止咳。蜜百部润肺止咳，用于阴虚痨嗽。

2.头虱、体虱、蛲虫病、阴痒：百部外用有杀虫灭虱之功，可用于蛲虫病、阴道滴虫，头虱及疥癣等。治蛲虫病，以本品浓煎，睡前保留灌肠；治阴道滴虫，可单用，或配蛇床子、苦参等煎汤坐浴外洗，治头虱、体虱及疥癣，可制成20%乙醇液，或50%水煎剂外搽。

【用法用量】3～9g，煎服。久咳虚嗽宜蜜炙用。外用适量，水煎或酒浸。

【使用注意】脾胃有热者慎用百部。

紫菀

菊科植物紫菀Aster tataricus L.f.的干燥根和根茎。主产于河北、安徽、河南等地。春秋二季采挖，除去有节的根茎（习称"母根"）及泥沙，编成辫状晒干，或直接晒干，切厚片生用，或蜜炙用。

【性味归经】苦、辛、甘，温。归肺经。

【功效】润肺下气，消痰止咳。

【主治】各种咳嗽：紫菀甘润苦泄，性温不燥，主入肺经，长于润肺下气，化痰止咳。对咳嗽之证，无论外感、内伤，病程长短，寒热虚实，皆可用之。如风寒犯肺，咳嗽咽痒，咳痰不爽，配荆芥、桔梗、百部等，以发散风寒，宣肺止咳；若治阴虚劳嗽，痰中带血，则配阿胶、贝母等以养阴润肺，化痰止嗽。此外，取其开宣肺气之力，配伍黄芪、肉桂、车前子等补气助阳利水药，还可用于小便不通等证。

【用法用量】5～10g，煎服。外感暴咳生用，肺虚久咳蜜炙用。

【使用注意】本品性温，肺热者不宜使用。

款冬花

菊科植物款冬 Tussilago farfara L.的干燥花蕾。主产于内蒙古、甘肃、山西等地。12月或地冻前当花尚未出土时采挖，除去花梗，阴干，生用，或蜜炙用。

【性味归经】辛、微苦，温。归肺经。

【功效】润肺下气，止咳化痰。

【主治】新久咳嗽，喘咳痰多，劳嗽咳血：款冬花辛温而润，主入肺经，能润肺下气，止咳化痰。治咳喘无论寒热虚实，皆可随证配伍。咳嗽偏寒，可与干姜、紫菀、五味子同用，以温肺止咳；治肺热咳喘，则配知母、桑叶、川贝母同用，以清肺止咳；若配补气药人参、黄芪，可治肺气虚弱，咳嗽不已；若治阴虚燥咳，则配沙参、麦冬，以养阴润燥止咳；肺痈咳吐脓痰者，也可配桔梗、苡仁等消痈排脓药同用。

【用法用量】5～10g，煎服。外感暴咳宜生用，内伤久咳宜炙用。

【使用注意】无特殊禁忌。

马兜铃

马兜铃科植物北马兜铃Aristolochia contorta Bge.或马兜铃Aristolochia debilis

Sieb.et Zucc.的干燥成熟果实。前者主产于黑龙江、吉林、河北等地；后者主产于山东、江苏、安徽等地。秋季果实由绿变黄时采收，晒干，生用、炒用或蜜炙用。

【性味归经】苦、微寒。归肺、大肠经。

【功效】清肺化痰，止咳平喘，清肠消痔。

【主治】

1.肺热咳喘，痰中带血：马兜铃性寒质轻，主入肺经，味苦泄降，善清肺热，降肺气，又能化痰。故热郁于肺，肺失肃降，发为咳嗽痰喘者最宜，用治肺热咳喘，常配桑白皮、黄芩、枇杷叶等，以清肺止咳平喘；治肺虚火盛，喘咳咽干，或痰中带血者，则配阿胶、牛蒡子等同用，以养阴清肺、宁嗽止血。

2.肠热痔血，痔疮肿痛：马兜铃也入大肠经，能清大肠积热，用治痔疮肿痛或出血，可煎汤内服，也可配地榆、槐角煎汤熏洗患处。

3.高血压：清热平肝降压，用于高血压病属肝阳上亢者。

【用法用量】3~9g，煎服。外用适量，煎汤熏洗。一般生用，肺虚久咳炙用。

【使用注意】

1.本品含马兜铃酸，可引起肾脏损害等不良反应，儿童及老年人慎用，婴幼儿及肾功能不全者禁用。用量不宜过大，以免引起呕吐。

2.虚寒喘咳及脾虚便溏者禁服，胃弱者慎服。

枇杷叶

蔷薇科植物枇杷Eriobotrya japonica（Thunb.）Lindl.的干燥叶。中国大部分地区均有栽培。主产于广东、江苏、浙江等地。全年均可采收，晒干，刷去毛，切丝生用或蜜炙用。

【性味归经】苦，微寒。归肺、胃经。

【功效】清肺止咳，降逆止呕。

【主治】

1.肺热咳嗽，气逆喘急：枇杷叶味苦能降，性寒能清，具有清降肺气之功。用治肺热咳嗽，气逆喘急，可单用制膏服用，或与黄芩、桑白皮等同用，以清肺止咳；治燥热咳喘，咯痰不爽，口干舌红者，宜与润燥清肺之桑叶、麦冬、阿胶等同用。

2.胃热呕逆，烦热口渴：能清胃热，降胃气而止呕吐、呃逆，治胃热呕吐、呃逆，常配清胃止呕、行气和中之竹茹、陈皮等同用。

3.烦渴：枇杷叶有清胃止渴的作用，还可用于热病烦渴及消渴。

【用法用量】6~10g，煎服。止咳宜炙用，止呕宜生用。

【使用注意】寒咳及胃寒呕吐者慎用。

桑白皮

桑科植物桑Morus alba L.的干燥根皮。中国大部分地区均产，主产于安徽、河南、浙江等地。秋末叶落至次春发芽前采挖根部，刮去黄棕色粗皮，剥取根皮，晒干，切丝生用，或蜜炙用。

【性味归经】甘，寒。归肺经。

【功效】泻肺平喘，利水消肿。

【主治】

1.肺热喘咳：桑白皮甘寒性降，主入肺经，能清泻肺火兼泻肺中水气而平喘。治肺热咳喘，常配地骨皮同用，以清泄肺热、止咳平喘；若水饮停肺，胀满喘急，可配麻黄、杏仁、葶苈子等宣肺逐饮之药同用；治肺虚有热而咳喘气短、潮热、盗汗者，也可与人参、五味子、熟地等补益药配伍。

2.水肿胀满尿少，面目肌肤浮肿：能泻降肺气，通调水道而利水消肿。用治全身水肿，面目肌肤浮肿，胀满喘急，小便不利者，常配茯苓皮、大腹皮、陈皮等，以增强利水消肿之功。

3.高血压：桑白皮有清肝降压止血之功，可治衄血、咯血及肝阳肝火偏旺之高血压。

【用法用量】6~12g，煎服。泻肺利水，清肝宜生用；肺虚咳喘宜蜜炙用。

【使用注意】本品性寒，寒咳慎用。

葶苈子

十字花科植物播娘蒿Descurainia sophia（L.）Webb.ex Prantl或独行菜Lepidium apetalum Willd.的干燥成熟种子。前者习称"南葶苈子"，主产于江苏、山东、安徽等地；后者称"北葶苈子"，主产于河北、辽宁、内蒙古等地。夏季果实成熟时采割植株，晒干，搓出种子，除去杂质，生用或炒用。

【性味归经】辛、苦，大寒。归肺、膀胱经。

【功效】泻肺平喘，行水消肿。

【主治】

1.痰涎壅肺，喘咳痰多，胸胁胀满，不得平卧：葶苈子苦降辛散，性寒清热，专泻肺中水饮及痰火而平喘咳。用治痰涎壅盛，喘息不得平卧，常佐大枣以缓其苦寒之性。还常配苏子、桑白皮、杏仁等共用，以增强泄降肺气、止咳平喘之效。

2.胸腹水肿，小便不利：葶苈子能泄肺气通调水道，利水消肿。治腹水肿满属湿热蕴阻者，配防己、椒目、大黄，使湿热水饮从二便排出；治痰热结胸、胸胁积水者，可配杏仁、大黄、芒硝，以泻热逐水。

【用法用量】3~10g，煎服，包煎。研末服，3~6g。

【使用注意】本品苦寒，虚寒性咳喘及水肿慎用。

白果

银杏科植物银杏Ginkgo biloba L.的干燥成熟种子。主产于广西、四川、河南等地。秋季种子成熟时采收，除去肉质外种皮，洗净，稍蒸或略煮后烘干。用时打碎取种仁，生用或炒用。

【性味归经】甘、苦、涩，平。有毒。归肺、肾经。

【功效】敛肺定喘，止带缩尿。

【主治】

1.痰多喘咳：白果性涩而收，能敛肺定喘，且兼有一定化痰之功，为治喘咳痰多所常用。治寒喘由风寒之邪引发者，配麻黄辛散，敛肺而不留邪，开肺而不耗气；如肺肾两虚之虚喘，配五味子、胡桃肉等以补肾纳气，敛肺平喘；若治肺热燥咳，喘咳无痰者，宜配天门冬、麦门冬、款冬花以润肺止咳。

2.带下白浊，遗尿尿频：白果能收涩固下焦，可用于带下，白浊，尿频，遗尿。用于女性带下，属脾肾亏虚，色清质稀者最宜，常配山药、莲子等健脾益肾之品同用；对湿热带下，色黄腥臭者，可配黄柏、车前子等，以化湿清热止带。治小便白浊，可单用或与萆薢、益智仁等同用，以固下焦，分清浊。用于尿频、遗尿，常配熟地、山萸肉、覆盆子等。

【用法用量】5~10g，煎服，捣碎。

【使用注意】

1.生食有毒。本品有毒，不可多用，小儿尤当注意。

2.过食白果可致中毒，出现腹痛、吐泻、发热、发绀以及昏迷、抽搐，严重者可致呼吸麻痹而死亡。

罗汉果

葫芦科植物罗汉果Siraitia grosvenorii（Swingle）C.Jeffrey ex A.M.Lu et Z.Y.Zhang的干燥果实。主产于广西。秋季果熟时采摘，用火烘干，刷毛，生用。

【性味归经】甘，凉。归肺、大肠经。

【功效】清热润肺，利咽开音，滑肠通便。

【主治】

1.肺热燥咳：罗汉果味甘性凉，主入肺经，善清热润肺，化痰止咳。常用治肺热咳嗽痰喘，可单用，或配伍清肺止咳之天冬、桑白皮同用；治老年肺燥久咳，则常与百合、玉竹等配伍，以增强润肺止咳之功。

2.咽痛失音：罗汉果甘凉清润，可利咽止痛。用治咽痛失音，可单用泡茶饮。

3.肠燥便秘：甘润入肠，可生津润肠通便，用于肠燥便秘，可配蜂蜜泡饮或与其他润肠药同用。

【用法用量】9~15g，煎服。或开水泡服。

【使用注意】本品性寒滑肠，脾胃虚寒者忌服。

矮地茶

紫金牛科植物紫金牛Ardisia japonica（Thunb.）Blume的干燥全草。主产于福建、江西、湖南。夏秋二季茎叶茂盛时采挖。除去泥沙，晒干，切段，生用。

【性味归经】辛、微苦，平。归肺、肝经。

【功效】化痰止咳，清利湿热，活血化瘀。

【主治】

1.新久咳嗽，喘满痰多：矮地茶苦降肺气，有显著的止咳祛痰作用，略兼平喘之功。其性平，治咳喘无间寒热，均可配伍应用。治肺热咳喘痰多，可单用，亦可配枇杷叶、银花、猪胆汁等药，以增强清肺化痰、止咳平喘之功；若属寒痰咳喘，则配麻黄、细辛、干姜等温肺化痰、止咳平喘药同用。

2.湿热黄疸，经闭瘀阻：矮地茶微苦，入肝经，功能清利湿热。治湿热黄疸，常配茵陈、虎杖等药，以清热利湿退黄；治水肿尿少，配泽泻、茯苓等，利水消肿；治热淋，常配车前草、萹蓄等，以清热利尿通淋。

3.风湿痹痛，跌打损伤：辛以行血，有活血化瘀，通经止痛之功。治血瘀经闭，风湿痹痛，跌打损伤，可分别配活血调经，祛风湿通络及祛瘀疗伤药同用。

【用法用量】15~30g，煎服。

【使用注意】无特殊禁忌。

洋金花

茄科植物白花曼陀罗Datura metel L.的干燥花。主产于江苏、浙江、福建、广东等地。4~11月花初开时采收，晒干或低温干燥，生用或姜制、酒制用。

【性味归经】辛，温；有毒。归肺、肝经。

【功效】平喘止咳，解痉定痛。

【主治】

1.哮喘咳嗽，脘腹冷痛：洋金花辛温有毒，药性峻烈，主入肺经，有良好的镇咳平喘之功。对成人或年老咳喘无痰或痰少，而他药乏效者用之。可散剂单服，或配烟叶制成卷烟燃吸；现也常配入复方用治慢性喘息性支气管炎，支气管哮喘。

2.风湿痹痛：有良好的麻醉止痛作用，可广泛用于心腹疼痛，风湿痹痛，跌打损伤等多种疼痛性疾病。单用即有效，也可配川草乌、姜黄等同用，以增强止痛之效。治痹痛，跌打疼痛，除煎汤内服外，还可煎水外洗或外敷。

3.小儿慢惊，外科麻醉：洋金花入肝经，有止痉之功。可用于小儿慢惊及癫痫，多与天麻、全蝎、天南星等息风止痉及化痰药配伍，以增强药效。

4.麻醉：以本品为主，常与草乌、川乌、姜黄等同用；或单以本品提取物东莨菪碱制成中药麻醉药，广泛用于各种外科手术麻醉。

【用法用量】0.3～0.6g。宜入丸、散剂；亦可作卷烟分次燃吸，一日量不超过1.5g。外用适量，煎汤洗或研末外敷。

【使用注意】

1.本品有毒，应控制剂量。

2.孕妇、外感及痰热咳喘、青光眼、高血压、心动过速者禁用；体弱者慎用。

（李炜玲）

第二十章　安神药

安神药是以安定神志、治疗心神不宁病证为主的药物。安神药主入心、肝经，质重沉降的药物具有镇惊安神作用；甘润滋养类的药物具有养心安神之功效。某些药物还兼有清热解毒、平肝潜阳、纳气平喘、敛汗、润肠、祛痰等作用。

安神药主要用治心神不宁的心悸怔忡，失眠多梦；也可作为惊风、癫狂等病证的辅助药物。部分安神药又可用治热毒疮肿、肝阳眩晕、自汗盗汗、肠燥便秘、痰多咳喘等证。

安神药可分为重镇安神药及养心安神药两类。对实证心神不安，可选用重镇安神药，若因火热所致者，则与清泻心火，疏肝解郁，清肝泻火药物配伍；因痰所致者，则与祛痰，开窍药物配伍；因血瘀所致者，则与活血化瘀药配伍；肝阳上扰者则与平肝潜阳药配伍。虚证心神不安，应选用养心安神药物，若血虚阴亏者，须与补血，养阴药物配伍；心脾两虚者，则与补益心脾药配伍；心肾不交者，又与滋阴降火，交通心肾之品配伍。

安神药中矿石类重镇安神药及有毒药物，只宜暂用，不可久服，应中病即止。矿石类安神药，如作丸散剂服时，须配伍养胃健脾之品，以免伤胃耗气。

第一节　重镇安神药

重镇安神药多为矿石、化石、介壳类药物。重则能镇，主要用于心火炽盛、痰火扰心、肝郁化火及惊吓等引起的心神不宁，心悸失眠及惊痫、肝阳眩晕等实性病证。某些药物还兼有清热解毒、纳气平喘、收敛固涩、活血散瘀，利尿通淋功效，又可用治热毒疮肿、肾虚咳喘、滑脱诸证、血瘀、淋证、癃闭等证。

此类药物为矿石类重镇安神药，只宜暂用，不可久服，对有毒药物应控制用量。如作丸散剂服时，须配伍养胃健脾之品，以免伤胃耗气。

临床常用的重镇安神药有朱砂、磁石、龙齿、龙骨、琥珀等。

朱砂

硫化物类矿物辰砂族辰砂，主含硫化汞（HgS）。主产湖南、贵州、四川等地，以产于古之辰州（今湖南沅陵）者为道地药材。采挖后，选取纯净者，用磁铁吸净含铁的杂质，去杂石、泥沙，水飞研粉末，晾干，生用。

【性味归经】甘，微寒；有毒。归心经。

【功效】清心镇惊，安神，明目，解毒。

【主治】

1.心悸易惊，失眠多梦：朱砂专入心经，能重镇安神及清心安神，为镇心、安神定志之药。善治心火亢盛，内扰神明之心神不宁、惊悸怔忡、烦躁不眠，常与黄连、栀子等清心火药及磁石、龙骨等镇心神药同用。

2.癫痫发狂，小儿惊风，视物昏花：有镇惊止痉之功。可治温热病，热入心包之惊风或痰热内闭所致的癫痫者，常与麝香、牛黄等开窍、息风药同用。

3.口疮，喉痹，疮疡肿毒：朱砂内服或外用均有清热解毒的作用，用治热毒壅滞的疮疡肿毒，常与雄黄、山慈姑等解毒消疮药同用；如外用治咽喉肿痛，口舌生疮，可配冰片、硼砂等解毒敛疮药。

【用法用量】内服，只宜入丸、散服，每次0.1～0.5g；或拌染他药（麦冬、茯苓等）同煎。外用适量。

【使用注意】

1.本品有毒，内服不可过量或持续服用，孕妇及肝功能不全者禁服。

2.入药只宜生用，忌火煅。

磁石

氧化物类矿物尖晶石族磁铁矿，主含四氧化三铁（Fe_3O_4）。主产于辽宁、河北、山东、江苏等地。采挖后，除去杂石，选择吸铁能力强者入药。生用或煅后用。

【性味归经】咸，寒。归心、肝、肾经。

【功效】镇惊安神，平肝潜阳，聪耳明目，纳气平喘。

【主治】

1.惊悸失眠：磁石质重性寒沉降，入心肝肾经，有镇惊安神，益肾，清泻心肝之火作用。主治肾虚肝旺，肝火上炎，扰动心神或惊恐气乱，神不守舍所致的心神不宁、惊悸、失眠及癫痫，常与朱砂同用，以增强镇惊安神作用。

2.头晕目眩，视物昏花：磁石入肝、肾经，既能平肝潜阳，又能益肾补阴，故可用治肝阳上亢之头晕目眩、急躁易怒等症，常与石决明、珍珠、牡蛎等平肝潜阳药及生地、白芍、龟甲等滋阴潜阳药同用。

3.耳鸣耳聋：磁石入肝、肾经，有补益肝肾，聪耳明目之功。用治肾虚耳鸣、耳聋，多配伍熟地黄、山茱萸、山药等滋肾之品。治肝肾不足，目暗不明，视物昏花，多配伍枸杞子、女贞子、菊花等补肝肾、明目药同用。

4.肾虚气喘：磁石入肾经，有益肾纳气平喘之功，用于肾气不足、摄纳无权的虚喘证，常与五味子、胡桃肉、蛤蚧等同用。

【用法用量】9～30g，煎服；宜打碎先煎。入丸、散，每次1～3g。

【使用注意】因吞服后不易消化，如入丸、散，不可多服，脾胃虚弱者慎用。

龙骨

古代大型哺乳类动物象类、三趾马类、犀类、鹿类、牛类等骨骼的化石。主产于山西、内蒙古、陕西等地。全年可采，挖出后，除去泥土及杂质，生用或煅用。

【性味归经】甘、涩，平。归心、肝、肾经。

【功效】镇惊安神，平肝潜阳，收敛固涩。

【主治】

1.心悸失眠，惊痫癫狂：龙骨入心、肝经，质重能镇惊安神，为重镇安神的常用药。用治心神不宁，心悸失眠，健忘多梦等证，常与朱砂、琥珀等重镇安神药及菖蒲、远志、酸枣仁等宁心安神药同用。治疗痰热内盛的惊痫抽搐、癫狂发作，常与牛黄、胆南星等化痰药及羚羊角、钩藤等息风止痉药配伍。

2.眩晕：龙骨入肝经，质重沉降，有较强的平肝潜阳作用，故常用治肝阳上亢所致的头晕目眩、烦躁易怒等症，多与代赭石、生牡蛎、生白芍等平肝潜阳药同用。

3.滑脱证：龙骨有收敛固涩功效，可治疗尿频、遗尿、遗精、崩漏、带下、自汗、盗汗等多种正虚滑脱之证。用于治疗肾虚遗精、滑精，每与芡实、沙苑子、牡蛎等固精止遗药配伍。治疗小便频数，遗尿者，常与桑螵蛸、益智仁等缩尿止遗药配伍。治疗自汗、盗汗者，常与牡蛎、浮小麦、五味子等收敛止汗药同用。若大汗不止，脉微欲绝的亡阳证，可与牡蛎、人参、附子同用，以回阳救逆固脱。治疗气虚不摄，冲任不固之崩漏，可与乌贼骨、五倍子等固崩止血药配伍。

4.湿疮痒疹，疮疡久溃不敛：本品煅后性收涩，外用有收湿、敛疮、生肌之效，可用治湿疮流水，疮疡久溃不敛，常配伍牡蛎、枯矾等收湿敛疮药研粉外敷。

【用法用量】15～30g，煎服；宜先煎。外用适量。镇惊安神，平肝潜阳多生用。收敛固涩宜煅用。

【使用注意】湿热积滞者不宜使用。

琥珀

古代松科植物，如枫树、松树的树脂埋藏地下经年久转化而成的化石样物质。主产于广西、云南、河南、辽宁等地。随时可采，从地下或煤层中挖出后，除杂质，用时研成细粉用。

【性味归经】甘，平。归心、肝、膀胱经。

【功效】镇惊安神，活血散瘀，利尿通淋。

【主治】

1.心神不宁，心悸失眠：琥珀质重，入心、肝二经，具有镇惊安神功效。主治心神不宁，心悸失眠，健忘等症，常与菖蒲、远志、酸枣仁等宁心安神药同用。

2.惊风，癫痫：用于小儿惊风、癫痫，可与化痰药天竺黄、胆南星等及息风止痉药全蝎、蜈蚣等同用。

3.痛经经闭，心腹刺痛，癥瘕积聚：琥珀入心、肝血分，有活血通经，散瘀消癥作用，用治血瘀经闭，癥瘕积聚，常与水蛭、虻虫、三棱、莪术、鳖甲等破血通络，软坚消癥药同用。用于心血瘀阻，胸痹心痛证，常与三七研末内服，以增强散瘀止痛作用。

4.淋证，癃闭：有利尿通淋作用，故可用治淋证、癃闭小便不利之证，因又能散瘀止血，故尤宜于血淋。单用有效。亦可与金钱草、海金沙、木通等利尿通淋药同用。

5.外用可生肌敛疮，尚可用于疮痈肿毒。

【用法用量】研末冲服，或入丸、散，每次1.5～3g。外用适量。不入煎剂。

【使用注意】无特殊禁忌。

第二节 养心安神药

养心安神药有甘润滋养之性，用药部位一般为植物类的种子、种仁，故有滋养心肝、益阴补血、交通心肾等作用。主要适用于阴血不足、心脾两虚、心肾不交等导致的心悸怔忡、虚烦不眠、健忘多梦、遗精、盗汗等证。某些药物还兼有润肠通便，止咳平喘，理气活血，消肿止痛，祛风通络等作用。又可用治肠燥便秘，咳喘痰多，喉痹，血瘀经闭，痛经，跌打损伤，风湿痹痛，疮痈肿毒等证。

养心安神药临床常用的有酸枣仁、柏子仁、首乌藤、合欢皮、合欢花、远志等。

酸枣仁

鼠李科植物酸枣Ziziphus jujuba Mill.var.spinosa（Bunge）Hu ex H.F.Chou的干燥成熟种子。主产于辽宁、河北、陕西、山西、内蒙古等地。秋末冬初采收成熟果实，除去果肉及核壳，收集种子，晒干。生用或炒用，用时捣碎。

【性味归经】甘、酸，平。归心、肝、胆经。

【功效】养心益肝，宁心安神，敛汗，生津。

【主治】

1.虚烦不眠，惊悸多梦：酸枣仁味甘，入心、肝经，能养心阴，益肝血而有安神之效，为养心安神要药。主治心肝阴血亏虚，心失所养，神不守舍之心悸、怔忡、健忘、失眠、多梦、眩晕等症，常与麦冬、远志等养心安神药合用，同时配伍当归、白芍、何首乌、龙眼肉等补血、补阴药同用。

2.体虚多汗：酸枣仁味酸能敛而有收敛止汗之功效，常用治体虚自汗、盗汗，每与五味子、山茱萸、黄芪等益气固表止汗药同用，以增强止汗作用。

3.津伤口渴：酸枣仁味酸，有敛阴生津止渴的作用，用于伤津口渴咽干，可与生地、麦冬、天花粉等养阴生津药同用。

【用法用量】10～15g，煎服。研末吞服，每次1.5～2g。本品炒后质脆易碎，便于煎出有效成分，可增强疗效。

【使用注意】无特殊禁忌。

柏子仁

柏科植物侧柏Platycladus orientalis（L.）Franco的干燥成熟种仁。主产于山东、河南、河北等地。冬初种子成熟时采收，晒干，压碎种皮，簸净，阴干。生用。

【性味归经】甘，平。归心、肾、大肠经。

【功效】养心安神，润肠通便，止汗。

【主治】

1.虚烦失眠，心悸怔忡：柏子仁味甘质润，药性平和，主入心经，具有养心安神之功效，多用于心阴不足，心血亏虚以致心神失养之心悸怔忡、虚烦不眠、头晕健忘等症，常与麦冬、熟地黄等滋阴养血药，及酸枣仁、石菖蒲、茯神等宁心安神药同用。

2.肠燥便秘：柏子仁质润，富含油脂，有润肠通便之功。用于阴虚血亏，老年、产后等肠燥便秘证，常与郁李仁、松子仁、杏仁等润肠通便药同用。

3.阴虚盗汗：柏子仁甘润，可滋补阴液，还可用治阴虚盗汗、小儿惊痫等。

【用法用量】3～10g，煎服。

【使用注意】便溏及多痰者慎用。

首乌藤

蓼科植物何首乌Polygonum multiflorum Thunb.的干燥藤茎。主产于河南、湖北、广东、广西、贵州等地。秋冬二季采割，除去残叶，捆成把，干燥。切段，生用。

【性味归经】甘，平。归心、肝经。

【功效】养血安神，祛风通络。

【主治】

1.失眠多梦：首乌藤味甘，入心、肝二经，能补养阴血，养心安神，适用于阴虚血少之失眠多梦，心神不宁，头目眩晕等症，常与合欢皮、酸枣仁、柏子仁等养心安神药同用。

2.血虚身痛，风湿痹痛：能养血祛风，通络止痛，用治血虚身痛，风湿痹痛等症，常与当归、川芎等活血化瘀药及羌活、独活、桑寄生等祛风湿、止痹痛药同用。

3.皮肤瘙痒：有祛风湿止痒之功，治疗风疹疥癣等皮肤瘙痒症，常与蝉蜕、浮萍、地肤子、蛇床子等组方，煎汤外洗。

【用法用量】9~15g。外用适量，煎水洗患处。

【使用注意】无特殊禁忌。

合欢皮

豆科植物合欢Albizia julibrissin Durazz.的干燥树皮。中国大部分地区都有分布，主产于长江流域各省。夏秋二季剥取树皮，晒干，切段生用。

【性味归经】甘，平。归心、肝、肺经。

【功效】解郁安神，活血消肿。

【主治】

1.心神不安，忧郁失眠：合欢皮性味甘平，入心、肝经，善解肝郁，为悦心安神要药。适用于情志不遂，忿怒忧郁，烦躁失眠，心神不宁等症，能使五脏安和，心志欢悦，以收安神解郁之效。可单用或与柏子仁、酸枣仁、首乌藤、郁金等安神解郁药配伍应用。

2.肺痈，疮肿：有活血消肿之功，能消散内、外痈肿。用治肺痈，疮痈肿毒，可与鱼腥草、冬瓜仁、桃仁等消痈排脓药及蒲公英、紫花地丁等清热解毒药同用。

3.跌仆伤痛：入心、肝血分，能活血祛瘀，续筋接骨，故可用于跌打损伤，筋断骨折，血瘀肿痛之症，可与桃仁、红花等活血祛瘀药及乳香、没药、骨碎补等疗伤续筋接骨药配伍同用。

【用法用量】6~12g，煎服。外用适量，研末调敷。

【使用注意】孕妇慎用。

合欢花

豆科植物合欢Albizia julibrissin Durazz.的干燥花或花蕾。中国大部分地区都有分布，主产于长江流域各省。一般在夏季花半开或未开时采收，晒干，生用。

【性味归经】甘，平。归心、肝经。

【功效】安神解郁。

【主治】心神不安，忧郁失眠：合欢花甘平，入心、肝经，有解肝郁，悦心神之作用，用于愤怒忧郁，肝气不舒之烦躁郁闷，失眠多梦等症，常与柏子仁、酸枣仁、首乌藤等安神解郁药配伍应用。

【用法用量】5~10g，煎服。

【使用注意】无特殊禁忌。

远志

远志科植物远志Polygala tenuifolia Willd.或卵叶远志Polygala sibirica L.的干燥根。主产于山西、陕西、河北、河南等地。春季出苗前或秋季地上部分枯萎后，挖取根部，除去须根及泥沙，晒干。生用或炙用。

【性味归经】苦、辛，温。归心、肾、肺经。

【功效】安神益智，交通心肾，祛痰，消肿。

【主治】

1.失眠多梦、健忘惊悸、神志恍惚：远志苦辛性温，性善宣泄通达，既能开心气而宁心安神、又能通肾气而强志不忘，为交通心肾、安定神志、益智强识之佳品。主治心肾不交之心神不宁、失眠、惊悸等症，常与龙齿、朱砂等镇静安神药，及茯神、菖蒲等宁心安神药同用。

2.咳痰不爽：远志苦温性燥，入肺经，能祛痰止咳，故可用治痰多黏稠、咳吐不爽或外感风寒、咳嗽痰多者，常与杏仁、贝母、瓜蒌、桔梗等化痰药同用。

3.疮痈肿毒，乳房肿痛：远志能疏通气血之壅滞而消散痈肿，常用于痈疽疮毒，乳房肿痛等症。内服、外用均有疗效。

4.味辛入肺，能开宣肺气，以利咽喉。治喉痹作痛用远志肉为末，吹之，涎出为度。

【用法用量】3~10g，煎服。外用适量。化痰止咳宜炙用。

【使用注意】凡实热或痰火内盛者，以及有胃溃疡或胃炎者慎用。

（曲佳琳）

第二十一章 平肝息风药

平肝息风药是以平肝潜阳或息风止痉为主要作用，治疗肝阳上亢或肝风内动病证的药物。

平肝息风药入肝经，多为介类、昆虫等动物药物及矿石类药物，具有平肝潜阳、息风止痉之主要功效。部分平肝息风药以其质重、性寒沉降之性，兼有清肝明目、镇惊安神、降逆、凉血等作用，某些息风止痉药兼有祛风通络之功。

平肝息风药可分为平潜肝阳药和息风止痉药两类。

使用平肝息风药时，如阴虚阳亢，当配伍滋养肝肾阴药，益阴以制阳；若肝火炽盛，当配伍清泻肝火药。治肝风内动证，若肝阳化风，则平抑肝阳药与息风止痉药合用；若热极生风，当配伍清热泻火药；若阴血亏虚动风，当配伍滋阴补血药；若脾虚慢惊风，当配伍补气健脾药。兼烦躁不眠者，当配伍安神药；兼窍闭神昏者，当配伍开窍醒神药；夹痰者，当配伍化痰药。

平肝息风药有性偏寒凉或性偏温燥之不同，故应区别使用。若脾虚慢惊者，不宜用寒凉之品；阴虚血亏者，当忌用温燥之品。贝壳、矿石类入药者，入煎剂时应打碎先煎、久煎。一些药物具有毒性，用量不宜过大，孕妇应慎用。

第一节 平肝潜阳药

平肝潜阳药是能平抑或镇潜肝阳，主要用于治疗肝阳上亢病证的药物。为介类或矿石类药物，性偏寒凉，有质重潜降之性，主入肝经，故有平肝潜阳之功效，有些兼有清肝热、益肝阴作用。主要适用于肝阳上亢所致的头晕目眩、头痛、耳鸣、急躁易怒、少寐多梦以及肝火上炎之面红、口苦、目赤肿痛、目生翳膜等。这类药与息风止痉药配伍，可用于肝风内动、痉挛抽搐；与安神药配伍，可治疗肝阳上扰之烦躁不眠。

临床常用的药物有石决明、牡蛎、罗布麻叶、珍珠母、生铁落、紫贝齿、蒺藜、代赭石、稽豆衣等。

石决明

鲍科动物杂色鲍（光底石决明）Haliotis diversicolor Reeve、皱纹盘鲍（毛底石决明）Haliotis discus hannai Ino、羊鲍Haliotis ovina Gmelin、澳洲鲍

Haliotis rubber（Leach）、耳鲍Haliotis asinine Linnaeus或白鲍Haliotis laevigata（Donovan）的贝壳。主产于广东、海南、山东等沿海地区。夏秋二季捕捉。生用或煅用。

【性味归经】咸，寒。归肝经。

【功效】平肝潜阳，清肝明目。

【主治】

1.头痛眩晕：石决明咸寒沉降，入肝经，长于潜降肝阳，清泄肝热，且能益肝阴，常用于治疗肝肾阴虚，阴不制阳而致肝阳上亢之头痛眩晕，常与生地黄、白芍、牡蛎等养阴、平肝药物配伍使用。

2.目赤翳障，视物昏花，青盲雀目：石决明能清肝火、益肝阴而明目退翳，为清肝明目常用之品，治目赤肿痛、翳膜遮睛、视物昏花等症，不论虚实，均可应用，故为治目疾的要药。

3.煅用有收敛、制酸、止血等作用，可用于胃痛反酸、外伤出血及疮疡久不收口等。

【用法用量】6~20g，煎服；应打碎先煎。平肝、清肝宜生用；外用点眼宜煅用、水飞。

【使用注意】本品咸寒易伤脾胃，故脾胃虚寒，食少便溏者慎用。

牡蛎

牡蛎科动物长牡蛎Ostrea gigas Thunberg、大连湾牡蛎Ostrea talienwhanensis Crosse或近江牡蛎Ostrea rivularis Gould的贝壳。中国沿海一带均有分布。全年均可采收。生用或煅用，用时打碎。

【性味归经】咸，微寒。归肝、胆、肾经。

【功效】重镇安神，潜阳补阴，软坚散结。

【主治】

1.惊悸失眠：牡蛎质重性寒，入肝、肾经，能镇惊安神。常与龙骨相须为用，用于治疗脏腑气血阴阳失调之心神不安、失眠多梦等症。

2.眩晕耳鸣：牡蛎咸寒质重，入肝经，有平肝潜阳，益阴之功，常与龙骨、白芍、龟甲等同用。用治水不涵木之阴虚阳亢头目眩晕、烦躁不安及虚风内动所致四肢抽搐等症。

3.瘰疬痰核，癥瘕痞块：牡蛎味咸性寒，咸能软坚散结，寒可清热益阴，可用于治疗痰火郁结的痰核、瘰疬、瘿瘤等，常与浙贝母、玄参等同用。

4.自汗盗汗，遗精滑精，崩漏带下，胃痛吞酸：煅牡蛎收敛固涩，主归肝、肾二经，味咸兼涩，有收敛固涩之能，煅后有与煅龙骨相似的收敛固涩作用。可用于治疗自汗、盗汗、遗精、滑精、尿频、遗尿、崩漏、带下等滑脱之证。

【用法用量】9~30g，先煎。重镇安神，潜阳补阴，软坚散结生用；收敛固涩、制酸止痛煅用。

【使用注意】脾胃虚寒及孕妇慎用。多服久服易致纳呆，腹胀，便秘。

罗布麻叶

夹竹桃科植物罗布麻Apocynum venetum L.的干燥叶。主产于中国东北、西北、华北等地。夏季采收。干燥，生用。

【性味归经】甘、苦，凉。有小毒。归肝经。

【功效】平肝安神，清热利水。

【主治】

1.肝阳眩晕，心悸失眠：罗布麻叶味苦性凉，专入肝经，善于清肝泻火，平抑肝阳。善于治疗肝阳上亢及肝火上攻之头晕目眩、烦躁失眠等。

2.浮肿尿少：罗布麻叶性凉味苦，能泄热利水，有清热利水消肿的作用，可以用于湿热水肿、小便不利。

【用法用量】6~12g，前服。

【使用注意】

1.药性寒凉，脾虚慢惊者慎用。

2.不宜过量或长期服用，以免中毒。

珍珠母

蚌科动物三角帆蚌Hyriopsis cumingii（Lea）、褶纹冠蚌Cristaria plicata（Leach）或珍珠贝科动物马氏珍珠贝Pteria martensii（Dunker）的贝壳。前两种在中国的江河湖沼中均产；后一种主产于海南岛、广东、广西沿海。生用或煅用，用时打碎。

【性味归经】咸，寒。归肝、心经。

【功效】平肝潜阳，安神定惊，明目退翳。

【主治】

1.头痛眩晕，惊悸失眠：珍珠母咸寒，归肝经，具平肝潜阳，清泻肝火作用。常与石决明、牡蛎同用，用于肝阴不足，肝阳上亢所致的头痛眩晕、耳鸣、心悸失眠、烦躁易怒等。质重入心经，可与朱砂、龙骨、琥珀等安神药配伍，具镇惊安神的作用，用于心悸失眠、心神不宁。

2.目赤翳障，视物昏花：珍珠母性寒清热，主入肝经，清肝火、益肝阴，为清肝明目之要药。可用于肝热目赤、羞明怕光、翳障，或肝虚目暗、视物昏花等。

3.外用：研细末外用，能燥湿收敛，用治湿疮瘙痒、溃疡久不收口、口疮等症。

【用法用量】10～25g，煎服；宜打碎先煎。或入丸、散剂。外用适量。

【使用注意】本品属镇降之品，故脾胃虚寒者、孕妇慎用。

蒺藜

蒺藜科植物蒺藜Tribulus terrestris L.的干燥成熟果实。主产于河南、河北、山东等地。秋季果实成熟时采割植株，晒干，打下果实，除去杂质。炒黄或盐炙用。

【性味归经】辛、苦，微温；有小毒。归肝经。

【功效】平肝解郁，活血祛风，明目，止痒。

【主治】

1.头晕目眩，目赤翳障：蒺藜味苦降泄，入肝经，有平抑上逆肝阳之功。常与钩藤、珍珠母、菊花等平肝药同用，用于肝阳上亢，头晕目眩。

2.胸胁胀痛，乳闭胀痛：蒺藜苦泄辛散，功能疏肝而散郁结。用治肝郁气滞所致胸胁胀痛，亦可治肝郁乳汁不通、乳房作痛。

3.风疹瘙痒：蒺藜辛散苦泄，轻扬疏散，又有祛风止痒之功，常用于风疹瘙痒。单用本品研末冲服，用治白癜风。

【用法用量】6～10g，煎服。

【使用注意】孕妇慎用。

代赭石

氧化物类矿物刚玉族赤铁矿，主含三氧化二铁（Fe_2O_3）。主产于山西、河北、河南、山东等地。采挖后，除去杂石。生用或醋淬研粉用。

【性味归经】苦，寒。归肝、心、肺、胃经。

【功效】平肝潜阳，重镇降逆，凉血止血。

【主治】

1.眩晕耳鸣：代赭石性味苦寒，善清肝火，质重沉降，长于镇潜肝阳。用于肝阳上亢所致的头目眩晕、目胀耳鸣等症，常与怀牛膝、生牡蛎、生白芍等滋阴潜阳药同用；亦可用治小儿急慢惊风。

2.呕吐，噫气，呃逆，喘息：代赭石质重性降，为重镇降逆要药。善降上逆之胃气而具止呕、止呃、止噫之效；又降上逆之肺气而有平喘之功。用治胃气上逆之呕吐、呃逆、噫气不止等证，也可治哮喘有声，卧睡不得，或肺肾不足，阴阳两虚之虚喘。

3.吐血，衄血，崩漏下血：代赭石苦寒，入心肝血分，有凉血止血之效，并善于降气、降火，尤适宜于气火上逆，迫血妄行之出血证。

【用法用量】9~30g；先煎。平肝潜阳，重镇降逆宜生用，止血宜煅用。外用适量。

【使用注意】

1.孕妇慎用。

2.因含微量砷，故不宜长期服用。

第二节 息风止痉药

息风止痉药是以平息肝风为主要作用，主治肝风内动，惊厥抽搐病证的药物。

这类药主入肝经，以息肝风、止痉抽为主要功效，用于温热病热极动风、肝阳化风、血虚生风等所致之眩晕欲仆、项强肢颤、痉挛抽搐等症，以及风阳夹痰、痰热上扰之癫痫、惊风抽搐，或风毒侵袭、引动内风之破伤风、痉挛抽搐、角弓反张等症。部分药兼有平肝潜阳、清泻肝火的作用，亦可用治肝阳眩晕和肝火上攻之目赤、头痛等。此外，某些药尚兼祛外风之功，还可用治风邪中经络之口眼㖞斜、肢麻痉挛、头痛、痹证等。

临床常用的药物有羚羊角、牛黄、天麻、钩藤、全蝎、地龙、蜈蚣、僵蚕、蚕蛾、珍珠、壁虎、玳瑁等。

羚羊角

牛科动物赛加羚羊Saiga tatarica Linnaeus的角。主产于新疆、青海、甘肃等地。秋季猎取最佳，猎取后锯取其角，晒干。镑片或粉碎成细粉。

【性味归经】咸，寒。归肝、心经。

【功效】平肝息风，清肝明目，散血解毒。

【主治】

1.惊痫抽搐，妊娠子痫，癫痫发狂：羚羊角咸寒质重，主入肝经，善于清泄肝热，平肝息风，镇惊解痉，为治惊痫抽搐之要药。因兼有清热作用，故尤宜于热极生风所致惊痫抽搐，常与钩藤、白芍、菊花等同用。

2.头痛眩晕：羚羊角味咸质重，有平肝潜阳之功。故可用于肝阳上亢所致之头晕目眩、烦躁失眠、头痛，常与石决明、龟甲、生地黄等同用。

3.目赤肿痛：善清肝火而明目。故用治肝火上炎之头痛、目赤肿痛、羞明流泪等症。常与决明子、黄芩、龙胆草等同用。

4.温毒发斑，痈肿疮毒：羚羊角咸寒，入心肝二经，寒以胜热，气血两清，清热凉血散血，泻火解毒。用于温热病壮热神昏、谵语躁狂，甚或抽搐，以及热毒斑疹等。

5.羚羊角有解热，镇痛的作用，可用于风湿热痹、肺热咳喘、百日咳等。

【用法用量】1~3g，煎服；宜单煎2小时以上。磨汁或研粉服，每次0.3~0.6g。

【使用注意】本品性寒，脾虚慢惊者忌用。

牛黄

牛科动物牛Bos taurus domesticus Gmelin干燥的胆结石。主产于北京、天津、内蒙古、陕西、新疆、青海、河北、黑龙江等地。宰牛时，如发现有牛黄，即滤去胆汁，将牛黄取出，除去外部薄膜，阴干。研极细粉末用。

【性味归经】苦，凉。归心、肝经。

【功效】清心，豁痰，开窍，凉肝，息风，解毒。

【主治】

1.热病神昏，中风痰迷：牛黄味苦性凉，气芳香，入心经，有清化热痰，开窍醒神之功。用于温热病热入心包及中风、惊风、癫痫等痰热蒙闭心窍所致的神昏谵语、高热烦躁、口噤舌謇、痰涎壅塞等症，常与麝香、朱砂、黄连等开窍醒神，清热解毒之品同用。

2.惊痫抽搐，癫痫发狂：牛黄性凉，入心、肝二经，具清心凉肝，息风止痉之功。用于温热病邪热炽盛以及痰热动风之中风、惊风、癫痫等，症见壮热神昏、惊厥抽搐。

3.咽喉肿痛，口舌生疮，痈肿疔疮：牛黄为清热解毒良药，适用于火毒郁结之咽喉肿痛、口舌生疮、痈肿疔疮。

【用法用量】0.15~0.35g，多入丸、散用。外用适量，研末敷患处。

【使用注意】非实热证不宜用，孕妇慎用。

天麻

兰科植物天麻Gastrodia elata Bl.的干燥块茎。主产于四川、云南、贵州地区，现广为栽培。立冬后至次年清明前采挖，立即洗净，蒸透，敞开低温干燥。生用。

【性味归经】甘，平。归肝经。

【功效】息风止痉，平抑肝阳，祛风通络。

【主治】

1.小儿惊风，癫痫抽搐，破伤风：天麻味甘质润，药性平和，主入肝经，功能息风止痉。可用于各种病因之肝风内动，惊痫抽搐，小儿惊风。不论寒热虚实，皆可配伍应用。

2.头痛眩晕：息肝风，又平肝阳，为治眩晕、头痛之要药。不论虚证、实证，随不同配伍皆可应用。

3.手足不遂，肢体麻木，风湿痹痛：能祛外风，通经络，止痛，可用于手足不遂，肢体麻木，风湿痹痛及破伤风等。

【用法用量】3～10g，煎服。

【使用注意】凡阴血虚损而虚风内动者不宜单独使用，应与补阴养血药配伍。

钩藤

茜草科植物钩藤Uncaria rhynchophylla（Miq.）Miq.ex Havil.、大叶钩藤Uncaria macrophylla Wall.、毛钩藤 Uncaria hirsuta Havil.、华钩藤Uncaria sinensis（Oliv.）Havil.或无柄果钩藤Uncaria sessilifructus Roxb.的干燥带钩茎枝。主产于长江以南至福建、广东等地。秋冬二季采收，去叶，切段，晒干。生用。

【性味归经】甘，凉。归肝、心包经。

【功效】息风定惊，清热平肝。

【主治】

1.头痛，眩晕：钩藤入肝经，能清肝热，平肝阳。常与天麻、石决明、夏枯草等同用，可用于肝火上攻或肝阳上亢之头胀痛，晕眩等。

2.惊痫抽搐，高热惊厥：钩藤入肝、心包二经，有息风止痉作用，并能清泄肝热。用于热极生风之四肢抽搐及小儿高热惊风等。

3.感冒夹惊，小儿惊啼，妊娠子痫：具有轻清疏泄之性，能清热透邪，可用于外感风热出现头痛目赤者，还有凉肝止惊的功效，用于小儿夜啼。

【用法用量】3～12g，煎服；后下。

【使用注意】高血压病人服用钩藤总碱治疗量，个别会出现心动过缓、皮疹等副作用，停药后自行消失。

全蝎

钳蝎科动物东亚钳蝎Buthus martensii Karsch的干燥体。主产于河南、山东、湖北等地。春末至秋初捕捉，除去泥沙，置沸水或沸盐水中，煮至全身僵硬，捞出，置通风处，阴干。

【性味归经】辛，平；有毒。归肝经。

【功效】息风镇痉，通络止痛，攻毒散结。

【主治】

1.痉挛抽搐，小儿惊风，中风口喎，半身不遂：全蝎主入肝经，性善走窜，平息肝风，搜风通络，为治痉挛抽搐之要药。用于惊风、痉挛抽搐，常与蜈蚣同用。

2.风湿顽痹：善于通络止痛。用于风寒湿痹久治不愈，筋脉拘挛甚则关节变形之顽痹。

3.偏正头痛，破伤风：搜风通络止痛力较强。用治偏正头痛。

4.疮疡瘰疬：外敷有散结、攻毒之功，用于疮疡瘰疬。

【用法用量】3~6g，煎服。外用适量。

【使用注意】

1.本品有毒，用量不宜过大。

2.孕妇慎用。

地龙

钜蚓科动物参环毛蚓Pheretima aspergillum（E.Perrier）、通俗环毛蚓Pheretima vulgaris Chen、威廉环毛蚓Pheretima guillelmi（Michaelsen）或栉盲环毛蚓Pheretima pectinifera Michaelsen的干燥体。前一种习称"广地龙"，主产于广东、广西、福建等地；后3种习称"沪地龙"，主产于上海一带。广地龙春季至秋季捕捉，沪地龙夏秋捕捉。及时剖开腹部，除去内脏及泥沙，洗净，晒干或低温干燥。生用或鲜用。

【性味归经】咸，寒。归肝、脾、膀胱经。

【功效】清热定惊，通络，平喘，利尿。

【主治】

1.高热神昏，惊痫抽搐：地龙咸寒，入肝经，清血分热，息风止痉。适用于热极生风所致的神昏谵语、痉挛抽搐及小儿惊风或癫痫、癫狂等。

2.关节痹痛，肢体麻木，半身不遂：地龙性走窜，善于通行经络止痛。用于中风后气虚血滞所致经络不利、半身不遂、口眼㖞斜等症，常与黄芪、当归、川芎等同用。亦用于多种原因导致的经络阻滞、血脉不畅、肢节不利，尤宜于关节红肿疼痛、屈伸不利之热痹。

3.肺热喘咳，水肿尿少：地龙性寒降泄，长于清肺平喘。用于邪热壅肺，肺失肃降之喘息不止。咸寒走下入肾，清热结而利水道。用于热结膀胱，小便不通。

【用法用量】5~10g，煎服。

【使用注意】脾胃虚弱或无实热者忌用。

蜈蚣

蜈蚣科动物少棘巨蜈蚣Scolopendra subspinipes mutilans L.Koch的干燥体。主

产于江苏、浙江、湖北等地。春夏二季捕捉，用竹片插入头尾，绷直，干燥。

【性味归经】辛，温；有毒。归肝经。

【功效】息风镇痉，通络止痛，攻毒散结。

【主治】

1.痉挛抽搐，小儿惊风，中风口㖞，半身不遂，破伤风：蜈蚣性温，善走窜，通达内外，搜风定搐力强，为息风止痉之要药。用于各种原因引起的痉挛抽搐，及小儿惊风，中风口㖞，半身不遂，破伤风。

2.风湿顽痹，偏正头痛：又能祛风通络止痛。用于风湿痹痛，久治不愈之顽固性头痛或偏正头痛。

3.疮疡，瘰疬，蛇虫咬伤：蜈蚣味辛能散结，以毒攻毒，具解毒散结，消肿止痛之功。用于热毒内侵或痰湿凝结所致疮疡肿毒、瘰疬结核、蛇虫咬伤。

【用法用量】3~5g，煎服。外用适量。

【使用注意】

1.本品有毒，用量不宜过大。

2.孕妇禁用。

僵蚕

蚕蛾科昆虫家蚕Bombyx mori Linnaeus 4~5龄的幼虫感染（或人工接种）白僵菌Beauveria bassiana（Bals.）Vuillant而致死的干燥体。主产于浙江、江苏、四川等养蚕区。多于春秋季生产，将感染白僵菌病死的蚕干燥。生用或炒用。

【性味归经】咸、辛，平。归肝、肺、胃经。

【功效】祛风止痉，祛风止痛，化痰散结。

【主治】

1.惊痫抽搐，小儿惊风，破伤风，口眼㖞斜：僵蚕咸、辛、平，入肝、肺二经，既能息风止痉，又能化痰定惊。故对惊风、癫痫而夹痰尤为适宜。味辛行散，能祛风，化痰，通络。常用治风中经络、口眼㖞斜。

2.风热头痛，目赤，咽痛：僵蚕辛散，入肝、肺二经，有祛外风，止痛，止痒之功。用治风热头痛，目赤，咽痛，风疹瘙痒。

3.风疹瘙痒，发颐痄腮：僵蚕味咸，能软坚散结，又兼可化痰，用于发颐、痄腮等。

【用法用量】5~10g，煎服。研末吞服，每次1~1.5g；散风热宜生用，其他多制用。

【使用注意】属于血虚而有风寒客邪者忌用。

蚕蛾

以蚕蛹为底物，经白僵菌发酵的制成品。本品为中国科学院动物研究所等单位研制。

【性味归经】咸、辛，平。归肝、肺、胃经。

【功效】祛风止痉，化痰散结。

【主治】

1.惊痫抽搐，中风口喝：蚕蛾咸、辛、平，入肝、肺二经，既能息风止痉，又能化痰定惊。故可用于肝风内动，惊痫抽搐。能祛风，化痰，常用治风中经络、口眼喝斜。

2.咽喉肿痛，咳嗽痰多：蚕蛾辛散，入肺经，有祛风之功。用治风热咽喉肿痛。能化痰，用于咳嗽痰多。

3.疟腮，发颐：蚕蛾味咸，能软坚散结，又兼可化痰，用于疟腮、发颐等。

【用法用量】3~9g，煎服。

【使用注意】无特殊禁忌。

珍珠

珍珠贝科动物马氏珍珠Pteria martensii（Dunker）、蚌科动物三角帆蚌Hyriopsis cumingii（Lea）或褶纹冠蚌Cristaria plicata（Leach）等双壳类动物受刺激形成的珍珠。前一种海产珍珠，主产于广东、海南、广西等沿海地区；后两种淡水珍珠主产于安徽、江苏、黑龙江等地。全年可采。自动物体内取出，洗净，干燥。水飞或研成极细粉用。

【性味归经】甘、咸，寒。归心、肝经。

【功效】安神定惊，明目消翳，解毒生肌，润肤祛斑。

【主治】

1.惊悸失眠，惊风癫痫：珍珠甘寒，入心、肝经，质重沉降，重可镇怯，具有安神定惊之效。用于心神不宁、心悸失眠等症。性寒质重，清心、肝之热而定惊止痉。用于惊风，癫痫等。

2.目赤翳障：珍珠性寒清热，入肝经，善清肝明目，消翳。用于肝经风热或肝火上攻之目赤涩痛、眼生翳膜、视物不清。

3.疮疡不敛：能清热解毒，生肌敛疮。用治口舌生疮，牙龈肿痛，咽喉溃烂，以及疮疡溃烂、久不收口者。

4.皮肤色斑：珍珠还能能润肤祛斑，可用于皮肤色斑。

【用法用量】0.1~0.3g，多入丸、散用。外用适量。

【使用注意】无特殊禁忌。

壁虎

壁虎科动物无蹼壁虎Gekko swinhonis Güenther、多疣壁虎Gekko japonicus（Dumeril et Bibron）、蹼趾壁虎Gekko subpalmatus Güenther 等的全体，以干燥全体入药。夏秋捕捉，摔死或开水烫死，晒干或焙干。

【性味归经】咸，寒；有小毒。归肝经。

【功效】祛风定惊，解毒散结。

【主治】

1.中风不遂，惊痫抽搐：壁虎味咸性寒，入肝经，既能祛风通络，又能息风定惊，故可用于中风半身不遂，口眼㖞斜，肝风内动，惊痫抽搐，破伤风证等。

2.瘰疬，恶疮：壁虎咸能软坚，性寒清热，有小毒，性善走窜，能以毒攻毒，有软坚散结、清热解毒之功，可用于热毒内侵，或痰湿凝结，或瘀滞闭阻脉络，所致的瘰疬痰核，疮疡肿毒等。

3.噎膈反胃：有散结的作用，也用于噎膈反胃。

【用法用量】2～5g，煎服；焙研入丸、散，每次1～2g；外用适量，研末调敷。

【使用注意】阴虚血少，津伤便秘者慎服。

玳瑁

海龟科动物玳瑁Eretmochelys imbricata（Linnaeus）的背甲。主产于海南、台湾、福建等沿海地区及东沙群岛、西沙群岛。菲律宾、印度洋、大西洋、太平洋等地也产。为野生品种。全年捕获，捕后将其倒悬，用沸醋浇泼，将背甲迅速剥下，洗净，干燥。

【性味归经】甘、咸，寒。入心、肝经。

【功效】镇心平肝，息风定惊，清热解毒。

【主治】

1.中风惊痫，神昏痉厥：玳瑁质重潜阳，有镇心安神、清心解毒、平肝息风、定惊止痉之效。用于温热病阳亢火盛所致的壮热、神昏、谵语、惊厥、抽搐之急惊风。

2.眩晕：玳瑁甘寒，滋养肝肾之阴而平肝潜阳。用于肝阳上亢之头晕目眩。

3.疔疮肿痛：咸寒入心经，清心火而解毒。用于疔疮肿毒，温毒发斑、痘毒等。

【用法用量】每次3～6g，入丸、散剂。较少煎服。亦可磨汁冲服。

【使用注意】玳瑁性寒，阳虚气虚、脾胃虚弱者慎用。

（曲佳琳）

第二十二章　开窍药

开窍药是具辛香走窜之性，以开窍醒神为主要作用，主治闭证神昏的药物。开窍药味辛气香，善于走窜，皆入心经；善驱散心经的邪气，开启闭塞之窍机，具有开窍醒神、启闭回苏、醒脑复神的作用。部分开窍药因其辛香行散之性，又兼有止痛、辟秽、活血、解毒等作用。主要用治闭证神昏，适用于温病热陷心包、痰浊蒙蔽清窍之神昏谵语，以及惊风、癫痫、中风、中暑、中恶等卒然昏厥，口噤握固之内闭实证。又治湿浊中阻，胸脘冷痛满闷，食少腹胀；血瘀、气滞疼痛，经闭癥瘕；痈疽疔疮等证。

应用开窍药时应注意，神志昏迷有虚实之别，虚证即脱证，实证即闭证。脱证治当补虚固脱，非本类药物所宜；闭证治当开通心窍、醒神回苏，宜用开窍药治疗。然而闭证又有寒闭、热闭之不同。面青、身凉、苔白、脉迟的寒闭证，宜配伍温里祛寒的药物。而面红、身热、苔黄、脉数的热闭证，宜与清热泻火解毒之品配伍应用。若闭证神昏兼惊厥抽搐者，应配伍平肝息风止痉药；兼烦躁不安者，应配伍安神定惊药物；痰浊壅盛者，应配伍化湿、祛痰药物。如以疼痛为主症者，应配伍行气药或活血化瘀药。

开窍药是救急、治标之品，且能耗伤正气，只宜暂服，不可久用，用量也应轻。开窍药有辛香走窜的特点，所以用于闭证神昏，而忌用于脱证。

临床常用的开窍药有麝香、冰片、苏合香、安息香、石菖蒲等。

麝香

鹿科动物林麝Moschus berezovskii Flerov、马麝Moschus sifanicus Przewalski或原麝Moschus moschiferus Linnaeus成熟雄体香囊中的干燥分泌物。主产四川、西藏、云南等地。野生麝多在冬季至次春猎取，猎取后，割取香囊，阴干，习称"毛壳麝香"，用时剖开香囊，除去囊壳，称"麝香仁"。人工驯养麝多直接从香囊中取出麝香仁，阴干。本品应密闭，置阴凉干燥处，避光贮存。

【性味归经】辛，温。归心、脾经。

【功效】开窍醒神，活血通经，消肿止痛。

【主治】

1.热病神昏，中风痰厥，气郁暴厥等：麝香气味极香，走窜之性甚烈，开心窍作用强，为醒神回苏之要药。可用于多种原因所致的闭证神昏，如寒闭、热闭等。常配伍牛黄、冰片、朱砂等组成凉开之剂，用于温病热陷心包、痰热蒙蔽心窍、小儿惊风及中风痰厥等热闭神昏；常配伍苏合香、安息香等药组成温开之剂，用于寒闭神昏。

2.血瘀经闭，癥瘕积聚：具活血通经、消肿止痛之效，用治血瘀之多种病证，用于血瘀经闭，常与丹参、红花、川芎等活血通经药同用。治癥瘕痞块，常配水蛭、三棱等破血消癥药。

3.胸痹心痛，心腹暴痛：麝香辛香，入心经血分，开心脉，祛瘀滞，为治心腹暴痛之佳品，常配木香、桃仁等活血行气药。

4.跌打伤痛：麝香又为伤科要药，治跌仆肿痛、骨折扭挫，内服或外用均有良效，常与乳香、没药、红花等活血消肿止痛药配用。

5.风湿痹痛：常与独活、威灵仙、桑寄生等祛风湿、通络止痛药同用治顽痹疼痛麻木。

6.疮疡痈肿，瘰疬痰核，咽喉肿痛：内服、外用均有良好的活血散结，消肿止痛作用。用治疮疡肿毒、瘰疬痰核，常与乳香、没药等活血生肌药同用；若治咽喉肿痛、溃烂，可与牛黄、蟾酥、珍珠等解毒消肿生肌药配用。

7.难产死胎：活血通经，有催生下胎之效。传统用治难产、死胎、胞衣不下等，但现代已很少应用。

【用法用量】0.03～0.1g，多入丸散用。外用适量。不宜入煎剂。

【使用注意】

1.孕妇禁用。

2.辛香走窜，易耗伤正气，忌用于脱证，虚证亦当慎用。

3.过敏性体质慎用。

冰片

龙脑香科植物龙脑香Dryobalanops aromatica Gaertn.f.树脂加工品，或龙脑香树的树干、树枝切碎，经蒸馏冷却而得的结晶，称"龙脑冰片"。由菊科植物艾纳香Blumea balsamifera（L.）DC.的新鲜叶经提取加工制成的结晶，称"艾片（左旋龙脑）"。

【性味归经】辛、苦，微寒。归心、脾、肺经。

【功效】开窍醒神，清热止痛。

【主治】

1.闭证神昏：冰片味辛气香，开窍醒神效似麝香但力较弱，因其性偏寒凉，为凉开之品，更宜用于热闭神昏。用治痰热内闭、暑热卒厥、小儿惊风等热闭证，常与麝香相须为用以增开窍醒神之功，亦常与牛黄、黄连等清心开窍药同用。

2.目赤肿痛，喉痹口疮，耳道流脓：为五官科常用药。用治目赤肿痛，单用点眼即效，或配伍炉甘石、硼砂等清热明目药同用；若治咽喉肿痛、口舌生疮，常与硼砂、朱砂等共研细末，吹敷患处以取效；治疗急、慢性化脓性中耳炎，用本品溶于核桃油中滴耳。

3.疮疡肿痛、疮溃不敛，水火烫伤：能清热消肿、防腐生肌，故清热消肿、生肌敛疮之外用方中多用冰片。用治疮疡溃后日久不敛，常配珍珠、乳香等生肌敛疮药同用；若治水火烫伤，常配伍银朱、香油制成药膏外用。此外，现代用治冠心病、心绞痛及齿痛，有一定疗效。

【用法用量】0.15~0.3g，入丸散用。外用适量，研粉点敷患处。不宜入煎剂。

【使用注意】

1.因辛香走窜通利，故孕妇慎用、气血虚者忌用。

2.有冰片引起过敏性皮炎的报道，故过敏性体质慎用。

苏合香

金缕梅科植物苏合香树Liquidambar orientalis Mill.的树干渗出的香树脂经加工精制而成。主产于土耳其、埃及、叙利亚，中国广西、云南亦产。初夏时将树皮击伤或割破，深达木部，使分泌香树脂渗入树皮内。至秋季剥下树皮，榨取香树脂，残渣加水煮后再榨，除去杂质，再溶解于乙醇中，过滤，蒸去乙醇，即得精制苏合香。成品应置阴凉干燥处，密闭保存。

【性味归经】辛，温。归心、脾经。

【功效】开窍醒神，辟秽，止痛。

【主治】

1.寒闭神昏，中风痰厥，惊痫：苏合香辛温气香，归心经，能开窍醒神，且长于温通、辟秽，是治寒闭神昏的要药。用于中风痰厥、惊痫神昏等属于寒邪、痰浊内闭者，常配伍麝香、安息香等药互增疗效。

2.胸痹心痛，胸腹冷痛：苏合香芳香辟秽，常与冰片等同用，可化浊开郁，祛寒止痛。用治寒凝气滞或血瘀痰阻之胸痹心痛，脘痞满闷、冷痛等。

3.苏合香温通散寒，也是治冻疮的良药，可溶于酒精中涂敷冻疮患处。

【用法用量】0.3~1g，宜入丸散服。外用适量。不入煎剂。

【使用注意】因辛香走窜，易耗伤正气，故忌用于脱证神昏。

安息香

安息香科植物白花树Styrax tonkinensis（Pierre）Craib ex Hart.的干燥树脂。

主产于泰国。树干经自然损伤或选取生长5~10年以上的健壮树木，于夏秋二季割裂树干。收集流出的树脂，放阴凉处，自然干燥后，用纸包好放木箱内贮藏。成品应置阴凉处，切忌阳光暴晒，以免受热融化。

【性味归经】辛、苦，平。归心、脾经。

【功效】开窍醒神，行气活血，止痛。

【主治】

1.中风痰厥，气郁暴厥，中恶昏迷：因其香而不燥，窜而不烈，药性平和，可广泛用治多种原因所致的闭证神昏；又因其性平偏温，可祛痰辟秽，尤宜于痰湿秽浊之邪阻闭心窍所致的寒闭神昏证。用治中风痰厥、中恶昏迷而见痰涎壅盛，常与麝香、石菖蒲等配伍，共收开窍醒神、豁痰化浊之效。本品行气活血，亦治气郁暴厥，产后血晕。用治气郁暴厥，常与木香、沉香配伍，以行气开郁醒神。

2.小儿惊风、中暑等：安息香味辛气香，其性走窜，有开窍醒神之功。用于温病热陷心包、小儿惊风、中风、中暑、癫痫等证属痰热内闭者，常与牛黄、朱砂、郁金等药配伍，以清热化痰开窍。

3.产后血晕：用治产后血晕，常与五灵脂配伍，以增活血行气，开窍醒神之功。

4.心腹卒痛：安息香辛香行散，苦降泄邪，具有行气活血止痛之功。用治气滞血瘀所致的心腹疼痛或卒然心痛，单味应用即效，也可以配伍丁香、沉香，以增行气活血止痛之效。

5.疮疡不敛：外敷用治疮面溃疡。有促进疮面愈合作用。

【用法用量】0.6~1.5g，多入丸散用。不入煎剂。外用适量。

【使用注意】本品可耗伤气阴，故元气虚损、阴虚火旺者忌服。

石菖蒲

天南星科植物石菖蒲Acorus tatarinowii Schott.的干燥根茎。中国长江流域以南各省均有分布，主产于四川、浙江、江苏等地。秋冬二季采挖，除去须根及泥沙，晒干。生用。

【性味归经】辛、苦，温。归心、胃经。

【功效】开窍豁痰，醒神益智，化湿开胃。

【主治】

1.神昏癫痫：石菖蒲辛香温通，入心经，可开窍豁痰，苏醒神志，且兼具化湿、辟秽之效。故善治痰湿秽浊蒙蔽清窍所致之闭证神志昏乱。用于中风痰迷心窍，神志昏乱、舌强不能语，常配半夏、天南星等燥湿化痰药同用；用治痰热蒙蔽、高热、神昏谵语者，常配郁金、竹沥等清心化痰开窍药同用；若治痰热癫痫抽搐，可配竹茹、黄连等清心化痰药；治癫狂痰热内盛者，可配朱砂等清镇心神药。

2.健忘失眠，耳鸣耳聋：石菖蒲入心经，可宣散祛湿，亦安心神兼益心志。善治湿浊蒙蔽，清阳不升，清窍不灵所致健忘失眠、头晕嗜睡、耳鸣耳聋等症，常与茯苓、远志等配伍，以增强化湿宁心安神之功；若治心神失养之健忘、失眠、多梦或心悸怔忡，常与人参、茯苓、酸枣仁等配伍，以增强养心安神之效。传统又用于开耳喉窍，若治心肾两虚、耳鸣耳聋、头昏、心悸，常与菟丝子、女贞子、夜交藤等补肾养心安神药同用。

3.脘痞不饥，噤口下痢：石菖蒲辛香苦泄温通，能化湿浊、醒脾胃、消壅滞。用治湿浊中阻，脘痞不饥，胀闷疼痛，常与砂仁、苍术等化湿行气药同用。其芳香化湿、味苦燥湿、入胃经，可行胃肠之气。用治湿浊、热毒蕴结肠中所致水谷不纳，痢疾后重，口噤不开等，常与黄连、茯苓、石莲子等燥湿、解毒、健脾药配伍。

4.用治声音嘶哑、痈疽疮疡、风湿痹痛、跌打损伤等证。

【用法用量】3～10g，煎服。鲜品加倍。

【使用注意】阴虚阳亢，烦躁汗多及滑精者慎用。

（曲佳琳）

第二十三章 补虚药

补虚药是以补虚扶弱，纠正人体正气虚衰，治疗虚证为主要作用的药物。

补虚药多为甘味，具有补虚扶弱作用，既能甘温益气、助阳、养血，又能甘寒滋养阴液。补虚药的补虚作用又有补气、补阳、补血与补阴的不同，分别主治气虚证、阳虚证、血虚证和阴虚证。此外，部分补虚药还分别兼有祛寒、润燥、生津、清热、收涩等功效。

补虚药主要用于人体久病、大病之后，正气不足或先天不足，体质虚弱，或年老体虚所出现的各种虚证；或用于疾病过程中，邪气未尽，正气已衰，抗病能力下降，正虚邪实的病证，与祛邪药同用，达到扶正祛邪的目的。

补虚药根据药性及功效主治的不同，可分为补气药、补阳药、补血药、补阴药4类。

使用补虚药首先应对证选药，必须根据气虚、阳虚、血虚与阴虚的不同，选择对证药物，要谨防当补而补之不当。

虚证一般病势较缓，病程较长，故无须峻补，宜小剂量缓慢调养，且宜作为丸剂或蜜膏剂服用。补气补阳药多药性温热，阴虚有热者慎用；补血补阴药多药性寒凉黏腻碍胃，故阳虚有寒，消化不良者宜慎服。服用补虚药应多配伍健脾和胃消食药同用，使补而不滞，注意保护脾胃，以免虚不受补。

第一节 补气药

补气药是以补益脏气，纠正脏气虚衰的病理偏向为主要功效的药物。

补气功效中主要是补脾气和补肺气，部分药物能补心气、补肾气，个别药物能补元气。常用的药物有人参、党参、西洋参、太子参、黄芪、白术、山药、白扁豆、甘草、大枣、刺五加、绞股蓝、红景天、沙棘、蜂蜜等。

人参

五加科植物人参Panax ginseng C.A.Mey.的干燥根和根茎。主产于吉林。以吉林抚松县产量大，质量好，称"吉林参"。多于秋季采挖，洗净经晒干或烘干。栽培的俗称"园参"，播种在山林野生状态下自然生长的称"林下山参"。

【**性味归经**】甘、微苦，微温。归脾、肺、心、肾经。

【**功效**】大补元气，复脉固脱，补脾益肺，生津养血，安神益智。

【**主治**】

人参味甘、微苦而性微温，主归脾、肺、心、肾经。其补气范围广，既能大补元气，又能补肺气、补脾气、补心气和补肾气。

1.体虚欲脱，肢冷脉微：中医学认为元气是人体生命活动原动力的物质基础，元气亏虚，必然导致肺脾心肾等脏腑功能低下，出现相应的气虚表现。人参的大补元气功能也间接起到补肺脾心肾气的作用，因此，人参的补肺气、补脾气、补心气和补肾气的功效既有直接作用，又有间接作用。人参长于补肺气、脾气，善于补心气，还能补肾气，对于肺气虚、脾气虚、心气虚及肾气虚均有较好的补益作用。人参具有大补元气、复脉固脱的作用，为拯危救脱要药，适用于大汗、大泻、大失血或大病、久病等所致元气虚极欲脱、脉微欲绝等重危证候，故《神农本草经疏》谓其"能回阳气于垂绝，却虚邪于俄顷"。

2.脾虚食少：能健脾益气以培后天，其甘温入脾，能"调中益气"（《汤液本草》），"和中健脾"（《本草汇言》），为补脾要药；凡饮食劳倦，湿邪困脾，思虑过度，所致脾虚之证，均可用本品加味应用。

3.肺虚喘咳：《本草求真》说人参"专入肺"，《本草纲目》说人参"能补肺中之气"，《本草蒙筌》中说人参能"定喘咳"，所以人参为补肺要药；久咳伤肺，燥热伤阴，所致肺虚或肺肾两虚者，均可用本品配伍应用。

4.津伤口渴，内热消渴：人参大补元气，气足则津液充盈而口不渴，故人参能生津止渴，用于津亏证、消渴证。

5.气血亏虚，久病虚羸：人参是治虚劳内伤第一要药，药性甘温，大补元气，益气以生血，具气血双补之效，故可用于久病气血亏虚、虚弱之证。

6.惊悸失眠：人参能大补元气以养先天，元气充则心气得养，心神得宁，心智得聪，而具安神益智的功效，用于治疗心气不足或心肾气虚、心脾两虚的失眠、健忘等。

7.阳痿宫冷：人参益气以助阳，故又用治元气不足，命门火衰，阳痿宫冷等证。

【**用法用量**】3～9g，煎服；另煎兑入汤剂服；也可研粉吞服，每次2g，每日2次。

【**使用注意**】不宜与藜芦、五灵脂同用。长期服用人参，可出现腹泻、皮疹、失眠、血压升高、抑郁、性功能改变、头痛、心悸等不良反应，出血是人参急性中毒的特征。实证、热证而正气不虚者忌服。

西洋参

五加科植物西洋参Panax quinque folium L.的干燥根。主产于美国、加拿大。中国北京、吉林、辽宁等地亦有栽培。均系栽培品，秋季采挖，洗净，晒干或低温干燥。以根条均匀、质硬、体轻、表面横纹紧密、断面淡黄白色者为佳。

【性味归经】甘、微苦，凉。归心、肺、肾经。

【功效】补气养阴，清热生津。

【主治】

1.气虚阴亏，虚热烦倦，咳喘痰血：《医学衷中参西录》中说："西洋参性凉而补，凡用人参而不受人参之温补者，皆可以此代之"。西洋参性凉味甘微苦，入肺经，善于益肺气，补肺阴，清虚火，补而兼清，为清补之品，故善治肺虚久咳，耗伤气阴，阴虚火旺，干咳少痰或痰中带血，及燥热伤肺，咽干咳血。

2.内热消渴，口燥咽干：西洋参补气养阴，清热生津，《本草从新》中说西洋参能"生津液，除烦倦，虚而有火者相宜。"故常用于外感热病，热伤气阴，肺胃津枯，烦渴少气，体倦多汗等证。

【用法用量】3~6g，另煎兑服。

【使用注意】不宜与藜芦同用。中阳虚衰、寒湿中阻及气郁化火者忌服。

太子参

太子参也称"孩儿参"，为石竹科植物孩儿参Pseudostellaria heterophylla（Miq.）Pax ex Pax et Hoffm.的干燥块根。主产于江苏、安徽、山东等地。夏季茎叶大部分枯萎时采挖，洗净，除去须根，置沸水中略烫后晒干或直接晒干。以条粗、色黄白、无须根者为佳。

【性味归经】甘、微苦，平。归脾、肺经。

【功效】益气健脾，生津润肺。

【主治】

1.脾虚体倦，食欲不振，病后虚弱：太子参味甘微苦而性平，入脾经，有近似人参的益气生津功效，但力较弱，故脾胃虚弱而不受峻补者，用之较为适合。太子参也称为孩儿参，是说其对小儿虚汗效果较好，《中国药用植物志》谓其"治小儿虚汗为佳"。

2.气阴不足，自汗口渴，肺燥干咳：太子参甘平入肺，既能益肺气，又能润肺燥，补中兼清，常用于燥热伤肺，气阴两虚或热病后期，气津两伤。

【用法用量】9~30g，煎服。

【使用注意】邪实而正气不虚者慎用。

党参

桔梗科植物党参Codonopsis pilosula（Franch.）Nannf.、素花党参Codonopsis Pilosula Nannf.var.modesta（Nannf.）L.T.Shen或川党参Codonopsis tangshen Oliv.的干燥根。主产于山西、陕西、甘肃。秋季采挖，洗净，晒干。以条粗壮、质柔润、嚼之无渣者为佳。

【性味归经】甘，平。归脾、肺经。

【功效】补脾肺气，补血，生津。

【主治】

1.脾肺气虚，食少倦怠，咳嗽虚喘：党参功效与人参相近，为常用补中益气之品。党参性味甘平，入脾经，善补脾养胃，健运中气，鼓舞清阳。在临床上可代替人参用于脾虚倦怠，食少便溏等证。党参味甘性平，入肺而不燥，有类似人参补肺之功，《本草纲目拾遗》谓其："治肺虚，能益肺气。"用于肺气不足，声低气怯，动则喘促，或肺肾两虚，呼多吸少，短气喘嗽。

2.面色萎黄，心悸气短，津伤口渴，内热消渴：能益脾胃，化精微，生阴血，补气生血。可治气血双亏，面色萎黄，头晕心悸，体弱乏力。党参有补中州，升清阳，益肺气，布津液，补气生津之功，常用于外感热病，热伤气津，心烦口渴，及热伤气阴，津液大耗，心虚脉微。

【用法用量】10～30g，煎服。

【使用注意】不宜与藜芦同用。实证、热证而正气不虚者不宜用。

黄芪

豆科植物蒙古黄芪Astragalus membranaceus（Fisch.）Bge.var.mongholicus（Bge.）Hsiao或膜荚黄芪Astragalus membranaceus（Fisch.）Bge.的干燥根。主产于内蒙古、山西、黑龙江等地。春秋二季采挖，除去须根及根头，晒干。以条粗长、断面色黄白、有粉性者佳。

【性味归经】甘，微温。归肺、脾经。

【功效】补气升阳，固表止汗，利水消肿，生津养血，行滞通痹，托毒排脓，敛疮生肌。

【主治】

1.气虚乏力，食少便溏，中气下陷，久泻脱肛，便血崩漏：黄芪味甘微温，入脾经，善于补益脾气，升举中阳，《本草正义》中说其"中气不振，脾土虚弱，清气下陷者最宜"。黄芪还能补气生血、摄血，用于气不摄血证、中焦虚寒证，对脾虚中气下陷所致的久泻脱肛，子宫脱垂以及便血崩漏等效果尤其好。

2.表虚自汗：《本草正义》中说黄芪能"甘温补气，禀升发之性，专走表分而固皮毛"，《本草汇言》有"补肺健脾，实卫敛汗"的记载，凡脾肺气虚，自汗，盗汗，黄汗，均可用本品补脾肺，温分肉，固表止汗。

3.气虚水肿：既能补气，又能利水消肿，对于气虚无力推动水液正常运行而致的水肿有标本兼治之效，故为治气虚水肿尿少的要药。

4.内热消渴，血虚萎黄：黄芪甘微温，益气升阳，盖阳生阴长，气旺血生，故有补气生血之功，常用于劳倦内伤，气亏血虚，血虚阳浮，肌热面赤，脉大无力之血虚发热证，及思虑过度，劳伤心脾，气血双亏，面色萎黄，心悸失眠。

5.半身不遂，痹痛麻木：黄芪有补气行滞的作用，故可用治气虚血滞，风湿痹痛，麻木拘挛，及中风气虚血滞，半身不遂。

6.痈疽难溃，久溃不敛：黄芪能温养脾胃而生肌，补益气血而托毒，故有补气生肌，托毒排脓之效，可用治疮疡脓成不溃，适宜于气血不足者。

【用法用量】9~30g，煎服。一般认为，治气虚卫表不固、疮疡脓成不溃、溃后不敛者，多用生品；蜜炙可增强其补中益气作用，多用于气血不足、中气下陷，脾肺气虚。

【使用注意】凡表实邪盛，疮疡初起，或溃后热毒尚盛者，均不宜用。

山药

薯蓣科植物薯蓣Dioscorea opposita Thunb.的干燥根茎。主产于河南，湖南、江南等地亦产。以河南（怀庆府）所产者品质最佳，称"怀山药"。冬季茎叶枯萎后采挖，切去根头，洗净，除去外皮和须根，干燥，或趁鲜切厚片，干燥；也有选择肥大顺直的干燥山药，置清水中，浸至无干心，闷透，切齐两端，用木板搓成圆柱状，晒干，打光。以条粗、质坚实、粉性足、色洁白、断面白色、嚼之发黏者佳。

【性味归经】甘，平。归脾、肺、肾经。

【功效】补脾养胃，生津益肺，补肾涩精。

【主治】

1.脾虚食少，久泻不止，肺虚喘咳，肾虚遗精，带下，尿频：山药甘平，能补脾、肺、肾之气阴，兼能收涩止泻、涩精止带，无论脾气虚弱，脾（胃）阴不足，肺气虚衰，肺阴虚亏，肾虚不固，均可用之。其平补气阴，不热不燥，补而不腻，为其所长。故善治脾虚食少，倦怠乏力，久泻不止，肺虚喘咳；肾虚遗精，带下，尿频等。

2.虚热消渴：能补肺脾肾之阴，有养阴生津止渴之效，可用治阴虚内热，口渴多饮，小便频数之消渴病。

3.麸炒山药补脾健胃，用于脾虚食少，泄泻便溏，白带过多。

【用法用量】15～30g，煎服。麸炒可增强补脾止泻作用。

【使用注意】湿盛中满或有积滞者不宜单独使用，实热邪实者慎用。

白术

菊科植物白术Atractylodes macrocephala Koidz.的干燥根茎。主产于浙江、湖北、湖南等地。以浙江于潜产者最佳。冬季下部叶枯黄、上部叶变脆时采挖，除去泥沙，烘干或晒干，再除去须根。以个大、质坚实、断面色黄白、嚼之略带黏性者为佳。

【性味归经】甘、苦，温。归脾、胃经。

【功效】健脾益气，燥湿利水，止汗，安胎。

【主治】

1.脾虚食少，腹胀泄泻，痰饮眩悸，水肿：白术甘温苦燥，善于补脾气，燥化水湿，与脾喜燥恶湿之性相合，前人誉为"脾脏第一要药"，凡脾气虚衰、中气下陷、脾不统血、脾阳不足、脾虚水肿、脾虚痰饮等，均可用本品加味应用。白术长于健脾燥湿，尤适合治疗脾虚水肿、脾虚痰饮。

2.自汗：既能补气健脾，又能固表止汗，为补气固表止汗之常用药，治表虚自汗，单用白术即效。

3.胎动不安：白术能健脾益气，脾健气旺则胎儿得养，加之白术有安胎之效，故适用于妇女妊娠，脾虚气弱所致的胎动不安之证。

【用法用量】6～12g，煎服。燥湿、利水宜生用，补气健脾宜炒用，健脾止泻宜炒焦用。

【使用注意】本品温燥，阴虚内热或津液亏耗燥渴者慎用，气滞胀闷者忌用。

甘草

豆科植物甘草Glycyrrhiza uralensis Fisch、胀果甘草Glycyrrhiza inflata Bat.或光果甘草Glycyrrhiza glabra L.的干燥根和根茎。主产于内蒙古、新疆、甘肃等地。春秋二季采挖，除去须根，晒干。以外皮细紧、色红棕、质坚实、断面黄白色、粉性足者佳。

【性味归经】甘，平。归心、肺、脾、胃经。

【功效】补脾益气，清热解毒，祛痰止咳，缓急止痛，调和诸药。

【主治】

1.脾胃虚弱，倦怠乏力，心悸气短，咳嗽痰多：甘草味甘性平，入心、肺、脾、胃经；长于补益心气，鼓动血脉，有益气复脉之效，可治心气不足，心动悸，脉结代，蜜炙后益气之力增强。甘草既能祛痰止咳，又能益气润肺，且性平而药力和缓，无论外感内伤，寒热虚实，新病久咳，均可应用，临床常随症配伍用于风寒咳嗽，风热咳嗽，寒痰咳喘，湿痰咳嗽，肺燥咳嗽等。甘草善于入中焦，具健脾和胃之功，常作辅助用药，能增强补脾药的疗效。

2.脘腹、四肢挛急疼痛：善于缓急止痛，可用于脾胃气虚，倦怠乏力，食少便溏或脘腹或四肢挛急作痛。

3.痈肿疮毒：甘草生品性微寒，能清热解毒，常用于治疗咽喉疼痛，痈肿疮毒等证。

4.缓解药物毒性、烈性及矫味：甘草还有缓和药性、调和百药之功，除用于缓解药物毒性之外，还可用于调和药物的寒热偏性等。

【用法用量】2～10g，煎服。生用性偏凉，可清热解毒；蜜炙药性微温，并可增强补益心脾之气和润肺止咳作用。

【使用注意】

1.不宜与海藻、京大戟、红大戟、芫花、甘遂同用。

2.甘草能助湿壅气，令人中满，故湿盛而胸腹胀满及呕吐者忌服。

3.长期大量服用本品，可出现浮肿、血压升高、四肢无力、痉挛麻木、头晕、头痛等不良反应，故不宜大量服用。

4.肾病、高血压、各种水肿、低血钾、充血性心力衰竭等患者应慎用。

附

炙甘草：为甘草的炮制加工品。甘，平。归心、肺、脾、胃经。补脾和胃，益气复脉。适用于脾胃虚弱，倦怠乏力，心动悸，脉结代。2～10g，煎服。

刺五加

五加科植物刺五加Acanthopanax senticosus（Rupr.et Maxim.）Harms的干燥根和根茎或茎。主产于辽宁、吉林、黑龙江、河北、山西等地。春秋二季采挖，洗净、干燥、润透，切厚片，晒干，生用。以条粗、质硬、断面黄白色、气清香者为佳。

【性味归经】辛、微苦、温。归脾、肾、心经。

【功效】益气健脾，补肾安神。

【主治】

1.体虚乏力，食欲不振：刺五加补脾气、益肺气，可用于脾肺气虚，体倦乏力，食欲不振。

2.久咳虚喘，肾虚腰膝酸痛：补肺气和脾气，略有祛痰平喘之效，可用于久咳虚喘。能温助阳气，还能强健筋骨，可用于肾中阳气不足，筋骨失于温养而见腰膝酸痛者。

3.心脾不足，失眠多梦：刺五加味辛、微苦，性温，入脾、肺、肾、心经。能补脾气，益肺气，助肾气，安心神。能补心脾之气，养血安神益志，可用治心脾两虚，心神失养之失眠、健忘。

【用法用量】9~27g，煎服。多作片剂、颗粒剂、口服液及注射剂使用。

【使用注意】阴虚内热证慎用。

绞股蓝

葫芦科植物绞股蓝Gynostemma pentaphllam（Thunb.）Makino.的根茎或全草。主产于广东、云南、四川、福建等地。野生或家种，秋季采收，洗净，晒干，切段，生用。以体干、色绿、叶全、无杂质者为佳。

【性味归经】甘、苦，寒。归脾、肺经。

【功效】益气健脾，化痰止咳，养心安神。

【主治】

1.病后虚弱，气虚阴伤：绞股蓝味甘入脾，能益气健脾。用于脾胃气虚，体倦乏力，纳食不佳。因其性偏苦寒，兼能生津止渴，用于治疗脾胃气阴两伤之口渴、咽干、心烦。

2.肺热痰稠，咳嗽气喘：能益肺气，清肺热，又有化痰止咳之效。常用于气阴两虚，肺中燥热，咳嗽痰黏及肺气虚而痰湿内盛，咳嗽痰多。

3.心悸失眠：能补益气阴，养心安神，对于案牍劳累，心气不足，心阴亏损，以及劳伤心脾，气血双亏引起的心悸失眠，健忘多梦，倦怠乏力尤为适宜。

4.绞股蓝有补肾涩精之功，用于肾虚失固，梦遗滑精，可单用或配伍他药应用。

5.绞股蓝还略有清热解毒的作用，可用于肿瘤而有热毒之证。

【用法用量】15~30g，煎服；研末吞服，3~6g。亦可泡服。

【使用注意】虚寒证忌用。

红景天

景天科植物红景天Rhodiola crenulata（Hook.f.et Thoms）H.Ohba的干燥根和根茎。主产于西藏、四川、吉林等地。野生或栽培，秋季花茎凋枯后采挖，除去粗皮，洗净，晒干，切段，生用。

【性味归经】甘，苦，平。归心、肺经。

【功效】益气活血，通脉平喘。

【主治】

1.胸痹心痛，中风偏瘫：红景天味甘、苦，性平，入心经，既能益气以行血，又具活血作用，善治气虚血瘀所致的胸痹心痛，中风偏瘫等。

2.倦怠气喘：红景天入肺经，具益气、平喘之效，常用于治疗肺气亏虚，体倦气喘等。

3.外用跌打损伤：红景天有活血化瘀的作用，可用于治疗跌打损伤等瘀血证。

【用法用量】3～6g，煎服。外用适量。

【使用注意】儿童，孕妇慎用。

沙棘

胡颓子科植物沙棘Hippophae rhamnoides L.的干燥成熟果实。是蒙古族、藏族习用药材。主产于西南、华北、西北地区。野生或栽培。秋冬二季果实成熟或冻硬时采收，除去杂质，干燥或蒸后干燥，生用。

【性味归经】酸、涩，温。归脾、胃、肺、心经。

【功效】健脾消食，止咳祛痰，活血散瘀。

【主治】

1.脾虚食少，食积腹痛：沙棘入脾胃经，具有温养脾气，开胃消食的作用，多用于治疗脾虚食少或食积腹痛等。

2.咳嗽痰多：沙棘入肺经，既通过健脾杜绝生痰之源，又具有止咳祛痰之功，可用于治疗痰浊阻肺所致的咳嗽痰多等。

3.胸痹心痛，瘀血经闭，跌仆瘀肿：入心经，具有活血祛瘀的作用，可用治胸痹心痛，跌打损伤，妇女月经不调等多种瘀血证。因其较长于活血通脉，故胸痹瘀滞疼痛者多用。

【用法用量】3～10g，煎服；或入丸、散。外用：适量，捣敷或研末撒。

【使用注意】无特殊禁忌。

大枣

鼠李科植物枣Ziziphus jujuba Mill.的干燥成熟果实。主产于河北、河南、山东等地。秋季果实成熟时采收，晒干。以色红、肉厚、饱满、核小者为佳。

【性味归经】甘，温。归脾、胃、心经。

【功效】补中益气，养血安神，缓和药性。

【主治】

1.脾虚食少，乏力便溏：大枣甘温，入脾胃经，具补中益气之功，但药力平和，多为调补脾胃的常用辅药，故常用于治疗脾胃虚弱，气虚不足，倦怠乏力，食少便溏等。

2.妇人脏躁：大枣甘温，既能通过补气以生血，又具养血安神之效，既可治脾虚不能生血，气虚血少，面色萎黄，心悸失眠，又可治妇女阴血亏虚，情志抑郁，心神不安之脏躁证。

3.缓和药性：大枣甘缓，有类似甘草的缓和药性，常与峻烈之品同用，如葶苈大枣泻肺汤、十枣汤等。

【用法用量】6~15g，宜剪破入煎。

【使用注意】湿盛脘腹胀满，食积，虫积，龋齿作痛以及痰热咳嗽均需慎用。

白扁豆

豆科植物扁豆Dolichos lablab L.的干燥成熟种子。中国南北各地均有栽培，主产于湖南、安徽、河南，以及江苏、四川等地。秋冬二季采收成熟果实，晒干，取出种子，再晒干。生用或炒用。

【性味归经】甘，微温。归脾、胃经。

【功效】健脾化湿，和中消暑。

【主治】

1.脾胃虚弱，食欲不振，大便溏泄：白扁豆味甘微温气香，甘温补脾而不滋腻，芳香化湿而不燥烈，有健脾养胃，化湿和中，止泻止带之功，常用于脾虚湿盛，食少便溏，呕吐泄泻。

2.白带过多：可用治妇女脾虚湿盛，湿浊下注，白带过多。

3.暑湿吐泻，胸闷腹胀：能补脾和胃，芳香化湿消暑，虽性偏温，但无温燥助热伤津之弊，故可治夏令外感于寒，内伤暑湿，恶寒发热，头重身倦，脘痞吐泻。

【用法用量】9~15g，煎服。健脾止泻宜炒用；消暑解毒宜生用。

【使用注意】白扁豆含毒性蛋白，生用有毒，加热后毒性大大减弱，故生用研末服宜慎。阴寒内盛者忌用。

第二节　补阳药

补阳药是以补助阳气为主要作用，且以补肾阳为主的药物。

此类药物性味多属甘温或甘热，甘能补益，温热助阳。用于治疗形寒肢冷，腰膝酸软，性欲淡漠，阳痿早泄，遗精滑精，尿频遗尿，宫冷不孕等肾阳虚证。具体包括肾阳虚而不能纳气的呼多吸少，咳嗽喘促；肾阳衰微，火不生土，脾失温运的腹中冷痛，黎明泄泻；肾阳虚而精髓亦亏的头晕目眩，耳鸣耳聋，须发早白，筋骨痿软，小儿发育不良，囟门不合，齿迟行迟；肾阳虚而气化不行的水泛浮肿；下元虚冷，冲任失调，崩漏不止，带下清稀等。

部分补阳药兼有祛风湿、强筋骨、固精、缩尿、止泻、固冲任、平喘、益精、补血等功效，可用于治疗风湿痹证、筋骨痿软、遗精、遗尿、泄泻、胎动不安、咳喘、精血亏虚等兼有肾阳虚证者。

补阳药大多药性温燥，易助火伤阴，阴虚火旺者慎用。临床常用的补阳药有鹿茸、鹿角胶、冬虫夏草、肉苁蓉、阳起石、杜仲、沙苑子、补骨脂、海马、海龙、益智仁、胡芦巴、韭菜子、核桃仁、淫羊藿、续断、菟丝子、蛤蚧、锁阳、巴戟天、仙茅、紫河车、海狗肾。

鹿茸

鹿科动物梅花鹿Cervus nippon Temminck或马鹿Cervus elaphus Linnaeus的雄鹿未骨化密生茸毛的幼角。前者习称"花鹿茸"，后者习称"马鹿茸"。花鹿茸主产于东北，马鹿茸主产于东北、西北及西南地区。夏秋二季锯取鹿茸，经加工后，阴干或烘干。切片，或研细粉用。

【性味归经】甘、咸，温。归肾、肝经。

【功效】壮肾阳，益精血，强筋骨，调冲任，托疮毒。

【主治】

1.肾阳不足，精血亏虚，阳痿滑精，宫冷不孕，羸瘦，神疲，畏寒，眩晕，耳鸣，耳聋，腰脊冷痛：鹿茸甘温能补阳，甘咸能滋养，精血充足，禀纯阳之性，具生发之气，故能补督脉，壮元阳，益精血，为壮阳起痿，补精填髓之要药。可用于肾阳不足，精血亏虚，阳痿滑精，宫冷不孕，羸瘦，神疲，畏寒，眩晕，耳鸣耳聋，腰脊冷痛。

2.筋骨痿软、小儿五迟：鹿茸入肝、肾经，肾藏精主骨，肝藏血主筋，能补肝肾，益精血，肝肾得养，精血充足，筋骨自健，故可用治肝肾不足，筋骨痿软或小儿五迟等。

3.崩漏带下：鹿茸甘咸温，故又能补督脉，固冲任，《神农本草经》谓其"主漏下恶血。"故可用于肾阳虚，冲任不固所致的崩漏、带下。

4.阴疽不敛：能温补精血，外托疮毒，还可用治疮疡久溃不敛或阴疽内陷不起之症。

【用法用量】1～2g，研末冲服。

【使用注意】

1.用本品宜从小量开始，缓缓增加，不可骤用大量，以免阳升风动，头晕目赤，或伤阴动血。

2.发热者均当忌服。

鹿角胶

鹿角经水煎煮、浓缩制成的固体胶。产地同鹿角。生用。

【**性味归经**】甘、咸，温。归肾、肝经。

【**功效**】温补肝肾，益精养血。

【**主治**】肝肾不足所致的腰膝酸冷，阳痿遗精，虚劳羸瘦，崩漏下血，便血尿血，阴疽肿痛：鹿角胶甘咸温，能温补肝肾，益精养血，《本草汇言》谓其："壮元阳，补血气，生精髓，暖筋骨之药也。"适用于肾阳不足，经血亏虚，虚劳羸瘦，吐衄便血，崩漏之偏于虚寒者，以及阴疽内陷等。

【**用法用量**】3～6g，烊化兑服。

【**使用注意**】凡阴虚火旺者忌服。

紫河车

健康人的干燥胎盘。将新鲜胎盘除去羊膜和脐带，反复冲洗至去净血液，蒸或置沸水中略煮后，干燥。生用。

【**性味归经**】甘、咸，温。归肺、肝、肾经。

【**功效**】温肾补精，益气养血。

【**主治**】

1.虚劳羸瘦，阳痿遗精，骨蒸劳嗽，面色萎黄，食少气短：紫河车乃血肉有情之品，禀受精血结孕之余，甘咸性温，入肺肝肾三经，肺主气，肝藏血，肾藏精，为温肾补精、益气养血之品，用于虚劳羸瘦，阳痿遗精，不孕少乳，骨蒸劳嗽，面色萎黄，食少气短。

2.久咳虚喘：能补肺气，益肾精，常用于肺肾两虚，摄纳无权，呼多吸少之久咳虚喘证，且平素单用本品，即可扶正固本。

【**用法用量**】2～3g，研末吞服。

【**使用注意**】阴虚火旺者忌服；本品燥烈有毒，不宜久服。

淫羊藿

小檗科植物淫羊藿Epimedium brevicornu Maxim.、箭叶淫羊藿Epimedium sagittatum（Sieb.et Zucc.）Maxim.、柔毛淫羊藿Epimedium pubescens Maxim.或朝鲜淫羊藿Epimedium koreanum Nakai的干燥叶。淫羊藿主产于陕西、山西、甘肃等地，箭叶淫羊藿主产于华东、华南（除山东省）等地，朝鲜淫羊藿主产于吉林省东部和辽宁省东部等地。夏秋季茎叶茂盛时采收，晒干或阴干。生用或以羊脂油炙用。

【性味归经】辛、甘，温。归肝、肾经。

【功效】补肾阳，强筋骨，祛风湿。

【主治】

1.肾阳虚衰，阳痿遗精，筋骨痿软：淫羊藿辛甘性温燥烈，归肝、肾经，《名医别录》载"服此使人好为阴阳。西川北部有淫羊，一日百遍合，盖食藿所致，故名淫羊藿。"长于补肾壮阳，强阳起痿，为治疗肾阳虚衰，阳痿遗精的良药。

2.风湿痹痛，麻木拘挛：甘温能温补肾阳，辛温可祛风除湿，所以既能内壮肾阳而强筋健骨，又能外散风湿而通痹止痛，可用于筋骨痿软，风湿痹痛，麻木拘挛。

【用法用量】6~10g，煎服。

【使用注意】阴虚火旺者忌服。

巴戟天

茜草科植物巴戟天Morinda officinalis How的干燥根。主产于广东、广西、福建等地。全年均可采挖，洗净，除去须根，晒至六七成干，轻轻捶扁，晒干。生用或盐炙用。

【性味归经】甘、辛，微温。归肾、肝经。

【功效】补肾阳，强筋骨，祛风湿。

【主治】

1.阳痿遗精，宫冷不孕，月经不调，少腹冷痛：巴戟天甘辛微温，归肾、肝经，其性温润不燥，有补肾助阳益精之功，故可用治肾阳不足，阳痿遗精，宫冷不孕，腰膝冷痛等。能壮肾阳，补血海，暖下元，《本草纲目》言其："补血海。"而有调经止痛的功效，还可用下元虚冷，月经不调，少腹冷痛等。

2.风湿痹痛，筋骨痿软：甘温能补，辛温能散，有补阳益精，强筋健骨，兼祛风湿的功效，故可用治风湿痹痛，筋骨痿软。

【用法用量】3~10g，煎服。

【使用注意】阴虚火旺者忌服。

仙茅

石蒜科植物仙茅Curculigo orchioides Gaertn.的干燥根茎。产于西南及长江以南各省，四川产量甚大。秋冬二季采挖，除去根头和须根，洗净，干燥。切片生用，或经米泔水浸泡切片。

【性味归经】辛，热；有毒。归肾、肝、脾经。

【功效】补肾阳，强筋骨，祛寒湿。

【主治】

1.阳痿精冷，遗尿尿频：仙茅辛热燥烈，善补命门而兴阳道，有良好的补火壮阳功效，故可用于肾阳不足，命门火衰，阳痿精冷，遗尿尿频等证。

2.筋骨痿软，腰膝冷痛：仙茅辛散燥烈，补肾阳且兼有祛寒湿、强筋骨之功，《开宝本草》谓其治腰膝风冷挛痛不能行。故又可用治肾阳不足，筋骨痿软，腰膝冷痛。

3.阳虚冷泻：仙茅辛热，善补命门之火以温煦脾土，故有温阳止泻的功效，可用治阳虚冷泻等。

【用法用量】3～10g，煎服。

【使用注意】阴虚火旺者忌服；本品燥烈有毒，不宜久服。

杜仲

杜仲科植物杜仲Eucommia ulmoides Oliv.的干燥树皮。主产于湖北、四川、贵州等地。4～6月剥取，刮去粗皮，堆置"发汗"至内皮呈紫褐色，晒干。生用或盐水炒用。

【性味归经】甘、温。归肝、肾经。

【功效】补肝肾，强筋骨，安胎。

【主治】

1.腰膝酸痛，筋骨无力：杜仲甘温补肝肾，肝充则筋健，肾充则骨强，故为治肾虚腰痛要药，常用于腰膝酸痛，筋骨无力。《本草经疏》言"肾藏精而主骨，肝藏血而主筋，二经虚则腰脊痛而精气乏，筋骨软而腰脚不能践地也。"

2.头晕目眩：杜仲味甘能补，性温助阳，归肝、肾经，有补益肝肾之功，故可用治肝肾不足之头晕目眩。

3.妊娠漏血，胎动不安等：杜仲甘温，入肝、肾经，有补益肝肾，调理冲任，固经安胎之功，常用于肝肾不足，冲任不固，妊娠漏血，胎动不安。

【用法用量】6～10g，煎服。

【使用注意】阴虚火旺者慎用。

续断

川续断科植物川续断Dipsacus asper Wall.ex Henry的干燥根。主产四川、湖北、湖南等地。秋季采挖，除去根和须根，用微火烘至半干，堆置"发汗"至内部变绿色时，再烘干。生用。

【性味归经】苦、辛，微温。归肝、肾经。

【功效】补肝肾，强筋骨，续折伤，止崩漏。

【主治】

1.腰膝酸软，风湿痹痛：续断苦辛性微温，温以助阳，故有补益肝肾、强筋健骨之功，适用于肝肾不足所致的腰膝酸软，或兼感风寒湿之风湿痹痛。

2.跌仆损伤，筋伤骨折：续断辛以行散，温以通脉，有通行血脉，续折伤之功，为骨伤科要药，常用于跌仆损伤，筋伤骨折。

3.崩漏，胎漏：续断能补益肝肾，调理冲任，固经安胎，故可用治肝肾不足，冲任不固所致的崩漏，胎漏。

【用法用量】9~15g，煎服。酒续断多用于风湿痹痛，跌仆损伤，筋伤骨折。盐续断多用于腰膝酸软。

【使用注意】痢疾初起或热证者慎用。

肉苁蓉

列当科植物肉苁蓉Cistanche deserticola Y.C.Ma或管花肉苁蓉Cistanche tubulosa（Schrenk）Wight的干燥带鳞叶的肉质茎。主产内蒙古、甘肃、青海等地。春季苗刚出土或秋季冻土之前采挖，晒干，生用，或酒制用。

【性味归经】甘、咸、温。归肾、大肠经。

【功效】补肾阳，益精血，润肠通便。

【主治】

1.肾阳不足，精血亏虚，阳痿不孕，腰膝酸软，筋骨无力：肉苁蓉甘咸温质润，温而不燥，补而不腻，既补肾壮阳，又益精血，故可治肾阳不足，精血亏虚所致的阳痿不孕，腰膝酸软，筋骨无力。

2.肠燥便秘：肉苁蓉咸润，补益精血，润燥滑肠，"肉苁蓉，暖腰膝，健骨肉，滋肾肝精血，润肠胃结燥。"也常用于津枯肠燥便秘，对老人肾阳不足，精血亏虚者尤宜。

【用法用量】6~10g，煎服。

【使用注意】本品能助阳、通便，故阴虚大旺，实热积滞及大便溏泄者不宜用。

锁阳

锁阳科植物锁阳Cynomorium songaricum Rupr.的干燥肉质茎。主产于内蒙古、甘肃、青海等地。春季采挖，除去花序，切段，晒干。生用。

【性味归经】甘，温。归肝、肾、大肠经。

【功效】补肾阳，益精血，润肠通便。

【主治】

1.肾阳不足，精血亏虚，腰膝痿软：锁阳甘温，归肝、肾经，具有补益肝肾之功，而肝主筋，肾主骨，又可强筋壮骨，用治肾阳不足，精血亏虚之腰膝痿软。

2.阳痿滑精：具有补肾阳，益精血之功，可收益精兴阳之效，故常用于肾阳不足，精血亏虚之阳痿滑精。

3.肠燥便秘：锁阳质润，润滑大肠而通便，又益精养血，故适用于老年虚弱，精血亏虚或血虚津亏之肠燥便秘。

【用法用量】5～10g，煎服。

【使用注意】阴虚阳旺、脾虚泄泻、实热便秘者均忌服。

补骨脂

豆科植物补骨脂Psoralea corylifolia L.的干燥成熟果实。主产河南、四川、陕西等地。秋季果实成熟时采收果序，晒干，搓出果实，除去杂质。生用或盐水炒用。

【性味归经】辛、苦，温。归肾、脾经。

【功效】温肾助阳，纳气平喘，温脾止泻；外用消风祛斑。

【主治】

1.肾阳不足，阳痿遗精，遗尿尿频，腰膝冷痛：补骨脂辛温苦燥，归肾经，既能温补肾阳，且具收涩之性，多用于肾虚下元不固之阳痿遗精，遗尿尿频，腰膝冷痛。

2.肾虚作喘：有补火助阳，纳气定喘之功，故适用于肾不纳气，呼多吸少，虚寒喘咳。

3.五更泄泻：补骨脂辛温，兼具收涩之性，归肾、脾经，又能温脾止泻，故常用于脾肾阳虚，五更泄泻。

4.外用治白癜风，斑秃：外用能消风祛斑，适用于白癜风，斑秃。

【用法用量】6～10g，煎服。外用20%～30%酊剂涂患处。

【使用注意】本品温燥而涩，能伤阴助火，故阴虚火旺及大便秘结者忌服。

益智仁

姜科植物益智Alpinia oxyphylla Miq.的干燥成熟果实。主产于海南、广东、广西等地。夏秋间果实由绿变红时采收，晒干或低温干燥。生用，用时捣碎。

【性味归经】辛，温。归脾、肾经。

【功效】暖肾固精缩尿，温脾止泻摄唾。

【主治】肾虚遗尿，小便频数，遗精白浊，脾寒泄泻，腹中冷痛，口多唾涎：益智仁辛温气香兼涩，归脾、肾经，功能温脾暖胃，兼益肾火，且兼有固涩作用，具有温脾开胃、止泻摄唾之功，兼能暖肾固精缩尿，故常用于肾虚遗尿，小便频数，遗精白浊，脾寒泄泻，腹中冷痛，口多唾涎。

【用法用量】3～10g，煎服。

菟丝子

旋花科植物南方菟丝子Cuscuta australis R.Br.或菟丝子Cuscuta chinensis Lam.的干燥成熟种子。中国大部分地区均产。秋季果实成熟时采收植株，晒干，打下种子，除去杂质。生用，或盐炙用。

【性味归经】辛、甘，平。归肝、肾、脾经。

【功效】补益肝肾，固精缩尿，安胎，明目，止泻；外用消风祛斑。

【主治】

1.肝肾不足，腰膝酸软，阳痿遗精，遗尿尿频：菟丝子辛甘平，入肝、肾、脾经，辛能润，甘能补，其性平和，既补肾阳，又补肾阴，为阴阳俱补之品，功能补益肝肾，固精缩尿，用于肝肾不足，腰膝酸软，阳痿遗精，遗尿尿频。

2.肾虚胎漏，目昏耳鸣：益肾养肝，使精血上注而有明目、聪耳之效，故可用治肝肾不足所致的目昏耳鸣。

3.脾肾虚泻：能补肾益脾而止虚泻，常用于脾肾虚泻。

4.胎动不安：能补肝肾、固冲任而安胎，又可用治肝肾不足、胎元不固之肾虚胎漏、胎动不安。

外治白癜风：外用可消风祛斑，适用于白癜风。

【用法用量】6～12g。外用适量。

沙苑子

豆科植物扁茎黄芪Astragalus complanatus R.Br.的干燥成熟种子。主产陕西、河北等地。秋末冬初果实成熟尚未开裂时采收，晒干。生用或盐水炒用。

【性味归经】甘，温。归肝、肾经。

【功效】补肾助阳，固精缩尿，养肝明目。

【主治】

1.肾虚腰痛，遗精早泄，遗尿尿频，白浊带下：沙苑子甘温，补肾助阳，固精缩尿，《本草纲目》云其："补肾，治腰痛泄精，虚损劳乏。"故常用于肾虚腰痛，遗精早泄，遗尿尿频，白浊带下。

2.眩晕，目暗昏花：补益肝肾，益精养肝而明目，故可治肝肾不足，目失所养之眩晕，目暗昏花。

【用法用量】9～15g，煎服。

【使用注意】本品为温补固涩之品，阴虚火旺及小便不利者忌服。

胡芦巴

豆科植物胡芦巴Trigonella foenum-graecum L.的干燥成熟种子。主产于河南、甘肃、四川等地。夏季果实成熟时采割植株，晒干，打下，除去杂质。盐水炙或捣碎用。

【性味归经】苦，温。归肾经。

【功效】温肾助阳，祛寒止痛。

【主治】肾阳不足，下元虚冷诸证：胡芦巴苦，温；归肾经，具有温肾助阳，祛寒逐湿，温经止痛之功，为温肾阳，暖下元，逐寒湿，止冷痛的良药。故可用治肾阳不足，下元虚冷，小腹冷痛，寒疝腹痛，寒湿脚气。

【用法用量】5~10g，煎服。

【使用注意】本品苦温性燥，阴虚火旺者忌用。

蛤蚧

壁虎科动物蛤蚧Gekko gecko Linnaeus的干燥体。主产于广西、云南及广东等地。全年均可捕捉，除去内脏，拭净，用竹片撑开，使全体扁平顺直，低温干燥。用时除去头足及鳞片，切成小块，黄酒浸润后烘干用。

【性味归经】咸，平。归肺、肾经。

【功效】补肺益肾，纳气定喘，助阳益精。

【主治】

1.虚喘气促，劳嗽咳血：蛤蚧咸平，为血肉有情之品，平而偏温，温养肺肾，咸以益精血；入肾，壮肾阳，益精血；入肺，补肺气，定喘咳。为肺肾两虚，肾不纳气，久咳虚喘要药，故常用于肺肾两虚，肾不纳气的虚喘气促，劳嗽咳血。

2.阳痿，遗精：有补肾助阳，益精养血之功，常用于肾阳不足，精血亏虚之阳痿，遗精。

【用法用量】3~6g，多入丸散或酒剂。

【使用注意】风寒或实热咳喘者忌服。

核桃仁

胡桃科植物胡桃Juglans regia L.干燥成熟种子。中国各地广泛栽培，华北、西北、东北地区尤多。秋季果实成熟时采收，除去肉质果皮，晒干，再除去核壳和木质隔膜，生用或炒用。

【性味归经】甘，温。归肾、肺、大肠经。

【功效】补肾，温肺，润肠。

【主治】

1.肾阳不足，腰膝酸软，阳痿遗精：核桃仁甘温，归肾、肺经，能补肾固精，用于肾阳不足，腰膝酸软，阳痿遗精。故《食疗本草》云："食之令人能食，通润血脉，骨肉细腻。"

2.虚寒喘嗽：核桃仁甘温，归肾、肺经，具有补肾纳气，温肺定喘之功，故用于肺肾不足，肾不纳气所致的虚寒喘嗽证。

3.肠燥便秘：核桃仁富含油脂，有润肠通便的作用，故可用于老人，虚人，津液不足，肠燥便秘。

【用法用量】6～9g，煎服。

【使用注意】阴虚火旺、痰热咳嗽及便溏者不宜用。

冬虫夏草

麦角菌科真菌冬虫夏草菌Cordyceps sinensis（BerK.）Sacc.寄生在蝙蝠蛾科昆虫幼虫上的子座及幼虫尸体的干燥复合体。主产于四川、青海、西藏等省区。夏初子座出土、孢子未发散时挖取，晒至六七成干，除去似纤维状的附着物及杂质，晒干或低温干燥。

【性味归经】甘，平。归肺、肾经。

【功效】补肾益肺，止血化痰。

【主治】

1.久咳虚喘，劳嗽咳血：冬虫夏草甘平，入肺肾经，平补肺肾，既补肺气，益肺阴，又助肾阳，益精血，兼能止血化痰，正如《本草从新》所言："保肺益肾，止血化痰，已劳嗽。"故可用治肺肾两虚，摄纳无权之久咳虚喘，以及肺肾阴虚之劳嗽咳血。

2.肾虚精亏，阳痿遗精，腰膝酸痛：有助肾阳、益精血、补肾起痿之功，故又常用于肾阳不足，精血亏虚所致的阳痿遗精，腰膝酸痛。

3.病后体虚不复：可补肺肾，益精血，实卫气，固腠理，故适用于病后体虚不复，贫血头晕，自汗畏寒，易感风寒。

【用法用量】3～9g，煎服。

【使用注意】阴虚火旺者，不宜单独使用。

阳起石

硅酸盐类矿物阳起石Actinolite或阳起石石棉Actinolite asbestus的矿石。主产于湖北、河南、山东等地。全年均可采挖。去净泥土、杂质。黄酒淬过，碾细末用。

【性味归经】咸，微温。归肾经。

【功效】温肾壮阳。

【主治】肾阳不足，阳痿不孕，腰膝酸软：阳起石咸微温，能温肾壮阳，强阳起痿，常用于肾阳不足，阳痿，腰膝酸软。

【用法用量】4.5～9g，入多丸剂服。

【使用注意】

1.本品阴虚火旺者忌用。

2.不宜久服。

海马

海龙科动物线纹海马Hippocampus kelloggi Jordan et Snyder、刺海马Hippocampus histrix Kaup、大海马Hippocampus kuda Bleeker、三斑海马Hippocampus trimaculatus Leach或小海马（海蛆）Hippocampus japonicus Kaup的干燥体。其中线纹海马、刺海马、大海马主产于东海和南海，小海马中国沿海均有分布。夏秋二季捕捞，洗净，晒干；或除去皮膜和内脏，晒干。捣碎或碾粉用。

【性味归经】甘、咸，温。归肝、肾经。

【功效】温肾壮阳，散结消肿。

【主治】用于阳痿，遗尿，肾虚作喘，癥瘕积聚，跌仆损伤；外治痈肿疔疮：①海马甘咸性温，为血肉有情之物，功善温肾阳，壮阳道，《本草纲目》谓其："暖水脏，壮阳道"，用治肾阳不足所致的阳痿不举，肾关不固，遗精遗尿等病证的常用药。②补益肾阳，有引火归元、接续真气之功，故又可用于肾阳不足，摄纳无权之虚喘。③入血分，有助阳活血、调气散结而止痛之能，故适用于气滞血瘀，聚而成形之癥瘕积聚、跌仆损伤。④还具有调气活血之功，能使血瘀得散，气滞得通，故用治气血凝滞，营卫不和，经络阻塞，肌肉腐溃之痈肿疔疮。

【用法用量】3～9g，煎服。外用适量，研末敷患处。

【使用注意】阴虚火旺者忌服。

第三节　补血药

补血药是以补血为主要作用，治疗血虚证的药物。这类药多甘温或甘平，主入心肝血分。主治血虚证，症见面色苍白或萎黄，唇爪苍白，眩晕耳鸣，心悸怔忡，失眠健忘，或月经延期、量少色淡，甚至经闭，舌淡，脉细弱等。部分补血药还分别兼有滋肾养肝、滋阴润肺、补益心脾之气等功效，又可用治肝肾阴虚证、阴虚肺燥证或心脾气虚证。

补血药应用时应注意，此类药物多滋腻碍胃，影响消化，故凡湿浊中阻、脘腹胀满、食少便溏者应慎用。必要时可适当配伍健脾消食药，以助运化。

临床常用药物：当归、熟地黄、何首乌、阿胶、白芍、龙眼肉。

当归

伞形科植物当归Angelica sinensis（Oliv.）Diels的干燥根。主产于甘肃。秋末采挖，除去须根和泥沙，待水分稍蒸发后，捆成小把，上棚，用烟火慢慢熏干。切薄片，生用或酒炙用。

【性味归经】甘、辛，温。归肝、心、脾经。

【功效】补血活血，调经止痛，润肠通便。

【主治】

1.血虚萎黄，眩晕心悸：当归甘温质润，入肝心血分，为补血要药。适用于血虚诸证。因又能辛散活血，故对血虚、血滞之证有兼顾之效，常与熟地黄、白芍、川芎等补血活血之品同用。

2.月经不调，经闭痛经：既甘温补血，又辛散活血，并有调经止痛之功，为妇科补血活血、调经止痛的要药。凡是血虚、血滞，气血不和，冲任失调的月经不调、经闭、痛经等证，均可应用，常与熟地黄、白芍、川芎等补血、活血、调经药同用。

3.虚寒腹痛，风湿痹痛：补血活血，兼能散寒止痛，故可用治血虚、血瘀、血寒诸痛症。如治虚寒腹痛，常与桂枝、白芍、炙甘草等温补气血、缓急止痛药同用；治血瘀心腹刺痛以及跌打损伤、瘀血肿痛，常与丹参、乳香、没药等活血祛瘀止痛药同用；治产后腹痛、恶露不下，常与红花、桃仁、川芎等活血祛瘀药同用；治风湿痹证，关节疼痛，常与羌活、桂枝、秦艽等祛风湿、通络止痛药同用。

4.痈疽疮疡：既能活血消肿止痛，又能补血生肌，亦为外科治痈疽疮疡的常用药。治疮疡初期，红肿热痛，常与金银花、天花粉、赤芍等清热解毒、活血消肿药同用；治痈疽脓成不溃，常与黄芪、炮山甲、皂角刺等药同用，以补托排脓；用治痈疽溃后，久溃不敛，常与黄芪、人参、肉桂等药同用，以补托生肌敛疮。

5.肠燥便秘：能养血润肠通便，故适宜于血虚肠燥便秘证，常与熟地黄、火麻仁、肉苁蓉等养血润肠药同用。

6.还有一定的平喘作用，可用治肺气壅遏的喘咳。

7.跌仆损伤：用于经闭痛经，风湿痹痛，跌仆损伤。

【用法用量】用法用量6~12g，煎服。酒当归活血通经。

【使用注意】湿盛中满，大便泄泻者忌服。

熟地黄

玄参科植物地黄Rehmannia glutinosa Libosch.块根的炮制加工品。取生地黄（见地黄）酒炖法炖至酒吸尽，取出，晾晒至外皮黏液稍干时，切厚片或块，干燥，即得；或酒蒸法蒸至黑润，取出，晒至约八成干，切厚片或块，干燥，即得。

【性味归经】甘，微温。归肝、肾经。

【功效】补血滋阴，益精填髓。

【主治】

1.血虚萎黄，心悸怔忡，月经不调，崩漏下血：熟地黄甘温滋润，为养血补虚、调经固崩的要药。故善治血虚心肝失养，面色萎黄或苍白，眩晕耳鸣，心悸失眠以及月经不调、崩漏等，常与当归、白芍、酸枣仁等养血调经、安神药同用。

2.肝肾阴虚，腰膝酸软，骨蒸潮热，盗汗遗精，内热消渴：熟地黄质润入肾、肝经，善能滋补肾肝之阴，亦为补肾阴的要药。用治肝肾阴虚所致的腰膝酸软，骨蒸潮热，盗汗心烦，多梦遗精，内热消渴等，常与山茱萸、山药、龟甲等滋补肝肾药同用。

3.眩晕耳鸣，须发早白：能补血滋阴，生精填髓，还可用治肝肾精血亏虚的腰膝酸软，眩晕耳鸣，健忘早衰，须发早白等，常与制首乌、菟丝子、枸杞子等补肝肾、益精血药同用。

【用法用量】9~15g，煎服。

【使用注意】

1.本品性质滋腻，有碍消化，凡脾胃虚弱，脘腹胀满，食少便溏以及气滞痰多者忌服。

2.重用久服宜与陈皮、砂仁等同用，以免滋腻碍胃。

白芍

毛茛科植物芍药Paeonia lactiflora Pall.的干燥根。主产于浙江、安徽。夏秋二季采挖，洗净，除去头尾和细根，置沸水中煮后除去外皮或去皮后再煮，晒干。切薄片。生用、清炒用或酒炙用。

【性味归经】苦、酸，微寒。归肝、脾经。

【功效】养血调经，敛阴止汗，柔肝止痛，平抑肝阳。

【主治】

1.血虚萎黄，月经不调：甘能补虚，酸能收敛，有补血敛阴，调经止崩之功，故可用治肝血亏虚，面色萎黄，眩晕心悸，月经不调，崩中漏下等症，常与熟地黄、当归、阿胶等养血调经药同用。

2.胁痛，腹痛：白芍甘补酸收，主入肝经，能补血柔肝，缓急止痛，善治血虚肝旺，气郁胁痛以及肝脾不和脘腹挛急疼痛或肝血不足，筋脉失养的四肢挛急作痛，常与甘草同用，以增强缓急止痛之效。

3.自汗，盗汗：能敛阴止汗，适用于虚汗证。治气虚自汗，常与黄芪、白术等益气固表药同用；治疗外感风寒，营卫不和的自汗恶风，常与桂枝同用以发散风寒、调和营卫；治疗阴虚盗汗，常与五味子、知母、牡蛎等养阴清热敛汗药同用。

4.四肢挛痛，头痛眩晕：白芍酸敛肝阴，苦降肝阳，用治肝阳上亢的头痛眩晕等症，常与生地黄、代赭石、牡蛎等滋阴、潜阳药同用。

【用法用量】6～15g，煎服。

【使用注意】不宜与藜芦同用。

阿胶

马科动物驴Equus asinus L.的干燥皮或鲜皮经煎煮，浓缩制成的固体胶。主产于山东。捣成碎块用，或用蛤粉或蒲黄烫至成阿胶珠用。

【性味归经】甘，平。归肺、肝、肾经。

【功效】补血滋阴，润燥，止血。

【主治】

1.血虚萎黄，眩晕心悸，肌痿无力，心烦不眠，虚风内动：阿胶甘平滋润，为血肉有情之品，为补血之佳品，常用治血虚面色萎黄，头晕目眩，心悸乏力等症，单用本品即效，若与当归、白芍、熟地黄等补血药同用，则效果更佳。治心阴不足，心火偏亢，心烦不眠，常与鸡子黄、白芍、黄连等养阴清心之品同用。治肝肾阴虚，虚风内动，手足瘛疭，常与生地黄、白芍、石决明、钩藤等同用，以滋阴潜阳息风。

2.肺燥咳嗽：阿胶味甘质润，入肺、肝、肾经，能滋养肺心肝肾阴，尤以滋阴润肺之功见长。治阴虚肺燥，干咳痰少或无痰，常与麦冬、川贝母、天冬等养阴润肺、化痰止咳之品同用。

3.劳嗽咳血，吐血尿血，便血崩漏，妊娠胎漏：阿胶味甘质黏，亦有较好的止血作用，对咳血、吐血、尿血、便血、崩漏下血或妊娠下血等多种出血证均有良好的疗效。

【用法用量】3～9g，烊化兑服。

【使用注意】本品性滋腻，有碍消化，脾胃虚弱者慎用。

何首乌

蓼科植物何首乌Polygonum multiflorum Thunb.的干燥块根。主产于河南、湖北、广东、广西、贵州。秋冬二季叶枯萎时采挖，削去两端，洗净，切厚片或块，干燥。

【性味归经】苦、甘、涩，微温。归肝、心、肾经。

【功效】解毒，消痈，截疟，润肠通便。

【主治】

1.疮痈，瘰疬，风疹瘙痒：长于解毒消痈，故可用治痈疽疮疡、瘰疬结核等证，常与金银花、连翘、夏枯草等清热解毒、消痈散结之品同用。

2.久疟体虚：既能截疟，又略兼补益，用治久疟而气血两虚者，常与人参、当归、陈皮等同用，共收补虚截疟之效。

3.肠燥便秘：能润肠通便，兼具补益精血之功，故适宜于年老体弱、久病、产后、血虚津亏的肠燥便秘，常与当归、肉苁蓉、火麻仁等养血润肠之品同用。

【用法用量】3～6g，煎服。

【使用注意】湿痰较重，大便溏泄者不宜用。

附

制何首乌：何首乌的炮制加工品。取何首乌片或块，照炖法用黑豆汁拌匀，置非铁质的适宜容器内，炖至汁液吸尽；或照蒸法清蒸或用黑豆汁拌匀后蒸，蒸至内外均呈棕褐色，或晒至半干，切片，干燥。苦、甘、涩，微温。归肝、心、肾经。功能补肝肾，益精血，乌须发，强筋骨，化浊降脂。适用于血虚萎黄，眩晕耳鸣，须发早白，腰膝酸软，肢体麻木，崩漏带下，高脂血症。6～12g，煎服。

龙眼肉

无患子科植物龙眼Dimocarpus longan Lour.的假种皮。主产于广东、广西、福建。夏秋二季采收成熟果实，干燥，除去壳、核，晒至干爽不黏。生用。

【性味归经】甘，温。归心、脾经。

【功效】补益心脾，养血安神。

【主治】

1.气血不足，心悸怔忡，健忘失眠：龙眼肉甘温补益，归心、脾经，能够补心安神，养血益脾，且既不滋腻，又不壅滞，为性质平和的滋补良药。故适用于思虑过度，劳伤心脾所致的惊悸怔忡、失眠健忘，食少体倦等，常与人参、当归、酸枣仁等同用，以补益心脾，养血安神。

2.血虚萎黄：有补益气血功效，且甘甜平和，宜于久服。亦常用治气血亏虚所致的倦怠乏力，少气懒言，自汗，面色萎黄或苍白等，可单用本品加白糖蒸熟，开水冲服；或配合其他益气补血药同用。

【用法用量】9~15g，煎服。

【使用注意】湿盛中满或有停饮、痰、火者忌服。

第四节　补阴药

补阴药是以补阴为主要作用，治疗阴虚证的药物，其多甘寒，可以补益清热，以补养阴液、生津润燥为主要作用。

主治各种阴虚证，由于药物的归经各不相同，分别适用于肺阴虚、胃阴虚、肝阴虚、肾阴虚、心阴虚等，部分补阴药兼有清肺热、清胃火、清虚热、清心除烦、润肠通便等功效，又可用治肺热咳嗽、胃热干呕、阴虚烦热、心悸怔忡、虚烦、大便秘结等。

此类药物大多甘寒滋腻，脾胃虚弱、痰湿内阻、腹满便溏者慎用。

临床常用药物有北沙参、南沙参、麦冬、天冬、玉竹、石斛、黄精、百合、枸杞子、女贞子、墨旱莲、桑椹、龟甲、鳖甲、黑芝麻等。

北沙参

伞形科植物珊瑚菜Glehnia littoralis Fr.Schmidt ex Miq.的干燥根。主产于山东、河北、辽宁、江苏等地。夏秋两季采挖根部，除去须根，洗净，稍晾，置沸水中烫后，除去外皮，晒干或烘干，切段，生用。

【性味归经】甘、微苦，微寒。归肺、胃经。

【功效】养阴清肺，益胃生津。

【主治】

1.肺热燥咳，劳嗽痰血：北沙参质润，味甘而微苦，主入肺经，长于养肺阴、润肺燥，性微寒，兼能清肺热，《本草从新》谓其"专补肺阴，清肺火，治久咳肺痿"。主治阴虚肺燥之干咳少痰或无痰、痰中带血、咽干音哑等，常与养阴润燥、化痰止咳之品配伍，如麦冬、天冬、知母等同用，以增强疗效。

2.胃阴不足，热病津伤，咽干口渴：入胃经，善补胃阴、生津液，兼能清胃热，常用于外感热病伤阴或久病伤阴，胃阴亏虚之口燥咽干、胃脘隐痛、呕吐、舌红少津等，可单用或配伍麦冬、石斛、玉竹等养胃生津之品。

【用法用量】5~12g，煎服，鲜品15~30g。

【使用注意】

1.风寒咳嗽、寒饮喘咳及脾胃虚寒者慎服。

2.不宜与藜芦同用。

南沙参

桔梗科植物轮叶沙参Adenophora tetraphylla（Thunb.）Fisch.或沙参Adenophora stricta Miq.的干燥根。主产于贵州、江苏、浙江等地。春秋两季采挖，除去须根，洗后趁鲜刮去粗皮，洗净，干燥，生用。

【性味归经】甘，微寒。归肺、胃经。

【功效】养阴清肺，益胃生津，化痰，益气。

【主治】

1.肺热燥咳，阴虚劳嗽，干咳痰黏：入肺经，甘润能补肺阴、润肺燥，性偏微寒，兼能清肺热，力略逊于北沙参，有一定的化痰作用，适用于肺燥痰黏，咳痰不利者。常与川贝母、百部、阿胶等养阴润肺、化痰止咳药配伍，治疗阴虚肺燥之干咳少痰或无痰，甚或痰中带血、音哑者。

2.胃阴不足，食少呕吐，气阴不足，烦热口干：入胃经，味甘能养胃阴、生津液、清胃热，清胃热的功效不如北沙参，但能补胃气，对于胃气阴俱虚之证，有气阴双补之功。治疗胃气阴不足之口燥咽干、大便秘结、饥不欲食、舌红少津，常与麦冬、生地黄、玉竹等养胃阴、生津清热之品配伍。

【用法用量】9~15g。

【使用注意】不宜与藜芦同用。

麦冬

百合科植物麦冬Ophiopogon japonicus（L.f）Ker-Gawl.的干燥块根。主产于浙江、四川、贵州等地。夏季采挖，洗净，反复暴晒、堆置，至七八成干，除去须根，干燥，生用。

【性味归经】甘，微苦，微寒。归心、肺、胃经。

【功效】养阴生津，润肺清心。

【主治】

1.肺燥干咳，阴虚痨嗽，喉痹咽痛：麦冬甘寒入肺，善养肺阴、润肺燥，苦寒入肺兼能清肺热。治疗燥热伤肺之干咳少痰、咽干口燥，常与北沙参、天花粉、玉竹等养阴润肺之品同用。治疗温燥伤肺，身热咳喘、鼻燥咽干，常配伍桑叶、石膏、枇杷叶等以清燥润肺、益气养阴。

2.津伤口渴：麦冬质润味甘，微苦而性微寒，主入胃经，长于养胃阴、生津液，兼能清胃热，为治胃阴不足诸证佳品。治疗燥热伤阴之口干舌燥，常与生地黄、玉竹、北沙参等养阴生津之品配伍。

3.肠燥便秘：治肠燥津枯便秘，常配伍生地黄、玄参以养阴清热、润肠通便。

4.内热消渴：治疗内热消渴，常与天花粉、葛根、乌梅等养阴、清热、生津药同用。

5.心烦失眠：入心经，善养阴清心而除烦安神。治疗心阴血不足之虚烦、失眠健忘、心悸怔忡等症，常与生地黄、酸枣仁、当归等养阴安神之品配伍。治疗热伤心营，神烦少寐，常配伍生地黄、玄参、黄连等清营解毒、凉血养阴之品。

【用法用量】6～12g。

【使用注意】外感风寒、痰湿咳嗽、脾胃虚寒泄泻者慎用。

天冬

百合科植物天冬Asparagus cochinchinensis（Lour.）Merr.的干燥块根。主产于贵州、广西、四川等地。秋冬两季采挖，洗净，除去茎基和须根，置沸水中煮或蒸至透心，趁热除去外皮，洗净，干燥，生用。

【性味归经】甘、苦，寒。归肺、肾经。

【功效】养阴润燥，清肺生津。

【主治】

1.肺燥干咳，顿咳痰黏：天冬甘润苦寒，主入肺经，能养肺阴、润肺燥，其清肺热之力较麦冬为强。治疗燥热咳嗽，常与浙贝母、瓜蒌、知母等清肺润燥化痰之品同用。治疗阴虚有热之干咳少痰或痰中带血、咽痛音哑等，常与麦冬、川贝母、北沙参等养阴清肺、润肺止咳之品同用。

2.腰膝酸痛，骨蒸潮热：入肾经，能滋肾阴，降虚火。治疗肾虚火旺，腰膝酸痛、眩晕耳鸣、骨蒸潮热，常与熟地黄、牛膝、知母等滋阴降火之品配伍。

3.内热消渴，热病津伤，咽干口渴：天冬有一定的益胃阴、生津液作用，性寒，兼能清胃热。治疗内热消渴，或热病伤津之口渴，常配伍人参、生地黄、天花粉等养阴清热、生津止渴之品。

4.肠燥便秘：天冬味甘多汁，滋阴润燥而滑肠通便。治疗热邪伤津之肠燥便秘，常与当归、生地黄、玄参等清热养阴、润肠生津之品同用。

【用法用量】6～12g，煎服。

【使用注意】本品甘寒滋腻，脾胃虚寒、痰湿内盛或外感风寒咳嗽者忌用。

玉竹

百合科植物玉竹Polygonatum odoratum（Mill.）Druce的干燥根茎。主产于湖南、浙江、河南等地。秋季采挖，除去须根，洗净，晒至柔软后，反复揉搓、晾晒至无硬心，晒干；或蒸透后，揉至半透明，晒干，生用。

【性味归经】甘，微寒。归肺、胃经。

【功效】养阴润燥，生津止渴。

【主治】

1.肺燥咳嗽：玉竹甘润，主入肺经，能养肺阴、润肺燥，性微寒，兼能清肺热。治疗阴虚肺燥之干咳少痰、声音嘶哑等，常与麦冬、北沙参、天花粉等养阴润燥之品同用。

2.肺胃阴伤，咽干口渴，内热消渴：入胃经，质润多汁，善益胃阴、生津止渴。治疗燥热伤阴，口干舌燥、饥不欲食，常配伍麦冬、北沙参等养胃生津止渴药。治疗阴虚消渴，常与天花粉、石斛、葛根等清热养阴、生津止渴之品同用。

3.燥热咳嗽：补而不腻，养阴而不敛邪。治疗阴虚外感之身热、微恶风寒、干咳少痰、心烦口干，常配伍薄荷、淡豆豉、桔梗等疏散透热之品。

【用法用量】6～12g。

【使用注意】无特殊禁忌。

石斛

兰科植物金钗石斛Dendrobium nobile Lindl.、鼓槌石斛Dendrobium chrysotoxum Lindl.或流苏石斛Dendrobium fimbriatum Hook.的栽培品及其同属植物近似种的新鲜或干燥茎。主产于贵州、云南、四川等地。全年均可采收，鲜用者除去根及泥沙；干用者采收后，除去杂质，用开水略烫或烘软，再边搓边烘晒，至叶鞘搓净，干燥，生用或鲜用。

【性味归经】甘，微寒。归胃、肾经。

【功效】益胃生津，滋阴清热。

【主治】

1.热病津伤，口干烦渴，胃阴不足，食少干呕：石斛味甘而性微寒，主入胃经，善益胃阴、生津液，兼能清胃热，为治胃阴不足之要药。治疗热病伤津，胃热口渴较轻者，可单用煎汤代茶饮。治疗胃阴不足，咽干口渴、舌红少津等，常与麦冬、北沙参、山药等养胃益阴生津之品同用。

2.病后虚热不退，阴虚火旺，骨蒸劳热，筋骨痿软：入肾经，能滋肾阴，兼能降虚火。治疗肾虚火旺，骨蒸潮热，常与生地黄、黄柏、地骨皮等滋肾阴、退虚热之品同用。治疗肾阴不足，腰膝酸软、筋骨无力，常与熟地黄、牛膝、杜仲等补肝肾、强筋骨之品同用。

3.目暗不明：治疗肾阴亏虚，目暗不明者，常与熟地黄、枸杞子、菟丝子等滋阴益精明目之品同用。

【用法用量】6~12g；鲜品15~30g。入复方宜先煎，单用可久煎。

【使用注意】无。

黄精

百合科植物滇黄精Polygonatum kingianum Coll.et Hemsl.、黄精Polygonatum sibiricum Red.或多花黄精Polygonatum cyrtonema Hua的干燥根茎。按形状不同，习称"大黄精""鸡头黄精""姜形黄精"。主产于云南、贵州、湖南等地。春秋两季采挖，除去须根，洗净，置沸水中略烫或蒸至透心，干燥，生用、酒炖或酒蒸用。

【性味归经】甘，平。归脾、肺、肾经。

【功效】补气养阴，健脾，润肺，滋肾。

【主治】用于脾胃气虚，体倦乏力，胃阴不足，口干食少，肺虚燥咳，劳嗽咳血，精血不足，腰膝酸软，须发早白，内热消渴。①黄精甘平质润，入脾经，既能养脾胃之阴，又能补脾胃之气，为治脾胃虚弱的佳品。治疗脾胃阴虚，饥不欲食、口干，常与北沙参、麦冬、石斛等益胃生津之品配伍。治疗脾胃气虚，食欲不振、倦怠乏力，常与党参、白术、茯苓等益气健脾之品同用。②入肺经，能养肺阴、补肺气、润肺燥。治疗肺阴虚之干咳少痰、短气乏力，常与百部、北沙参、川贝母等养阴润肺止咳之品同用。治疗燥邪伤肺，常与桑叶、苦杏仁等轻宣润燥止咳之品同用。③又入肾经，能滋补肾阴。治疗肾精不足之腰膝酸软、头晕耳鸣、须发早白、视物昏花，常与枸杞子、女贞子、熟地黄等补肾益精填髓之品同用。④能补肺脾肾三脏之气，又能滋阴润燥，为治消渴常用药。治疗阴虚消渴，常与天花粉、石斛、山药等养阴生津之品同用。

【用法用量】9~15g，煎服。

百合

百合科植物卷丹Lilium lancifolium Thunb.、百合Lilium brownii F.E.Brown var.viridulum Baker或细叶百合Lilium pumilum DC.的干燥肉质鳞叶。中国大部分地区均有分布，主产于浙江、江苏、安徽等地。秋季采挖，洗净，剥取鳞叶，置沸水中略烫，干燥，生用或蜜炙用。

【性味归经】甘，寒。归心、肺经。

【功效】养阴润肺，清心安神。

【主治】

1.阴虚燥咳，劳嗽咳血：百合质润，甘补寒清，主入肺经，善养肺阴、润肺燥、清肺热，兼能祛痰止咳。治疗阴虚燥咳，少痰或无痰，甚痰中带血，常与麦冬、川贝母、紫菀等养阴润肺、化痰止咳之品同用。

2.虚烦惊悸，失眠多梦，精神恍惚：入心经，能清心安神。治疗阴虚内热之精神恍惚、虚烦惊悸、失眠多梦等心神不安，常与知母、生地黄、酸枣仁等清热养阴、宁心安神之品同用。

【用法用量】6~12g，煎服。

【使用注意】无特殊禁忌。

枸杞子

茄科植物宁夏枸杞Lycium barbarum L.的干燥成熟果实。主产于宁夏、甘肃、内蒙古等地。夏秋两季果实呈红色时采收，热风烘干，除去果梗，或晾至皮皱后，晒干，除去果梗，生用。

【性味归经】甘，平。归肝、肾经。

【功效】滋补肝肾，益精明目。

【主治】

1.虚劳精亏，腰膝酸软，眩晕耳鸣，阳痿遗精：枸杞子味甘质润，主入肝肾经，善补肝肾、益精血。治疗肝肾亏虚，精血不足之腰膝酸软、眩晕耳鸣、须发早白等，常与当归、制首乌、黄精等滋肾养肝、益精血之品同用。

2.目昏不明：长于补肝肾、益精血，有较好的明目之功。治疗肝肾亏虚之视物昏花、目暗不明，常与熟地黄、山茱萸、菊花等补肝肾明目之品同用。

3.内热消渴，血虚萎黄：有滋肾、生津止渴之功。治疗阴虚消渴，可单用本品蒸熟嚼食，亦常配伍山药、麦冬、天花粉等滋阴生津止渴之品同用。

4.失眠、烦躁：枸杞子入肝经血分，有补血功效。治疗血虚证之面色萎黄、失眠多梦、烦躁不安等，常与当归、龙眼肉、酸枣仁等养血安神药同用。

【用法用量】6~12g，煎服。

【使用注意】无特殊禁忌。

女贞子

木犀科植物女贞Ligustrum lucidum Ait.的干燥成熟果实。主产于浙江、江苏、湖南等地。冬季果实成熟时采收，除去枝叶，稍蒸或置沸水中略烫后，干燥；或直接干燥，生用、酒炖或酒蒸用。

【性味归经】甘、苦，凉。归肝、肾经。

【功效】滋补肝肾，明目乌发。

【主治】

1.肝肾阴虚，眩晕耳鸣，腰膝酸软，须发早白，目暗不明：女贞子甘补而性凉，善滋补肝肾，为清补之品，药力平和，须缓慢取效。治疗肝肾亏虚，腰膝酸软、眩晕耳鸣、须发早白，常与墨旱莲相须为用，以补益肝肾。治疗肝肾阴虚，精血不足之视物昏花、目暗不明，常与枸杞子、菟丝子、熟地黄等补肝肾、明目之品同用。

2.内热消渴，骨蒸潮热：苦泄凉清，既补肝肾阴，又能退虚热。治疗阴虚有热之骨蒸潮热、心烦，常与生地黄、知母、地骨皮等滋阴、清虚热之品同用。

【用法用量】6～12g，煎服。

【使用注意】无特殊禁忌。

墨旱莲

菊科植物鳢肠Eclipta prostrata L.的干燥地上部分。主产于江苏、浙江、江西等地。花开时采割，晒干，生用。

【性味归经】甘、酸，寒。归肾、肝经。

【功效】滋补肝肾，凉血止血。

【主治】

1.肝肾阴虚，牙齿松动，须发早白，眩晕耳鸣，腰膝酸软：墨旱莲味甘能补，入肝肾经，有滋补肝肾阴的功效。治疗肝肾亏虚，牙齿松动、须发早白、眩晕耳鸣、腰膝酸软，常与女贞子相须为用，以滋补肝肾。

2.阴虚血热吐血、衄血、尿血，血痢，崩漏下血，外伤出血：墨旱莲性寒入血分，善凉血止血，又能滋阴。治疗阴虚血热出血之咯血、衄血、便血、尿血、崩漏等，常与生地黄、白茅根、蒲黄等凉血止血药同用。

【用法用量】6～12g，煎服；外用鲜品适量。

【使用注意】无特殊禁忌。

桑椹

桑科植物桑Morus alba L.的干燥果穗。主产于浙江、江苏、四川等地。4～6月果实变红时采收，晒干，或略蒸后晒干，生用。

【性味归经】甘、酸，寒。归心、肝、肾经。

【功效】滋阴补血，生津润燥。

【主治】

1.肝肾阴虚，眩晕耳鸣，心悸失眠，须发早白：桑椹味甘，主入心、肝、肾经，有滋阴补血功效。治疗肝肾不足、阴血亏虚之眩晕耳鸣、腰膝酸软、须发早白、心悸失眠等，可单用，也常与制首乌、女贞子等滋补阴血药同用。

2.津伤口渴，内热消渴：桑椹能滋阴补液，生津止渴。治疗津伤口渴，内热消渴，常配麦冬、石斛等滋阴生津之品。

3.肠燥便秘：能润燥滑肠。治疗津亏血虚之肠燥便秘，可单用，或与肉苁蓉、黑芝麻等养血润肠之品同用。

【用法用量】9～15g，煎服。

【使用注意】脾胃虚寒便溏者慎用。

龟甲

龟科动物乌龟Chinemys reevesii（Gray）的背甲及腹甲。主产于湖北、江苏、安徽、浙江等地。全年均可捕捉，以秋冬两季为多，捕捉后杀死，或用沸水烫死，剥取背甲及腹甲，除去残肉，晒干，生用或醋炙用。

【性味归经】咸、甘，微寒。归肝、肾、心经。

【功效】滋阴潜阳，益肾强骨，养血补心，固经止崩。

【主治】

1.阴虚潮热，骨蒸盗汗，头晕目眩，虚风内动：龟甲味咸，入肝肾经，质重沉降，善滋肝肾阴而清虚热、潜肝阳、息肝风。治疗阴虚内热，骨蒸潮热、盗汗、遗精，常与熟地黄、黄柏、知母等同用，以滋阴降火。治疗肝肾阴虚，肝阳偏亢，头晕目眩，常与生鳖甲、生牡蛎等同用，以增强滋阴潜阳之功。治疗阴虚风动，手足蠕动，常与阿胶、牡蛎、鳖甲等滋阴息风药同用。

2.筋骨痿软，心虚健忘：为血肉有形之品，善滋养补血，益肾健骨。治疗肾虚之腰膝酸软、筋骨无力，常与熟地黄、杜仲、牛膝等补肝肾、强筋骨之品同用。入心经，能养血补心安神。治疗心血不足，心神失养之惊悸、失眠、健忘、多梦等，常与龙骨、远志、石菖蒲等养心安神药同用。

3.崩漏经多：善滋补肝肾阴以固冲任，性微寒，兼能止血。治疗阴虚血热、冲任不固之崩漏、月经过多，常与生地黄、白芍、黄芩等滋阴清热、凉血止血之品同用。

【用法用量】9～24g，煎服，先煎。

【使用注意】脾胃虚寒者及孕妇禁服。

鳖甲

鳖科动物鳖Trionyx sinensis Wiegmann的背甲。主产于湖北、湖南、江苏等地。全年均可捕捉，以秋冬两季为多，捕捉后杀死，置沸水中烫至背甲上的硬皮能剥落时，取出，剥取背甲，除去残肉，晒干，生用或醋炙用。

【性味归经】咸，微寒。归肝、肾经。

【功效】滋阴潜阳，退热除蒸，软坚散结。

【主治】

1.阴虚发热，骨蒸劳热：鳖甲为血肉有形之品，质重沉降，性寒，主入肝肾经，善滋阴潜阳息风，为清虚热要药。治疗阴虚发热，骨蒸潮热，常与秦艽、知母、青蒿等清虚热之品同用。

2.阴虚阳亢，头晕目眩，虚风内动：常与生地黄、牡蛎、菊花等滋阴潜阳之品同用，治疗阴虚阳亢，头晕目眩。治疗阴虚风动，手足瘛疭，常配伍牡蛎、阿胶、生地黄等滋阴息风之品。

3.经闭，癥瘕，久疟疟母：鳖甲味咸，能软坚散结。治疗经闭，癥瘕，久疟疟母，常与大黄、桃仁、土鳖虫等活血消癥之品同用。

【用法用量】9～24g，煎服，打碎先煎。生用滋阴潜阳；醋炙软坚散结。

【使用注意】孕妇不宜应用。

（曲佳琳）

第二十四章　收涩药

收涩药是以收涩固涩为主要功效，用以治疗各种滑脱不禁病证为主的药物。

此类药物味多酸涩，性温或平，主归肺、脾、肾、大肠经，长于固涩收敛，用酸涩以敛其耗散、固滑脱。分别具有固表止汗、敛肺止咳、涩肠止泻、固精缩尿、收敛止血、固崩止带等作用。

收涩药主要作用于正气虚损、固涩无权而至的机体精微物质外泄的病证，临床表现为自汗、盗汗、久咳虚喘、久泻、久痢、遗精、滑精、遗尿、尿崩、崩带不止等。

收涩药根据其药性及临床应用的不同，可分为固表止汗药、敛肺涩肠药、固精缩尿止带药3类。

收涩药用于治疗正气虚衰的滑脱证皆因正气虚弱、固摄无力所致，治疗乃属于治病之标。因此临床应用此类药时，常与补益类药物配伍，以达到标本兼顾。

因其药性酸涩敛邪，凡表邪未解，湿热内蕴所致之泻痢、带下、血热出血，以及郁热未清者，均不宜单用收涩药。在祛邪方中使用时，要注意避免"闭门留寇"。

第一节　固表止汗药

固表止汗药是以止汗为主要功效，用于治疗自汗、盗汗的药物。

固表止汗药应用时应该注意的是，对于气分热盛、表证、营卫不和等实邪所致汗出之证，应以祛邪药物治疗为主，一般不宜使用此类药物。

临床常用药物有麻黄根、浮小麦、糯稻根须等。

麻黄根

麻黄科植物草麻黄Ephedra sinica Stapf或中麻黄Ephedra intermedia Schrenk et C.A.Mey.的干燥根和根茎。主产于山西、河北、甘肃、内蒙古、新疆等地。秋末采挖，除去残茎、须根和泥沙，干燥，切段生用。

【性味归经】甘、涩，平。归心、肺经。

【功效】固表止汗。

【主治】自汗，盗汗：麻黄根甘平而涩，入肺经而能行肌表、实卫气、固腠理、闭毛窍，为敛肺固表止汗之要药。不论自汗、盗汗皆可应用，用于气虚不能卫外，肌表不固，少气乏力而自汗；阴虚潮热盗汗；产后气血不足而虚汗不止。麻黄根还可研细末，单用或配伍其他敛汗药，外扑以止汗。用药时要考虑具体病情，随证配伍使用能收敛固涩止汗，适用于多种汗证。

【用法用量】3～9g，煎服。外用适量，研粉撒扑。

【使用注意】收敛固涩之性甚强，功专止汗，故有表邪者忌用。

浮小麦

禾本科植物小麦Triticum aestivum L.干燥轻浮瘦瘪未成熟的颖果。中国各地均产。收获时扬起其轻浮干瘪者，或以水淘之，收集浮起者，晒干。生用或炒用。

【性味归经】甘、咸，凉。归心经。

【功效】益气，止汗，除热。

【主治】

1.自汗，盗汗：浮小麦味甘性凉，其质轻浮，气味俱薄，主入心经，能益心气，敛心液，重在敛汗，善于走表实腠理，固皮毛，为固表实卫，养心敛汗之佳品，盗汗自汗均可止。浮小麦与麻黄根配伍：麻黄根甘平，入肺经，可实表止汗。因其性善行周身肌表，引药至卫分而固腠理是也；浮小麦药性平和，甘能益气，凉可除热，入心经，盖汗为心之液，养心退热，故其能益气除热，凉心止汗。二药伍用，相互促进，益气养心，清热凉气，固表止汗功效益彰。适用于体虚多汗，自汗诸症以及阴虚有热盗汗等症。

2.阴虚发热，骨蒸劳热：浮小麦重在益气除热，其止汗功效并非收敛所致。还能益气阴，敛浮火，除虚热，故又可用于阴虚发热、骨蒸劳热等证。

【用法用量】15～30g，煎服。3～5g，研末服。

【使用注意】表邪未尽、汗出者忌用。

糯稻根须

禾本科植物糯稻Oryza sativa L.var.glutinosa Matsum的干燥根及茎基。中国各地均产。糯稻收割后采收，采收后除去残茎，洗净，晒干，切段生用。

【性味归经】甘，平。归肺、胃、肾经。

【功效】固表止汗，退虚热，益胃生津。

【主治】

1.自汗，盗汗：糯稻根须味甘性平，主入肺、胃、肾经，能行肌表、实卫气、固腠理、闭毛窍，止汗出，故自汗、盗汗均可用。糯稻根须配伍黄芪：糯稻根须甘平，功专固表止汗，退虚热；黄芪甘温，补气升阳，益卫固表，利水消肿。两药伍用，一方面能益卫固表，同时又兼能利水消肿，适用于水肿见肌表不固，表虚自汗等证。

2.阴虚发热，病后虚热，咽干口渴：能退虚热，入胃经可益胃生津，故可用于病后虚热，咽干口渴。

【用法用量】煎服，15～30g。

【使用注意】

1.本品药性平和，多配伍使用。

2.表证无汗出者慎用。忌食辛辣食物。

第二节　敛肺涩肠药

敛肺涩肠药是以敛肺止咳喘和涩肠止泻痢的功效为主要功效，治疗久咳虚喘、久泻、久痢的药物。此类药物主入肺经或大肠经。

敛肺止咳喘，即收敛肺气以制止咳嗽喘息，主要用于肺虚咳喘，久治不愈，或肺肾两虚，摄纳无权的虚喘证；涩肠止泻痢，即固涩大肠以制止泄泻、痢疾，多用于大肠虚寒不能固摄或脾肾虚寒所致的久泻、久痢。治久咳虚喘者，若属肺虚，加补肺益气药；如为肾虚，加补肾纳气药。治久泻、久痢兼脾肾阳虚者，则配温补脾肾药；若兼气虚下陷者，则配补气升提药；若兼脾胃气虚者，则配补益脾胃药。此类药物酸涩收敛有敛邪之弊，属敛肺止咳之品，忌用于外邪束肺、痰多壅肺等所致的咳喘实证；属涩肠止泻之品，忌用于热毒泻痢，湿热泻痢，伤食腹泻等实证泄泻、痢疾。若久咳虚喘或泻痢日久而余邪未尽者，不宜单独使用，需兼顾祛邪。

临床常用药物有乌梅、五味子、五倍子、肉豆蔻、诃子、赤石脂、禹余粮、罂粟壳、石榴皮等。

乌梅

蔷薇科植物梅Prunus mume（Sieb.）Sieb.et Zucc.的干燥近成熟果实。主产于四川、浙江、福建。夏季果实近成熟时采收，低温烘干后闷至皱皮，色变黑时即成。去核生用或炒炭用。

【性味归经】酸、涩、平。归肝、脾、肺、大肠经。

【功效】敛肺，涩肠，生津，安蛔。

【主治】

1.肺虚久咳：乌梅味酸而涩，其性收敛，入肺经，能敛肺气、止咳嗽。主要用于肺虚久咳少痰或干咳无痰证。临床常与罂粟壳、杏仁等配伍同用。

2.久泻久痢：乌梅酸涩入大肠经，有较强的涩肠止泻痢作用，是治疗久泻、久痢的常用药。用于久泻，可与肉豆蔻、诃子等同用。若治久痢而湿热邪毒未尽，便脓血者，取其涩肠止痢之功，配伍清热燥湿解毒之黄连同用。

3.虚热消渴：乌梅味酸性平，善能生津液、止烦渴。用于虚热消渴和暑热伤津口渴，可单用煎服，或与天花粉、麦冬、人参等同用。

4.蛔厥呕吐腹痛：蛔虫得酸则伏，乌梅味酸，具有安蛔止痛、和胃止呕的功效，为安蛔良药。适用于因寒热错杂，令蛔虫躁动不安所致的蛔厥病证，见腹痛、呕吐、四肢厥冷等症，常配伍黄连、花椒、干姜等同用。

5.乌梅炒炭后，涩重于酸，收敛力强，能止血，固冲止漏，可用于崩漏，便血，尿血，咯血等；外敷能消疮毒，平胬肉。

【用法用量】6～12g，煎服。一般生用，止血宜炒炭用。外用适量，捣烂或炒炭研末外敷。

【使用注意】表邪未解或内有实热积滞者均不宜服。

五味子

木兰科植物五味子Schisandra chinensis（Turcz.）Baill.的干燥成熟果实。主产于辽宁、吉林。秋季果实成熟时采摘，晒干，生用或经醋、蜜拌蒸晒干用。

【性味归经】酸、甘，温。归肺、心、肾经。

【功效】收敛固涩，益气生津，补肾宁心。

【主治】

1.久咳虚喘：五味子味酸，甘温而润，既能敛补肺气，又能滋补肾精，为治疗久咳虚喘之要药。治肺虚久咳，可与罂粟壳同用；治咳喘日久，肺肾两虚，常配伍山茱萸、熟地、山药等同用；本品长于敛肺止咳，配伍麻黄、细辛、干姜等，可用于寒饮咳喘证。

2.自汗盗汗：五味俱全，以酸为主，善能敛肺固表止汗。治气虚自汗，可配伍人参、浮小麦等补气敛汗之品，治阴虚盗汗者，常与滋阴药熟地黄、山茱萸、麦冬等同用。

3.梦遗滑精，遗尿尿频：五味子甘温而酸涩，入肾经，能补肾涩精止遗，为治肾虚精关不固遗精、滑精之常用药。治滑精者，可与桑螵蛸、附子、龙骨等同用；治梦遗者，常与麦冬、山茱萸、熟地、山药等同用。

4.久泻不止：五味子味酸涩性收敛，能涩肠止泻。治脾肾阳虚的久泻，可配伍补骨脂、肉豆蔻、吴茱萸同用；或与吴茱萸同炒香研末，米汤送服。

5.津伤口渴，内热消渴：五味子甘温益气，酸甘生津，有益气生津止渴之功。用于热伤气阴，汗多口渴者，常配人参、麦冬同用；治阴虚内热，口渴多饮之消渴证，可与山药、知母、天花粉、黄芪等同用。

6.心悸失眠：入心肾经，既能补益心肾，又能宁心安神。用于心神失养的虚烦心悸、失眠多梦，常与麦冬、生地、酸枣仁等同用。

【用法用量】2～6g，煎服。研末服，1～3g。

【使用注意】本品酸涩收敛之性，有闭门留寇之弊，凡表邪未解，内有实热，咳嗽初起，麻疹初期，均不宜用。

五倍子

漆树科植物盐肤木Rhus chinensis Mill.、青麸杨Rhus potaninii Maxim.或红麸杨Rhus punjabensis Stew.var.sinica（Diels）Rehd.et Wils.叶上的虫瘿，主要由五倍子蚜Melaphis chinensis（Bell）Baker 寄生而形成。主产于四川、贵州、陕西、河南、湖北。秋季采摘，置沸水中略煮或蒸至表面呈灰色，杀死蚜虫，取出，干燥。按外形不同，分为"肚倍"和"角倍"。

【性味归经】酸、涩，寒。归肺、大肠、肾经。

【功效】敛肺降火，涩肠止泻，敛汗，止血，收湿敛疮。

【主治】

1.肺虚久咳，肺热痰嗽：五倍子酸涩收敛，性寒清降，入肺经，既能敛肺止咳，又能清肺降火，适用于久咳及肺热咳嗽；又能止血，故宜用于咳嗽咯血。治肺虚久咳，常与五味子、罂粟壳等药同用；治肺热痰嗽，可配伍瓜蒌、黄芩、贝母等药同用。治热灼肺络、咳嗽咯血，常与藕节、白及等药同用。

2.自汗盗汗：功能敛肺止汗。治自汗、盗汗，可单用研末，与荞面等份做饼，煨熟食之；或研末水调敷肚脐处。

3.久泻久痢：五倍子酸涩入大肠，有涩肠止泻之功。用治久泻久痢，可与诃子、五味子同用，以增强涩肠之功。

4.遗精、滑精：入肾，又能涩精止遗。治肾虚精关不固之遗精、滑精，常与龙骨、茯苓等同用。

5.便血痔血，外伤出血：有收敛止血作用。治崩漏，可单用，或与棕榈炭、血余炭等同用；治便血、痔血，可与槐花、地榆等同用，或煎汤熏洗患处。

6.痈肿疮毒，皮肤湿烂：外用能收湿敛疮，且有解毒消肿之功。治湿疮流水、溃疡不敛、疮疖肿毒等，可单味或配合枯矾研末外敷或煎汤熏洗。

【用法用量】3～6g，煎服。外用适量，研末外敷或煎汤熏洗。

【使用注意】湿热泻痢者忌用。

肉豆蔻

肉豆蔻科植物肉豆蔻Myristica fragrans Houtt.的干燥种仁。主产于马来西亚、印度尼西亚、斯里兰卡，中国广东、广西、云南亦有栽培。冬春两季果实成熟时采收，除去皮壳取出种仁，干燥，煨制去油用。

【性味归经】辛，温。归脾、胃、大肠经。

【功效】温中行气，涩肠止泻。

【主治】

1.脾胃虚寒，久泻不止：肉豆蔻辛温而涩，入中焦，能暖脾胃，固大肠，止泻痢，为治疗虚寒泻痢要药。治脾胃虚寒之久泻、久痢，常与肉桂、干姜、党参、白术、诃子等药同用；配伍补骨脂、五味子、吴茱萸，可治脾肾阳虚，五更泄泻。

2.脘腹胀痛，食少呕吐：肉豆蔻辛香温燥，能温中行气、消胀止痛。治胃寒气滞、脘腹胀痛、食少呕吐等症，常配木香、干姜、半夏等药同用。

【用法用量】3～10g，煎服。研末服，每次0.5～1g。

【使用注意】本品温中固涩，故湿热泻痢者忌用。

诃子

使君子科植物诃子Terminalia chebula Retz.或绒毛诃子Terminalia chebula Retz.var.tomentella Kurt.的干燥成熟果实。主产于云南。秋末冬初果实成熟时采收，除去杂质，晒干。生用或煨用。

【性味归经】苦、酸、涩，平。归肺、大肠经。

【功效】涩肠止泻，敛肺止咳，降火利咽。

【主治】

1.久泻久痢，便血脱肛：诃子酸涩性收，入大肠经，善能涩肠止泻，是治疗久泻、久痢常用药物，可单用。若久泻、久痢属虚寒者，常配伍干姜、罂粟壳、陈皮同用。本品具酸涩之性，又能涩肠固脱，涩肠止血。配伍人参、黄芪、升麻等，可用于泻痢日久，中气下陷之脱肛；若治肠风下血，可配伍防风、秦艽、白芷等药。

2.肺虚喘咳，久嗽不止，咽痛音哑：诃子酸涩能敛，味苦能泄，既收且降，既能敛肺下气止咳，又能清肺利咽开音。治肺虚久咳、失音者，可配伍人参、五味子等同用；治痰热郁肺，久咳失音者，常与桔梗、甘草同用；治久咳失音，咽喉肿痛者，可与硼酸、青黛、冰片等配伍。

【用法用量】3～10g，煎服。涩肠止泻宜煨用；敛肺清热，利咽开音宜生用。

【使用注意】 凡外有表邪、内有湿热积滞者忌用。

赤石脂

硅酸盐类矿物多水高岭石族多水高岭石，主含四水硅酸铝[A$_{14}$（Si$_4$O$_{10}$）（OH）$_8$·4H$_2$O]。主产于山西、河南、江苏、陕西。全年可采挖，除去杂质，水飞或火煅水飞用。

【性味归经】 甘、酸、涩，温。归大肠、胃经。

【功效】 涩肠，止血，生肌敛疮。

【主治】

1.久泻久痢：赤石脂甘温而酸涩，入大肠经，善涩肠止泻，可止血，是治久泻久痢，下痢脓血之常用药物。治泻痢日久，滑脱不禁，脱肛等症，常与禹余粮同用；若虚寒下痢，便脓血不止者，常配伍干姜、粳米同用。

2.大便出血，崩漏带下：赤石脂味酸涩入血分，质重入下焦，善于固涩下焦而治崩漏、便血。治崩漏，常配伍海螵蛸、侧柏叶等同用；治便血、痔疮出血，常与禹余粮、龙骨、地榆等药同用。温涩，既可固冲，又能止带，配伍鹿角霜、芡实等，可用于妇女肾虚带脉失约引起的带下。

3.外治疮疡久溃不敛，湿疮脓水浸淫：外用有收湿敛疮生肌的作用，用于疮疡久溃不敛，可与龙骨、乳香、没药、血竭等同用，研细末，掺于疮口。外用也可治疗湿疮流水、外伤出血等。

【用法用量】 9~12g，煎服，先煎。外用适量，研末敷患处。

【使用注意】

1.本品性温而收涩，湿热积滞泻痢者忌服。

2.孕妇慎用。

3.畏官桂，不宜与肉桂同用。

禹余粮

氢氧化物类矿物褐铁矿，主含碱式氧化铁[FeO（OH）]。主产于河南、江苏。采挖后，除去杂石，洗净泥土，干燥，醋煅用。

【性味归经】 甘、涩，微寒。归胃、大肠经。

【功效】 涩肠止泻，收敛止血。

【主治】

1.久泻久痢：禹余粮甘涩质重，能涩肠止泻。治泻痢日久，常与赤石脂相须为用；对虚寒泄泻，当配伍补骨脂、白术等温阳健脾之品。

2.大便出血，崩漏带下：禹余粮质重味涩，能收敛止血，主治下焦出血证。治崩漏，常与海螵蛸、赤石脂、龙骨等同用；用于气虚失摄之便血，常配人参、白术、棕榈炭等。能固涩止带，用于肾虚带脉不固之带下清稀，常配伍海螵蛸、煅牡蛎、白果等药同用。

【用法用量】9～15g，煎服，先煎；或入丸散。

【使用注意】湿热积滞泻痢者忌服。孕妇慎用。

罂粟壳

罂粟科植物罂粟Papaver somniferum L.的干燥成熟果壳。主产于甘肃。秋季将成熟果实或已割取浆汁后的成熟果实摘下，破开，除去种子和枝梗，干燥，醋炒或蜜炙用。

【性味归经】酸、涩，平；有毒。归肺、大肠、肾经。

【功效】敛肺，涩肠，止痛。

【主治】

1.久咳：酸收，主入肺经，能敛肺脏耗散之气而止咳逆，具有较强止咳作用，适用于肺虚久咳不止之证，可单用蜜炙研末冲服，或配伍乌梅同用。

2.久泻，脱肛：罂粟壳味酸涩，性平，能固肠道，涩滑脱，适用于久泻、久痢而无邪滞者。治脾虚久泻不止，常与诃子、陈皮、砂仁等同用；治脾虚中寒久痢不止，常与肉豆蔻等同用。若配伍苍术、人参、乌梅、肉豆蔻等同用，可治脾肾两虚之久泻不止。

3.脘腹疼痛：有良好的止痛作用，可用治胃痛、腹痛、筋骨疼痛等诸痛较剧者。单用有效，或配入复方使用。

【用法用量】3～6g。止咳蜜炙用，止血止痛醋炒用。

【使用注意】

1.咳嗽或泻痢初起邪实者忌用。

2.本品有毒，过量或持续服用易成瘾，故只宜暂用，不可常服，也不可过量服用，以免中毒或成瘾。

石榴皮

石榴科植物石榴Punica granatum L.的干燥果皮。主产于陕西、四川、湖南等地。秋季果实成熟时采果取皮。切小块，晒干，生用或炒炭用。

【性味归经】酸、涩，温。归大肠经。

【功效】涩肠止泻，止血，驱虫。

【主治】

1.久泻，久痢，便血，脱肛，崩漏，带下：石榴皮酸涩性温，入胃、大肠经，能涩肠止泻，用于中气虚弱，久泻久痢，脱肛。尚能收敛止血、止带，可用于便血、崩漏、妇女赤白带下等。

2.虫积腹痛：能杀虫止痛。可用于蛔虫、钩虫、绦虫等多种肠道寄生虫病引起的腹痛。

【用法用量】3～9g，煎服。外用适量。入汤剂生用，入丸、散剂多炒用，止血多炒炭用。

【使用注意】酸涩收敛，故泻痢初起忌用。切忌过量。

第三节　固精缩尿止带药

固精缩尿止带药是以固精、缩尿、止带为主要作用，用于治疗肾虚失藏，下焦不固或肾气不摄，膀胱失约所致的遗精、滑精、遗尿、尿频及冲任不固，带下清稀等证的药物。

此类药物酸涩收敛，主入肾、膀胱经，某些药物性甘温，还兼有补肾之功，治疗上述诸证常与补肾药配伍同用，以达到标本兼治之功。此类药酸涩收敛，对相火内炽，火扰精泄以及外邪内侵，膀胱湿热下注所致的遗精、尿频等不宜应用。

临床常用药物有山茱萸、芡实、金樱子、桑螵蛸、海螵蛸、莲子、椿皮、覆盆子等。

山茱萸

山茱萸科植物山茱萸Cornus officinalis Sieb.et Zucc除去果核的果肉，亦称山萸肉。主产于河南、浙江等地。秋末冬初果皮变红时采收果实。用文火烘焙或置沸水中略烫，及时挤出果核，晒干或烘干生用。

【性味归经】酸、涩，微温。归肝、肾经。

【功效】补益肝肾，收涩固脱。

【主治】

1.肝肾亏虚证：山茱萸味酸微温质润，入肝肾经，能补益肝肾，既能益精，又可助阳，为平补阴阳之要药。常用治肝肾不足、精血亏虚导致的腰膝酸软、头晕耳鸣、腰膝冷痛、气怯神疲、阳痿不举。山茱萸为固精止遗要药，搭配补骨脂，辛温能补肾助阳，固精缩尿。两药配伍补肾益精作用增强，并能固精缩尿，可用于治疗肝肾亏虚所致的阳痿、遗精、遗尿、头晕等。

2.内热消渴：与养阴生津之品如生地黄、天花粉等同用，可用治消渴病。

【用法用量】6～12g，煎服。急救固脱可用20～30g。

【使用注意】山茱萸温补收敛，故命门火炽，素有湿热而致小便淋涩者，不宜应用。

芡实

睡莲科植物芡Euryale ferox Salisb.的成熟种仁。主产于江苏、山东、湖南、湖北、四川等地。秋末冬初采收成熟果实，除去果皮，取出种仁，再除去硬壳，晒干，捣碎生用或炒用。

【**性味归经**】甘、涩，平。归脾、肾经。

【**功效**】益肾固精，补脾止泻，除湿止带。

【**主治**】

1.脾虚久泻，白浊，带下：芡实味甘、涩，性平。淡渗甘香，滑泽黏润，润滑而不伤于湿，淡渗而不伤于燥，甘而补脾，涩能收敛，为健脾除湿，涩肠止泻之佳品。能健脾祛湿，有良好的止带止浊功效，还可用治脾虚湿热带下色黄，质稠腥臭者以及脾肾两虚，下元虚冷，带脉失约，任脉不固而带下清稀如注。

2.遗精滑精，遗尿尿频：芡实入肾经，善能益肾固精，用于肾气不固之腰膝酸软，遗精滑精，亦用于肾元不固之小便不禁或小儿遗尿之证。

【**用法用量**】10～15g，煎服。

【**使用注意**】

1.芡实性涩敛，大小便不利者不宜用。

2.凡湿热为患所致之遗精白浊、尿频带下、泻痢者忌用。

椿皮

苦木科植物臭椿Ailanthus altissima（Mill.）Swingle的干燥根皮或树皮。主产于浙江、江苏、湖北、河北等地。全年可采，剥下根皮或干皮，刮去外层粗皮，晒干，切断。生用或麸炒用。

【**性味归经**】苦、涩，寒。归大肠、胃、肝经。

【**功效**】清热燥湿，收涩止带，止泻，止血。

【**主治**】

1.赤白带下，湿热泻痢，久泻久痢：椿皮苦涩性寒，苦可燥湿，寒以清热，涩能收敛。入大肠经，既可清热燥湿而治疗湿热泻痢，又能收敛固涩而治久泻久痢。兼能收涩止带，为止带之常用药物，用于湿热下注，赤白带下，经浊淋漓等证。

2.便血，崩漏：椿皮又入肝经血分，善能清热燥湿，收敛止血，尤宜用于血热崩漏、月经过多、便血痔血者。

3.蛔虫腹痛、疥癣瘙痒：有杀虫功效，内服治蛔虫腹痛；外洗治疥癣瘙痒。此外，尚有杀虫功效，内服治蛔虫腹痛；外洗治疥癣瘙痒。

4.现代临床用于泻痢、阿米巴痢疾、便血、带下以及血热崩漏、月经过多等。

【用法用量】6~9g，煎服。外用适量。

【使用注意】椿皮苦寒，脾胃虚寒者慎用。

金樱子

蔷薇科植物金樱子Rosa laevigata Michx.的干燥成熟果实。主产于四川、湖南、广东、江西等地。10~11月果实成熟变红时采收。采得后除去刺及核，纵切两瓣，晒干生用。

【性味归经】酸、甘，涩，平。归肾、膀胱、大肠经。

【功效】固精缩尿，固崩止带，涩肠止泻。

【主治】

1.遗精滑精，遗尿尿频，崩漏带下：金樱子味酸而涩，入肾与膀胱经，功专固敛，善敛虚散之气，固涩滑脱之关，能固精关，止遗滑，缩小便，治遗溺，敛肾气，疗崩带。凡肾气不足，下元不固而致神疲乏力，腰膝酸软，遗精滑精，尿频遗尿，妇女肾虚带下清稀及崩漏带下均可应用。

2.久泻久痢：能入大肠，涩失禁之关而治滑脱，收虚脱之气而止久泻。凡脾虚失运，气虚下陷之久泻久痢，脾虚泄泻不止之证，脱肛阴挺者，均可用之。性平，功专收敛，无补益可言，治疗滑脱之病，应配补益药以治其根本。

【用法用量】6~12g，煎服。

【使用注意】金樱子功专收涩，故有实火、邪实者，不宜使用。

桑螵蛸

螳螂科昆虫大刀螂Tenodera sinensis Saussure、小刀螂Statilia maculata（Thunberg）或巨斧螳螂Hierodula patellifera（Serville）的干燥卵鞘。中国大部分地区均产。深秋至次春采收。采得后置沸水浸杀其卵，或蒸透晒干用。

【性味归经】甘、咸，平。归肝、肾经。

【功效】固精缩尿，补肾助阳。

【主治】遗精滑精，遗尿尿频，小便白浊，阳痿早泄：桑螵蛸甘咸性平，归肝、肾二经，能补肾助阳，缩尿止遗，可用于肾阳不足的阳痿；肾气不固，膀胱不约之尿频、遗尿、小便失禁之证；亦用于心肾虚亏而心悸健忘，遗尿尿频。桑螵蛸为强壮、收敛之品，助阳收敛、固精缩尿为其主要功能，适用于肾阳衰微，精关不固之遗精，早泄及阳痿之证。又常用于肾阳不足所致的遗尿，小便频数等。为治疗命门火衰，下元虚冷，肾失固藏，精关不固，遗精滑精、白浊的要药。现代临床常用于治疗遗尿、遗精、滑精属肾虚者。

【用法用量】6~10g，煎服。

【使用注意】

1.桑螵蛸为昆虫螳螂的卵鞘，故入药前必须蒸熟以杀死。

2.本品助阳固涩，阴虚火旺或内有湿热之遗精，膀胱湿热，小便短数者忌用。

海螵蛸

乌贼科动物无针乌贼Sepiella maindroni de Rochebrune或金乌贼Sepia esculenta Hoyle的干燥内壳。产于浙江、江苏、广东、福建沿海等地。收集其骨状内壳，洗净，干燥。生用。

【性味归经】咸、涩，温。归脾、肾经。

【功效】收敛止血，涩精止带，制酸止痛，收湿敛疮。

【主治】

1.遗精滑精，赤白带下，吐血衄血，崩漏便血：海螵蛸温涩收敛，质涩性燥，走少阴肾经而能固精止带，可用于治疗肾失固藏而遗精滑精；肝肾不足，任带受损或脾虚湿聚，带脉失约而致带下清稀量多等证。《本草纲目》说海螵蛸"诸血病皆治"。能收敛止血，调冲任，止吐衄，塞崩漏。凡吐、衄、便、溲血，以及崩漏下血，外伤出血，皆可应用。

2.胃痛吞酸：能入中焦燥湿运脾而制酸，又温胃止痛，用于治疗脾胃虚寒，呕酸疼痛。

3.外治损伤出血，湿疹湿疮，溃疡不敛：外用能收湿敛疮，用治皮肤湿毒而致疮疡流水，久不愈者，可研末外敷，用之能燥湿排脓、敛疮生肌。

【用法用量】6~12g，煎服。外用适量，研末敷患处。

【使用注意】海螵蛸性收涩，久服易致便秘，必要时宜适当配伍润肠药同用；阴虚多热者不宜多用。

莲子

睡莲科植物莲Nelumbo nucifera Gaertn.的干燥成熟种子。主产于湖南、福建、江苏、浙江等地。秋季果实成熟时采割莲房，取出果实，除去果皮，晒干，去心生用。

【性味归经】甘、涩，平。归脾、肾、心经。

【功效】补脾止泻，止带，益肾涩精，养心安神。

【主治】

1.遗精：莲子味甘而涩，入于肾经，能益肾固精，《本草纲目》记载其能"固肾气"，常用治肾气不足，精关不固之遗精滑精或心肾不交之小便白浊，梦遗滑精。

2.心悸失眠：入心肾二经，能补心血，安心神，益肾气，能交通水火而媾通心肾，用治心肾不交而虚烦、心悸、头昏失眠等症。

3.脾虚泄泻，带下：入于脾肾二经，既能益肾固精，又能固涩止带，为脾虚、肾虚带下常用之品。用治脾虚失运，水湿下注之带下量多色白，或脾肾虚弱，带脉失约之带下清稀，腰膝酸软等症。可补脾，涩能止泻，最益脾胃，兼养心益肾，素有"脾果"之美称，为补脾之要药，常用于脾虚久泻，食欲不振或脾肾两虚，久泻不止者。

【用法用量】10~15g，煎服，去心打碎用。

【使用注意】大便燥结者不宜使用。

覆盆子

蔷薇科植物华东覆盆子Rubus chingii Hu的干燥果实。主产浙江、福建、湖北等地，夏初果实含青时采收。采收后除去梗、叶，置于沸水中略烫。晒干生用。

【性味归经】甘、酸，温。归肝、肾、膀胱经。

【功效】益肾固精缩尿，养肝明目。

【主治】

1.遗精滑精，遗尿尿频，阳痿早泄：覆盆子甘酸微温，归肝肾经，可补可敛，善补五脏之阴而益精气，敛耗散之气而生精液，能补肾精，起阳事，养肝血，安五脏，固精关，缩小便。且强肾无燥热之弊，固精无凝涩之害，诚为补肾填精之良品，凡肝肾不足，阴精亏耗而致梦遗滑精，阳痿早泄，遗尿尿频，头晕耳鸣，以及男子不育，女子不孕者，皆可应用。

2.目暗昏花：有益肝肾明目作用，可用于肝肾不足，目暗不明等症，久服还能改善视力。故《本草从新》中说其能"补肝虚而能明目"。

3.覆盆子配桑螵蛸：覆盆子甘酸微温，能收涩固精缩尿，补益肝肾；桑螵蛸甘咸性平，归肝肾经，能补肾助阳，固精缩尿。两药配伍能增补肾固精缩尿之力，用治肝肾不足之遗精、尿频、遗尿等。

【用法用量】5~10g，煎服。

【使用注意】肾虚有火，小便短涩者慎用。

（韩喆）

第二十五章　涌吐药

涌吐药是以促使呕吐为主要作用，治疗毒物、宿食、痰涎等停滞在胃脘或胸膈所致病证的药物。其主归胃经，长于升散涌越，能使病邪从口中涌越而去，具有涌吐毒物、宿食、痰涎的作用。部分药物还具有祛湿、杀虫、截疟、蚀疮等作用。因本类药物作用峻猛，用药后患者反应强烈而痛苦不堪，故现代临床已少用。

涌吐药主要用于误食毒物，停留胃中；或宿食停滞不化，尚未入肠，胃脘胀痛；或痰涎壅盛，阻于胸膈；或痰浊上涌，蒙蔽清窍，癫痫发狂等证。部分药物也可用于治疗湿热证、虫证、疟疾、疮疡不溃、胬肉、疥癣等。

涌吐药刺激性大，药效强，一般单用，必要时也可与其他涌吐药物配伍。为了减轻涌吐药的毒烈之性，也可酌情与解毒药、止呕药配伍。

涌吐药作用强烈，且多具毒性，易伤胃损正，故仅适用于形证俱实者。为了确保临床用药的安全、有效，宜采用"小量渐增"的使用方法，切忌骤用大量；同时要注意"中病即止"，只可暂投，不可连服或久服，谨防中毒或涌吐太过，导致不良反应发生。

若服用此类药后呕吐不止，应立即停药，并积极、及时止吐。吐后应适当休息，不宜马上进食。待胃肠功能恢复后，再进流质或易消化的食物，以养胃气，忌食油腻辛辣及不易消化之物。凡年老体弱、小儿、妇女胎前产后，失血患者、高血压、心脏病、胃溃疡等，虽有可吐之证，也应该慎用。

常用涌吐药有常山、甜瓜蒂、胆矾、蜀漆、藜芦等。

常山

虎耳草科植物常山Dichroa febrifuga Lour.的干燥根。主产于四川、贵州。秋季采收，除去须根，洗净，晒干生用，或酒炙，或醋炙后用。

【性味归经】苦、辛，寒；有毒。归肺、肝、心经。

【功效】涌吐痰涎，截疟。

【主治】

1.痰饮停聚，胸膈痞塞：常山辛开苦泄，善开泄痰结，生用其性上行，能引吐胸中痰饮，适用于痰饮停聚，胸膈壅塞，不欲饮食，欲吐而不能吐者，可单用，或配甘草，水煎和蜜温服。

2.疟疾：用治各种疟疾，寒热皆有良效。可单用浸酒服。为避免引起呕吐，常与槟榔配伍。

【用法用量】

1.5 ~ 9g，煎服；入丸、散量酌减。

2.涌吐可生用，截疟宜酒制用。

3.治疟宜在病发作前半天或2小时服用，并配伍陈皮、半夏、槟榔等减轻其致吐的副作用。

【使用注意】

1.本品有毒，且能催吐，故用量不宜过大。

2.体虚者及孕妇不宜用。

甜瓜蒂

葫芦科植物甜瓜Cucumis melo L.的果蒂，又名瓜蒂。中国各地均产。夏季果熟时切取果蒂。阴干，生用或炒黄用。

【性味归经】苦，寒。有毒。归胃经。

【功效】涌吐痰食，祛湿退黄。

【主治】

1.风痰癫痫，发狂：宿食停滞胃脘，胸脘痞硬，气逆上冲者，或误食毒物不久，尚停留于胃者，皆可单用本品取吐。

2.宿食停滞，食物中毒，痰涎涌喉，喉痹喘息：甜瓜蒂归胃经，具有涌升之性。《本草正》说"其升则吐，善涌湿热顽痰积饮，去风热头痛、癫痫、喉痹、头目眩晕、胸膈胀满，并诸恶毒在上焦者，皆可除之"，风痰内扰，上蒙清窍，发为癫痫，发狂欲走，或痰涎涌喉，喉痹喘息，都可单用本品为末取吐。

3.湿热黄疸：《本草纲目》中说"瓜蒂，乃阳明经除湿热之药"，可用于治疗湿热黄疸。用法为单用本品研末吹鼻，令鼻中黄水出而达祛湿退黄之效。也可内服取效。

【用法用量】2.5 ~ 5g，煎服；入丸散服，每次0.3 ~ 1g；外用适量；研末吹鼻，待鼻中流出黄水即可停药。

【使用注意】体虚、吐血、咯血、胃弱、孕妇及上部无实邪者忌用。

胆矾

天然的硫酸盐类矿物胆矾的晶体，或为人工制成的含水硫酸铜（$CuSO_4 \cdot 5H_2O$）。主产于云南、山西。全年均可采收。研末或煅后研末用。

【性味归经】酸、涩、辛，寒。有毒。归肝、胆经。

【功效】涌吐痰涎，解毒收湿，祛腐蚀疮。

【主治】

1.喉痹、癫痫、误食毒物：胆矾能治上焦的热痰，痰消则诸证即能缓解。用于治疗痰涎壅盛引起的喉痹、癫痫以及误食毒物。治风痰癫痫，单用本品研末，温醋调下，服后吐出痰涎便醒；若误食毒物，可单用本品取吐，以排出胃中毒物。治喉痹，喉间痰壅闭塞，可与白僵蚕共为末，吹喉，使之痰涎吐而喉痹开。

2.风眼赤烂、口疮、牙疳等：少量外用，有解毒收湿之功，可用于治疗口、眼诸窍火热之证。治风眼赤烂，用本品煅研，泡汤洗眼；治口疮，以之与蟾皮共研末，外敷患处；治牙疳，以本品研末，加麝香少许和匀，外敷。

3.疮疡：外用有解毒祛腐蚀疮作用，可用于治疗皮肤疮疡。

【用法用量】0.3～0.6g，温水化服；外用适量，研末撒或调敷，或以水溶化后外洗。

【使用注意】不宜过量或长期服用，以免引起中毒。体虚者忌用。

藜芦

百合科多年生植物黑藜芦Veratrum nigrum L.的根茎。主产于山西、河北、河南等地。夏季抽花茎前采挖根部，洗净，干燥。生用。

【性味归经】辛、苦，寒。有毒。归肺、肝、胃经。

【功效】涌吐，杀虫灭虱。

【主治】

1.中风、癫痫，误食毒物：藜芦归肺、胃经，味辛，有宣壅导滞之力，故能涌吐胸膈痰涎和胃中毒物。《本草经疏》言："藜芦，《本经》主蛊毒、咳逆及《别录》疗哕逆、喉痹不通者，皆取其宣壅导滞之力。苦为涌剂，故能使邪气痰热，胸膈部分之病，悉皆吐出也。"常与郁金、天南星配伍使用。

2.疥癣，蚊，蝇，虱子等：藜芦有毒，外用有杀虫止痒的作用。常研末油调涂，治疥癣、白秃等。又可作为杀虫剂，用于人体灭虱、杀灭蚊蝇或农作物杀虫。

【用法用量】0.3～0.6g，入丸、散内服。外用适量，研末，油或水调涂。

【使用注意】

1.体虚气弱患者及孕妇禁服。

2.反细辛、芍药、人参、沙参、丹参、元参、苦参。

3.服之吐不止，可饮葱汤解。

蜀漆

虎耳草科黄常山属植物黄常山Dichroa febrifuga Lour.的干燥嫩枝叶。主产于四川、贵州、湖南等地。夏季采集嫩叶，干燥。生用、炒用或酒炒用。

【性味归经】苦、辛，温。有毒。归肺、肝经。

【功效】祛痰，截疟。

【主治】

1.胸中痰饮，癥瘕积聚：蜀漆味辛，归肺经，"其气升散，其性飞腾，能开阴伏之气，能劫蓄结之痰，破血行水，消痞截疟"，故能涌吐胸中痰饮。治痰饮郁结胸膈之胸膈满闷胀痛，可单用；治癥瘕积聚，配伍三棱、莪术等。

2.疟疾：治疟疾寒热，配云母、龙骨等。

【用法用量】3~6g，煎服。研末服，适量。生用性升，炒炭稍缓。

【使用注意】正气虚弱，久病体弱者慎服。

（陈静）

第二十六章　攻毒杀虫止痒药

中医认为湿热瘀毒壅遏、痰湿寒邪瘀阻，气血凝滞而成疮痈疔毒；或血分热燥等致风毒克于皮肤发为疥癣；或风湿热邪阻于肌肤而致湿疹湿疮等疾患。

攻毒杀虫止痒药是以攻毒疗疮、杀虫止痒为主要作用，主要治疗疮痈疔毒，疥癣，湿疹湿疮等外科、皮肤科及五官科病证的药物。

其作用主要是以毒为用而攻毒、杀虫、止痒。部分药物还兼补火助阳，通便消积，祛风止痛，止泻，止血等功效。这类药物大多有毒，以外用为主，兼可内服。此类药物通过外用，能对皮肤、黏膜及病坏组织直接发挥治疗作用；并可通过药物对局部的刺激，或药物为皮肤、黏膜、创面组织吸收，随血液循环分布于全身各部，对全身发挥治疗作用。

攻毒杀虫止痒药用于某些外科、皮肤科及五官科病证，如疮痈疔毒，疥癣，湿疹湿疮及虫蛇咬伤、癌肿等。

攻毒杀虫止痒药外用时，可研末外撒，或煎汤洗渍及热敷、浴泡、含漱，或用油脂及水调敷，或制成软膏涂抹，或制成药捻、栓剂等。

此类药物大多有毒，"攻毒"即有以毒制毒之意，无论外用、内服，均应严格掌握剂量及用法，不可过量或持续使用，以防发生毒副作用。

雄黄

硫化物类矿物雄黄族雄黄，主含二硫化二砷（As_2S_2）。主产于湖南、湖北、贵州。采挖后除去杂质。研成细粉或水飞，生用。

【性味归经】辛，温；有毒。归肝、大肠经。

【功效】解毒杀虫，燥湿祛痰，截疟。

【主治】

1.痈肿疔疮：雄黄温燥有毒，外用或内服均可以毒攻毒而解毒疗疮。痈疽疔毒，疮痈红肿疼痛，或痈疽溃烂不敛，或疮疡积年冷瘘出黄水不瘥者，均可选用。视病情配伍麝香、明矾、硫黄等品，多以外用为主。

2.虫积腹痛：具有杀虫作用，可用于蛔虫等所致虫积腹痛，可与槟榔、牵牛子等同用。

3.惊痫、疟疾等：雄黄辛散祛风，苦燥痰浊，有解毒、祛痰、截疟、定惊作用，故可用于癫痫、破伤风、疟疾等证。

4.疥疮、顽癣等：有祛风邪、燥湿邪、杀疥虫、疗湿癣、解疮毒的作用，可治疗白秃、腋臭等证。用于疥癣，每与蛇床子配伍。

5.雄黄还可用于小儿喘满咳嗽，蛇虫咬伤等证。

【用法用量】外用适量，研末敷，香油调搽或烟熏。内服0.05~0.1g，入丸散用。

【使用注意】容易产生蓄积毒性，内服宜慎，不可久服。外用不宜大面积涂擦及长期持续使用。孕妇禁用。切忌火煅。

硫黄

自然元素类矿物硫族自然硫。主产于山西、河南、山东、湖南等地。采挖后，加热熔化，除去杂质；或用含硫矿物经加工制得。生硫黄只作外用；内服常与豆腐同煮至豆腐显黑绿色时，取出，漂净，阴干后用。

【性味归经】酸，温；有毒。归肾、大肠经。

【功效】外用解毒杀虫疗疮；内服补火助阳通便。

【主治】

1.外治用于疥癣，秃疮，阴疽恶疮：硫黄酸温有毒，以毒攻毒，又祛风邪，燥湿毒，杀疥虫，疗顽癣。为皮肤科外用佳品，尤为疥疮要药。用于疥癣，湿疹，阴疽疮疡或顽硬恶疮。

2.内服用于阳痿足冷，虚喘冷哮：硫黄秉性纯阳，入肾经能大补命门真火而助元阳。治疗阳痿早泄、腰膝冷痛，可与鹿茸、补骨脂等配伍；治疗肾虚寒喘等证，可与黑锡合用。

3.五更泄泻，虚寒便秘：硫黄性热，能温补命火而生土，暖脏腑化阴气而祛寒，用于元脏虚寒，火不暖土之虚寒久泻，或五更泄泻，每与白术、附子等合用。用于阳气虚衰，阴寒凝滞的虚冷便秘，可与半夏配伍。

4.寒凝冷痛：硫黄还可用于阴寒内盛，凝滞冷痛诸证。

【用法用量】外用适量，研末敷或加油调敷患处。内服1.5~3g，炮制后入丸散服。

【使用注意】

1.孕妇慎用。

2.不宜与芒硝、玄明粉同用。

3.阴虚火旺者忌服。

白矾

硫酸盐类矿物明矾石经加工提炼制成，主含含水硫酸铝钾[KAl（SO₄）₂·12H₂O]。主产于甘肃、山西、湖北、安徽、浙江等地。全年均可采挖。将采得的明矾石用水溶解，滤过，滤液加热浓缩，放冷后所得结晶即为白矾。生用或煅用。煅后称枯矾。

【性味归经】酸、涩，寒。归肺、脾、肝、大肠经。

【功效】外用解毒杀虫，燥湿止痒；内服止血止泻，祛除风痰。

【主治】

1.外治用于湿疹，疥癣，脱肛，痔疮，聤耳流脓：白矾性燥收敛而气寒，能燥湿热，敛水湿，杀疥虫，疗顽癣，止瘙痒，为皮肤科常用之品。治疗风热湿毒凝滞于肌肤之湿疹、疥癣，可与硫黄配用。白矾又能蚀腐肉，解疮毒，用于疮痈肿毒，痈疽发背，冷疮成瘘，溃疡日久等，均可配雄黄等使用。

2.内服用于久泻不止：《本草经疏》中说"矾性过涩，涩可止脱。"白矾入大肠经而能涩肠道，固滑脱，常用于久泻不止及痢疾迁延，日久不愈，可配诃子使用。

3.便血，崩漏：白矾酸涩收敛，入肝经血分，既能收敛止血，又能凉血，可治疗多种出血证。齿衄者，可以本品煎汤含漱。便血、崩漏下血者，可与五倍子 地榆等合用。

4.癫痫发狂：白矾酸苦涌泄，能涌吐痰涎，祛痰开窍，用于中风痰厥，癫痫发狂等证，可与郁金配伍。

5.研末内服，还有祛湿退黄之功，单用或配伍茵陈、金钱草等治湿热黄疸。

【用法用量】内服0.6～1.5g，入丸散服。外用适量，研末敷或化水洗患处。

【使用注意】体虚胃弱及无湿热痰火者忌服。

蛇床子

伞形科植物蛇床Cnidium monnieri（L.）Cuss.的干燥成熟果实。中国大部分地区均产。夏、秋二季果实成熟时采收，除去杂质，晒干。生用。

【性味归经】辛、苦，温；有小毒。归肾经。

【功效】燥湿祛风，杀虫止痒，温肾壮阳。

【主治】

1.阴痒带下，湿疹瘙痒：蛇床子辛苦温燥，有杀虫止痒、燥湿祛风之效，为皮肤病及妇科病常用药。治疗阴部湿痒、湿疹、湿疮、疥癣，常与苦参、黄柏、白矾等配伍，且较多外用。

2.湿痹腰痛：辛能润肾，苦能除湿，温能祛寒，有散寒祛风、燥湿之功，能除妇人、男子寒湿诸证，用于寒湿带下、湿痹腰痛，尤以兼有肾阳不足者最为适宜，常与山药、杜仲、牛膝等同用。

3.肾虚阳痿，宫冷不孕：蛇床子辛润而不燥，有温肾暖宫，壮阳起痿之功，多用于肾阳虚衰之阳痿遗精、宫冷不孕等，与淫羊藿、枸杞子、肉苁蓉等配伍。

【用法用量】内服，3～10g。外用适量，多煎汤熏洗，或研末调敷。

【使用注意】阴虚火旺或下焦有湿热者不宜内服。

土荆皮

松科植物金钱松Pseudolarix amabilis（Nelson）Rehd.的干燥根皮或近根树皮。主产于浙江、安徽、江苏等地。夏季剥取，除去杂质，晒干。切丝，生用。又名土槿皮。

【性味归经】辛，温；有毒。归肺、脾经。

【功效】杀虫，疗癣，止痒。

【主治】疥癣瘙痒：土荆皮辛温有毒，辛能散风，温可通行经络，具有祛湿止痒、杀虫疗癣功效。为治疥癣之要药，通常只供外用。传统用法为酒浸外擦或研末调涂，现代多制成酊剂使用。治疗癣病、湿疹、皮肤瘙痒可单用酒浸外擦，或配黄柏、苦参等同用。

【用法用量】外用适量，醋或酒浸涂擦；或研末调涂患处；或制成酊剂涂擦患处。

【使用注意】只供外用，不可内服。

木槿皮

锦葵科植物木槿Hibiscus syriacus L.的干燥茎皮或根皮。中国各地均有栽培，主产于四川、江苏、湖北等地。4～5月剥下茎皮或根皮，洗净，晒干。切段或研末用。

【性味归经】甘、苦，微寒。归大肠、肝、脾经。

【功效】清热利湿，杀虫止痒。

【主治】

1.湿热泻痢，肠风下血，脱肛，痔疮：木槿皮味苦性寒，能燥湿疗癣，杀虫止痒，可外用于疥癣，尤为疗癣要药。凡头癣、体癣、脚癣等皆可使用。治癣疮，可煎水，加肥皂浸水，频频擦之；或浸汁磨雄黄涂擦。治头面钱癣，可为末，醋调敷。湿疹瘙痒亦可局部熏洗。

2.赤白带下，阴道滴虫病，皮肤疥癣，阴囊湿疹：木槿皮苦降气寒性滑利，善走下焦清利湿热，可治疗下焦湿热之带下、痢疾，或湿热蕴结肝胆之黄疸。湿热带下、阴痒，可单用煎水洗或酒煎内服，亦可与其他燥湿止带药同用。

【用法用量】内服，3～9g。外用适量，浸酒涂搽或煎水熏洗。

【使用注意】

1.本品苦寒，脾胃虚弱者慎用。

2.无湿热者慎服。

蜂蜡

蜜蜂科昆虫中华蜜蜂Apis cerana Fabricius或意大利蜂Apis mellifera Linnaeus分泌的蜡。春秋季将取去蜂蜜后的蜂巢，入水锅中加热熔化，除去上层泡沫杂质，趁热过滤，放冷，蜂蜡即凝结成块，浮于水面，取出，即为黄蜡。黄蜡饼经熬炼、脱色等加工过程，即成蜂蜡。

【性味归经】甘，微温。归脾经。

【功效】解毒，敛疮，生肌，止痛。

【主治】

1.外用于溃疡不敛，臁疮糜烂，外伤破溃，烧烫伤：蜂蜡有解毒止痛，生肌敛疮之功。用于溃疡不敛，臁疮糜烂，金疮，烧烫伤等，可与麻油、黄丹熬膏摊贴。

2.古人将蜂蜡作内服药，用以止血，止痢。适用于久泻不止，下痢脓血，胎动下血，遗精，带下等证。

【用法用量】外用适量，熔化敷患处；常用作成药赋型剂及油膏基质。

蜂胶

蜜蜂科昆虫意大利蜂Apis mellifera L.工蜂采集的植物树脂与其上颚腺、蜡腺等分泌物混合形成的具有黏性的固体胶状物。在暖和季节每隔10天左右开箱检查蜂群时刮取，刮取后紧捏成球形，包上一层蜡纸，放入塑料袋内，置于凉爽处收藏。

【性味归经】苦、辛，寒。归脾、胃经。

【功效】补虚弱，化浊脂，止消渴；外用解毒消肿，收敛生肌。

【主治】

1.体虚早衰，高脂血症，消渴：蜂胶有补虚弱、化浊脂、止消渴之功，用于体虚早衰，高脂血症，消渴等，多制成片剂或醇浸液服用。

2.外治皮肤皲裂，烧烫伤：外用能解毒消肿，收敛生肌。用于皮肤皲裂、烧烫伤等，可制成酊剂或软膏涂敷。

【用法用量】外用适量，多入丸散，或加蜂蜜适量冲服。内服0.2~0.6g。

蟾酥

蟾蜍科动物中华大蟾蜍Bufo bufo gargarizans Cantor或黑眶蟾蜍Bufo melanostictus Schneider的干燥分泌物。主产于山东、河北、江苏、浙江等地。多为野生品种。夏秋二季捕捉蟾蜍，洗净体表，挤取耳后腺及皮肤腺的白色浆液，盛于瓷器内（忌与铁器接触），晒干贮存。用时以碎块置酒或鲜牛奶中溶化，然后风干或晒干。

【**性味归经**】辛，温；有毒。归心经。

【**功效**】解毒，止痛，开窍醒神。

【**主治**】

1.中暑神昏，痧胀腹痛吐泻：蟾酥辛温走窜，能催嚏，有开窍醒神、辟秽之功。故可用治夏伤暑湿秽浊不正之气及饮食不洁所致痧胀腹痛、吐泻不止、甚则昏厥之证，常与麝香、雄黄等品配伍。

2.痈疽疔疮，咽喉肿痛：蟾酥以毒攻毒，有良好的攻毒消肿止痛作用，可用治热毒蕴结、痰火郁结或火毒上攻引发的多种热毒疮肿、恶疮瘰疬、咽喉肿痛溃烂等证，可与轻粉、朱砂或牛黄、麝香等配伍使用。

3.牙痛：有麻醉止痛之效，可用于各种原因所致牙痛。

4.小儿疳积：蟾酥能辅助脾胃，消积导滞，还可用治小儿疳积。

【**用法用量**】内服0.015～0.03g，研细，多入丸散用。外用适量。

【**使用注意**】本品有毒，内服慎勿过量。外用不可入目。孕妇慎用。

大风子

大风子科常绿乔木植物大风子Hydrocarpus anthelmintica Pierre的成熟种子。主产于中国云南、台湾、广西，以及越南、柬埔寨、泰国、马来西亚、印度等。夏秋果实成熟时采收。取出种仁，晒干。研末、制霜或取油用。

【**性味归经**】辛，热；有毒。归肝、脾、肾经。

【**功效**】攻毒杀虫，祛风燥湿，润肤止痒。

【**主治**】多种皮肤病：中医认为，皮肤病症多与风、湿、虫、毒有关。大风子辛热而祛风除湿，并有杀虫、劫毒之功，故为传统治疗麻风疥癣、杨梅诸疮之要药。麻风、疥疮现虽少见，但治疗顽癣、湿疹、酒渣鼻等症仍可用。治癣疮，可与硫黄、枯矾等配伍。治酒渣鼻，可与轻粉、硫黄等研末调涂。

【**用法用量**】内服，0.3～1g，入丸散剂。外用适量，捣敷或烧煅存性，研末调敷，或制成散、膏剂使用。

【**使用注意**】

1.本品毒烈，一般多作外用，内服宜慎。

2.作内服剂使用时，当稀释于复方中用，不得过量或持续服用。

3.孕妇、体虚及肝肾功能不全者忌用。

木鳖子

葫芦科植物木鳖Momordica cochinchinensis（Lour.）Spreng.的干燥成熟种子。主产湖北、广西、四川等地。多为野生，也有栽培。9～11月采收成熟果实，剖开，晒至半干，取出种子，干燥。用时去壳取仁，捣碎，或制霜用。

【**性味归经**】苦、微甘，凉；有毒。归肝、脾、胃经。

【**功效**】散结消肿，攻毒疗疮。

【**主治**】

1.疮疡肿毒，乳痈，瘰疬，痔瘘，干癣，秃疮：能散结消肿，攻毒疗疮，为散血热、除痈毒之要药。凡热毒蕴结之疮疡肿毒、乳痈、肠痈均可使用。瘰疬痰核者，可与生草乌同用捣敷患处。取其疏结宣壅、清热杀虫之力，也用治癣疮、脱肛、酒渣鼻等证。

2.筋脉拘挛：能通行经络，散结止痛，故可用于风寒湿痹、瘫痪、鹤膝风等筋脉拘挛。

【**用法用量**】外用适量，研末，用油或醋调涂患处。内服0.9~1.2g，多入丸、散用。

【**使用注意**】孕妇及体虚者慎用。

松香

松科松属若干植物中渗出的油树脂，经蒸馏或提取除去挥发油后所余固体树脂。

【**性味归经**】苦，温。归肝、脾经。

【**功效**】祛风燥湿，拔毒排脓，生肌止痛。

【**主治**】

1.痈疽恶疮，瘰疬，疥癣，白秃，痹症，扭伤：松香味苦性温，其质黏腻，似湿而性极燥。有消肿拔毒排脓、祛风燥湿敛涩之功，故用于痈疽肿毒，初起者可助其内消，已成脓者可促其早溃，溃疡者配用则能生肌敛疮。用于湿烂诸疮及皮肤黏膜创面糜烂者，有收湿敛疮之效。痈疽恶疮，瘰疬，疥癣，白秃，金疮等证，可随证配伍使用。

2.用其治疗慢性支气管炎、血栓闭塞性脉管炎亦有一定疗效。

【**用法用量**】外用适量，研末撒，或调敷。内服，3~5g，或入丸散，或浸酒服。

【**使用注意**】

1.血虚者，内热实火者禁服。

2.不可久服。

3.未经严格炮制不可服。

（陈静）

第二十七章　去腐生肌药

去腐生肌药是以外用拔毒化腐、生肌敛疮为主要作用的药物。拔毒化腐生肌药多为重金属类矿物药，或经加工炼制而成。味以辛甘为主，性有寒热之分，多具剧烈毒性或刺激性。

此类药物除拔毒攻毒、化腐排脓、生肌敛疮3大主要功效外，部分尚有杀虫、止痒、收湿、退翳等作用。其用法以外用为主，具体方法可根据病情和用途而定，可研末外撒、加油调敷，或制成药捻、外用膏药敷贴，或点眼、吹喉、滴耳等。

去腐生肌类药主要适用于痈疽疮疡溃后脓出不畅，或溃后腐肉不去，新肉难生，伤口难以愈合之症。长于拔毒化腐之品，主要用于溃疡初期，脓栓未落，腐肉未脱，脓水不净，新肉未生之症；长于生肌敛疮者，常用于溃疡后期，腐肉已脱，脓水将尽，新肉不生之症。此外，还可用于皮肤湿疹、疥癣瘙痒，以及癌瘤、疣痣等，部分药物用于治疗五官科的口疮、喉证、目生翳障等。

疮疡发病多与热（火）毒有关，故拔毒化腐生肌药常与清热解毒药配伍。气血壅滞是疮疡发生发展的基本病机，故此类药物亦常与活血化瘀药配伍，以推陈致新，促进疮口愈合。疮疡脓水不净，疮口不敛，或皮肤湿疹，糜烂流滋等，多有湿浊为患，配伍燥湿收脓之品，可促进去腐生肌之功效。使用拔毒化腐生肌药外治的同时，常配合适当的内治以提高疗效。

使用去腐生肌药应严格控制剂量和用法，外用也不可过量或过久应用，有些药还不宜在头面部及黏膜上使用，以防发生毒副作用。

尤其要注意的是，此类药物中含砷、汞、铅类的药物毒性甚强，可对重要器官造成损害，严重者可导致死亡，临床应用中应慎重。

炉甘石

碳酸盐类矿物方解石族菱锌矿，主含碳酸锌（$ZnCO_3$）。主产于广西、湖南、四川。采挖后，除去泥土杂石，洗净，晒干，制用。有火煅、醋淬、火煅后用三黄汤（黄连、黄柏、大黄）淬等制法。水飞后用。

【性味归经】甘，平。归肝、脾经。

【功效】解毒明目退翳，收湿止痒敛疮。

【主治】

1.目赤肿痛，睑弦赤烂，翳膜遮睛，胬肉攀睛：炉甘石甘平无毒，可解毒明目退翳，收湿止痒，为眼科外用要药。用治目赤肿痛，目生翳障，胬肉攀睛，睑弦赤烂等，常配硼砂、玄明粉、冰片等制成眼药点眼；或可与玄明粉各等份为末点眼，治目赤暴肿；若与海螵蛸、冰片为细末点眼，可治风眼流泪。

2.溃疡不敛、湿疮、瘙痒：炉甘石有生肌敛疮，收湿止痒，解诸毒的功效，常用治溃疡不敛，湿疮，湿疹等，可配煅石膏、龙骨、冰片、黄连等，以提高药效。如治疮疡不敛，配龙骨同用，研极细末，干掺患处；若配黄连、冰片，可治眼睑溃烂，畏光羞明。

【用法用量】外用适量，研末撒或调敷；水飞点眼、吹喉。一般不内服。

砒石

矿物砷华Arsenolite的矿石，或为硫砷铁矿、雄黄等含砷矿物的加工品。主产于江西、湖南、广东、贵州。药材分白砒与红砒2种，白砒为较纯的三氧化二砷（AS_2O_3），红砒含少量硫化砷（AS_2S_3）等红色矿物质。砒霜是砒石升华而得的精制品。除极少部分来自天然砷矿的氧化物外，大多由砷矿石烧炼升华或由雄黄氧化升华而成。用时研细，或与绿豆同煮后用。

【性味归经】辛，大热。有大毒。归肺、脾、肝经。

【功效】外用攻毒杀虫，蚀疮去腐；内服劫痰平喘，攻毒抑癌。

【主治】

1.恶疮，瘰疬，顽癣，痔疮等腐肉不脱或溃久成瘘：砒石性烈，有强烈的蚀疮去腐肉作用。单用贴敷易中毒，所以一般搭配其他药物以缓其毒性。治恶疮日久，可配硫黄、苦参、附子等同用，调油为膏，柳枝煎汤洗疮后外涂；配明矾、雄黄、乳香为细末，作药线用，插入瘘管中，可治瘰疬、痔瘘等。

2.寒痰哮喘：砒石味辛大热，内服能祛沉寒，劫冷痰，平喘哮。治寒痰喘咳，久治不愈，可配淡豆豉为丸服。

3.癌肿：有大毒，以毒攻毒，可用于多种癌肿。

【用法用量】外用适量，研末撒敷，宜作复方散剂或入膏药、药捻用。内服一次0.002~0.004g，入丸、散。

【使用注意】

1.本品剧毒，内服宜慎，不能持续服用，不可作酒剂服。

2.外用亦应注意，以防局部吸收中毒。

3.孕妇忌用。

4.忌火煅。

轻粉

氯化亚汞（Hg_2Cl_2）。是水银、白矾、食盐等经升华法制成。呈白色有光泽的鳞片状或雪花状结晶，或结晶状粉末。主产于湖南、湖北、云南。避光保存。研细末用。

【**性味归经**】辛，寒。有毒。归大肠、小肠经。

【**功效**】外用杀虫，攻毒，敛疮；内服祛痰消积，逐水通便。

【**主治**】

1.外治用于疥疮，顽癣，瘰疬，梅毒，疮疡，湿疹：轻粉辛寒有毒，其性燥烈，外用有较强的攻毒杀虫敛疮作用。治疥疮，配硫黄、吴茱萸等研末，油调外涂；治梅毒疥癣，配大风子肉等份为末外涂；治疮疡溃烂，配当归、血竭、紫草等制膏外贴。

2.内服用于痰涎积滞，水肿臌胀，二便不利：内服能祛痰消积，通利二便，逐水退肿。治痰涎积滞，水肿臌胀，二便不利属实证者，可与牵牛子或大黄、甘遂、大戟等同用。

【**用法用量**】外用适量，研末掺敷患处。内服每次0.1~0.2g，每日1~2次，多入丸剂或装胶囊服，服后漱口。

【**使用注意**】

1.本品有毒，以外用为主，不可过量和久用。

2.内服宜慎，服后要及时漱口，以免口腔发生糜烂、损伤牙齿。孕妇忌服。

铅丹

纯铅加工制成的铅的氧化物（Pb_3O_4）。主产于河南、广东、福建、云南。生用或炒用。

【**性味归经**】辛，咸，寒。有毒。归心、脾、肝经。

【**功效**】外用拔毒生肌，内服坠痰镇惊。

【**主治**】

1.外用治疮疡溃烂，湿疮瘙痒，疥癣，外痔：铅丹辛寒，具拔毒化腐生肌、收湿杀虫止痒之功。可治疗多种疮疡、顽癣、湿疹等。配黄明胶，治疮疡初起红肿或脓成未溃者；配煅石膏、轻粉、冰片研细末，外掺疮上治痈疽溃后不敛。铅丹又为制备外用膏药的原料，常与植物油及解毒、活血、生肌药熬制成外贴膏药应用。

2.内服用于惊痫癫狂：铅丹体重而性沉，咸走血分，镇心安神，有镇惊坠痰的功效，内服用于惊痫癫狂。

【用法用量】外用适量，研末撒敷或熬膏贴敷。一般不作内服，若内服每次0.3～0.6g，入丸散服。

【使用注意】

1.本品有毒，内服应谨慎，外敷也不可大面积使用。

2.不可持续使用，以防蓄积中毒。孕妇禁用。

硼砂

单斜晶系硼砂矿石经提炼精制而成的结晶体。主产于青海、西藏、云南、四川。宜置于密闭容器中防止风化。生用或煅用。

【性味归经】甘、咸，凉。归肺、胃经。

【功效】清热解毒，清肺化痰。

【主治】

1.咽喉肿痛，口舌生疮，目赤翳障：能清热解毒，消肿防腐，为喉科及眼科常用药，且较多外用。配伍冰片、玄明粉、朱砂同用，可治咽喉、口齿肿痛。若配伍冰片、炉甘石、玄明粉共为细末点眼，可治火眼、目翳及胬肉。

2.痰热咳嗽：硼砂性凉味咸，入肺经，内服可清热化痰。可配伍玄参、贝母、瓜蒌、黄芩等，用以治疗痰热咳嗽并有咽喉肿痛。

【用法用量】外用适量，研极细末干撒或调敷患处，或化水含漱。内服，1.5～3g，入丸散。

【使用注意】本品以外用为主，内服宜慎。

密陀僧

硫化物类方铅矿族矿物方铅矿提炼银、铅时沉积的炉底，或为铅熔融后的加工制成品。主产于湖南、江苏。除去杂质，研成细粉用。

【性味归经】咸、辛，平，有毒。归肝、脾经。

【功效】外治用于疮疡溃烂久不收敛，口疮，湿疹，疥癣，狐臭，汗斑，烧烫伤；内服用于风痰惊痫。

【主治】

1.外用杀虫收敛：能收湿敛疮防腐，促进疮口愈合，常用于疮疡溃烂，久不收敛，及湿疮湿疹等渗出物较多的疾患。单味制成散剂或膏剂外敷，或与轻粉、枯矾、炉甘石等收湿敛疮之品同用；热毒未清者，可与青黛、黄连、黄柏等清热解毒之品同用。本品也可用于未溃之肿疡，有消肿解毒之功效。如治热毒恶疮，可与黄柏、麝香配伍；治坐板疮，与生矾、大黄为末敷；治口舌生疮，用本品与黄柏、青黛、甘草等为末敷。治阴汗湿痒，可单用本品或与蛇床子为末外敷，也可与蛤粉、滑石为末敷。治脚部湿烂，可与轻粉、熟石膏、枯矾为末敷。

2.外用于多种皮肤病：外用又能攻毒杀虫，可用于多种皮肤病。如治赤白癜风，常与雄黄、硫黄、蛇床子同用；治腋臭，与白矾、轻粉同用，也可与麝香、大蒜等同用擦两腋。

3.内服祛痰镇惊：密陀僧性沉降，有祛痰镇惊的功效，内服可用于风痰惊痫。

【用法用量】外用适量，研末撒或调涂，或制成膏药、软膏、油剂。内服0.2～0.5g，研末，或入丸、散。

【使用注意】

1.本品以外用为主，长期大量使用易引起铅中毒。

2.内服宜慎，不可过量，不能超过1周，体虚及孕妇、儿童禁服。

3.十九畏中狼毒畏密陀僧，故不能与狼毒同用。

（王立波）